医药科普丛书

一本书读懂
癌症

主编 孙宏新 蒋艳玲 黄 莉

中原农民出版社
·郑州·

图书在版编目(CIP)数据

一本书读懂癌症/孙宏新,蒋艳玲,黄莉主编. —郑州：中原农民出版社,2017.9 (2019.8 重印)

ISBN 978 - 7 - 5542 - 1404 - 6

Ⅰ.①一… Ⅱ.①孙…②蒋…③黄… Ⅲ.①癌 - 防治 Ⅳ.①R73

中国版本图书馆 CIP 数据核字(2016)第 282640 号

一本书读懂癌症

YIBENSHU DUDONG AIZHENG

出版：中原农民出版社

地址：河南省郑州市郑东新区祥盛街 27 号　　邮编：450016

网址：http://www.zynm.com　　电话：0371 - 65751257

发行：全国新华书店

承印：新乡市豫北印务有限公司

投稿邮箱：zynmpress@sina.com

医卫博客：http://blog.sina.com.cn/zynmcbs

策划编辑电话：0371 - 65788677　　邮购热线：0371 - 65713859

开本：710mm × 1010mm　1/16

印张：18

字数：265 千字

版次：2017 年 9 月第 1 版　　印次：2019 年 8 月第 3 次印刷

书号：ISBN 978 - 7 - 5542 - 1404 - 6　　定价：45.00 元

本书如有印装质量问题,由承印厂负责调换

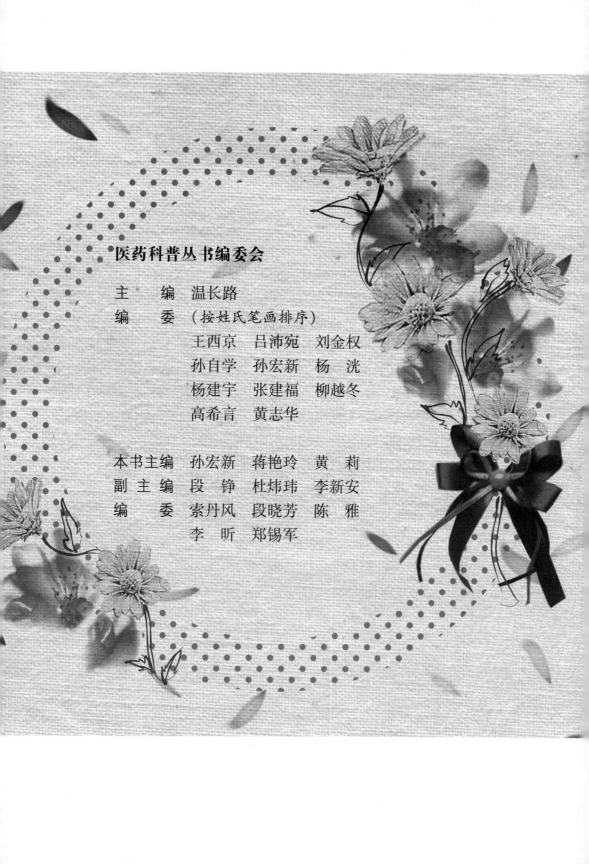

医药科普丛书编委会

主　　编　温长路

编　　委　（按姓氏笔画排序）

王西京　吕沛宛　刘金权

孙自学　孙宏新　杨　洸

杨建宇　张建福　柳越冬

高希言　黄志华

本书主编　孙宏新　蒋艳玲　黄　莉

副 主 编　段　铮　杜炜玮　李新安

编　　委　索丹风　段晓芳　陈　雅

　　　　　李　昕　郑锡军

内容提要

　　本书用通俗的语言、生动的案例，就患者最关心的问题进行答疑解惑。对如何正确认识癌症，癌症的病因、诊断、治疗、饮食，以及常见癌症如肺癌、食管癌、乳腺癌、肝癌、大肠癌、胃癌、甲状腺癌、前列腺癌、卵巢癌、子宫颈癌、鼻咽癌、脑瘤、胰腺癌、恶性淋巴瘤的中西医治疗和食疗方、预后、调护等进行了介绍。另外，还介绍了癌症并发症如发热、水肿、上消化道出血、恶性胸腹腔积液、食欲不振、便秘、咯血、尿血、黄疸、昏迷的中西医治疗方法及调护。

　　本书适合肿瘤患者及家属阅读参考。

目　录

引言

1 从雾霾致癌说开来……

近几年来,弥漫中国北中部,乃至全国的雾霾天气,让人忧心忡忡。

2013 年 10 月 17 日,世界卫生组织(WHO)下属国际癌症研究机构发布报告,明确大气污染对人类致癌,并且是普遍和主要的环境致癌因素。其中 PM 2.5(大气中直径小于或等于 2.5 微米的颗粒物)因为颗粒细小,致癌作用

> 大气污染是普遍和主要的环境致癌因素。其中 PM 2.5 对人的影响要大于其他任何污染物,可引发心血管疾病、呼吸道疾病以及肺癌。

强,备受世人关注,它对人的影响要大于其他任何污染物,可引发心血管疾病、呼吸道疾病以及肺癌。每年有近 200 万过早死亡病例与 PM 2.5 等颗粒物污染有关。

于是乎,为了防霾,进而防癌,一系列的"防霾秘技"出现了,防霾口罩、空气净化器和其他防霾用品等,林林总总,不一而足。雾霾虽然可怕,其实也不必过分担心,通过个人防护、政府积极控制污染,经过一段时间整治,整体应会有大的改观。但是癌给人带来的恐惧,短期内是不会消失的。

到底什么是癌,人们为什么恐惧癌,怎样正确地认识癌,怎样防癌治癌,才是关键所在,才是人们广泛关心的问题。希望本书在消除"恐癌症"方面可以为人们提供一些有益的帮助。

2 世界卫生组织关于癌症的一些数据

癌症有 100 多种,身体的任何部位均有可能受到影响。

2012 年,癌症造成全球约 820 万人死亡。在所有癌症死亡病例中,70% 以上发生在低收入和中等收入国家。

就全世界而言,造成男性死亡的 5 种最常见癌症(按发生频次排列)为肺癌、肝癌、胃癌、结肠直肠癌和食管癌,造成女性死亡的 5 种最常见

癌症(按发生频次排列)为乳腺癌、肺癌、胃癌、结肠直肠癌和子宫颈癌。在许多发展中国家,子宫颈癌是最常见的癌症。烟草使用是最重要的致癌风险因素,它导致全球超过22%的癌症死亡。

全世界有1/5的癌症是由慢性感染引起的,例如人乳头瘤病毒(HPV)引起子宫颈癌、乙肝病毒引起肝癌等。如果在早期能够发现并得到充分治疗,诸如乳腺癌、子宫颈癌和结肠直肠癌等这些跟公共卫生有相关性的癌症可以治愈。通过不使用烟草、采取健康饮食、保持身体活动和适度限制使用酒精(乙醇),能够预防30%以上的癌症。在发展中国家,通过实施计划免疫,预防乙肝病毒和人乳头瘤病毒感染,就能够预防高达20%的癌症死亡。如果目前关于疼痛控制和姑息治疗的知识得到普及和应用,就可以给所有需要缓解疼痛的患者带来帮助。

3 患了癌症就等于被判死刑了吗

相信"癌症"一词大家都不陌生,因为到目前为止,癌症还是一个超级杀手,是人类健康的大敌。随着人类寿命的提高,癌症逐渐占据导致人类死亡疾病的第一位。一般人的印象中,难治的病、治不好的病才叫"癌症",死亡率很高,似乎患了癌症就等于得了绝症,就等于被判了死刑。这种观念在一部分人的脑海中占据主导地位,影响了他们对癌症的正确认识。因此,当自己或别人患了癌症时,他们的悲观想法就不由自主地冒了出来,影响自己或别人战胜癌症的信心。其实,患了癌症并不等于被判了死刑。癌症现在已经有了许多治疗方法、手段,生存率、治愈率正在不断提高,"谈癌色变"不仅没有必要,反而有害。

癌症存在了至少几千年,癌症的治疗散见于世界各国的记录中,但是真正的近代治疗只有一百多年的历史,现代治疗不过几十年发展史。现代治疗中手术、放射治疗(简称"放疗")、化学药物治疗(简称"化疗")从无到有,一步步发展壮大,方法、手段不断完善,疗效不断提高。例如20世纪30年代时,癌症的治愈率只有20%,而现在早期子宫颈癌的治愈率可达94.3%~100%,早期食管癌、乳腺癌可达90%以上。即使是中晚期患者,由于采用综合疗法,短期生存率也有较大提高,使患者延长了生命。这一切都使我们确实感到癌症不再是"绝症",患了癌症不等于被判死刑。

30 年前癌症患者多数在确诊后的半年到 1 年左右死亡,很难见到康复治疗中的癌症患者,那时 5 年生存率非常低。这是因为当时的诊断水平较低,不能发现早期癌症,以至影响了治疗效果,影响了治愈、好转率。而现在,随着诊断水平的提高,小到 0.5 厘米的恶性肿瘤也能发现,所以治疗开始时间早,疗效大大提高,"抗癌明星"也很常见。癌症在人们心目中的可怕程度已经大大降低。随着诊断水平的提高,癌症已经可以早期发现、早期治疗,癌症生存率大幅提高,说明癌症已经不是"绝症",患了癌症不等于被判死刑。

> 癌症可以早期发现、早期治疗,癌症生存率大幅提高,说明癌症已经不是"绝症",患了癌症不等于被判死刑。

况且,部分癌症可以自愈。癌症有自愈倾向,癌症自愈的事例在国内外都不少见。根据美国癌症协会的报道,大约有 10% 的癌症患者的癌细胞可以自行消失。这是人体自身抗癌机制在起作用,说明人体有天然的抗癌能力,只要发挥得当,仅此功能也可能战胜癌症。如此说来,患了癌症就认为是得了"绝症"而悲观失望是太不应该了。

4 得了癌症需要治疗多长时间

患了癌症需要治疗多长时间呢? 这是一个无法明确回答的问题,谁也不能明确答复到底需要治疗 3 年,还是治疗 5 年。但从原则上说,患了癌症要治疗很长时间。

为什么患了癌症要治疗很长时间? 这是由癌症的特点和治疗方法决定的。癌症容易转移,复发性强,生长快,不容易根除。手术治疗中,甚至术前都有可能发生癌细胞扩散、转移,因此术后仍需继续治疗。放疗、化疗治癌,存在敏感性的问题,不是对所有癌症都有效。放疗、化疗并不能保证消灭每一个癌细胞,只要还有癌细胞,癌症就可能死灰复燃。

以结肠癌为例,手术切除后,一般要做几个疗程的化疗,以巩固疗效,防止癌细胞转移、复发。每次化疗,都杀死一定数量的癌细胞,这个数量是按百分比来计算的,但无论如何也不能杀死 100% 的癌细胞,也就是说总有漏网的癌细胞。而化疗又不能无限期地做下去,这时就要配合中医等其他疗法,来增强机体自身防癌、抗癌能力,因此治疗是长期的。

一般来说,癌症的治疗,第一阶段大致需要治疗半年到 1 年。确诊为癌症后,以手术、放疗、化疗等手段最大限度地消灭癌细胞。第二阶段一般治疗3～5年。1年以后，我们要追求3年乃至5年生存率，即通过巩固治疗达到存活5年的目的。只有存活5年，治疗才初步告一段落。因为癌症一般在5年内容易复发。超过5年，再次复发的可能性就很小了，但是仍然不能大意，还要注意防癌、抗癌，这就进入第三阶段治疗了。第三阶段治疗要相伴一生。治疗的方法主要是依靠中医药增强体质，所谓"正气存内，邪不可干"，机体抗癌能力提高了，癌细胞就不容易卷土重来。

第一章　癌症患者就诊技巧

癌症,即恶性肿瘤,是一种全身性的系统疾病,同时也可算是一种慢性疾病,这些特点决定了其治疗是一个长期的过程。一旦患上癌症,患者和众多亲朋好友每天通过网络、报纸、电视、朋友以及非法印刷物等多种渠道接触大量良莠不齐、真假难辨的信息。盲目就诊,不但可能耗费大量的精力和金钱,更可怕的是延误治疗,甚至酿成不可挽回的后果。

也有像一位癌症患者在书中描述的那样:"为什么我们国家的癌症患者会更少地存活、更多更快地死去? 是我们这些癌症患者讳疾忌医吗? 或者是特别舍不得花钱? 是我们国家癌症治疗技术特别落后吗? 是我们缺少好医生吗? 是我们没有特效药吗? 是我们独有的中西医结合彻底失败,因而让患者更短命吗?"

"我看到来自全国各地的患者,他们每天在同一时间拥进挂着'肿瘤门诊'招牌的那些大楼,带着满脸的焦虑和绝望;我看到那些身着白衣个个拥有一大堆头衔的专家,他们在收取患者几百元的挂号费之后只不过付出几分钟时间;我看到锃光瓦亮的医疗设备摆满楼上楼下,还被告知那都是全世界最先进也是最昂贵的;我看到所谓'最新最好的特效药'几乎每周都在问世,还有所谓'中西医结合'的独一无二的优势。患者们排着长队往医院的收费窗口里塞钱,他们每年花在治疗上的钱以两位数的速度增长着……"(《重生手记》)

虽然以上观点较为偏颇,但是也部分反映了癌症诊治的现实。这种情况其实跟患者盲目就医有着很大关系。以下分享一些癌症的诊治经验,供参考。

1　正确认识癌症

大家往往谈癌色变,认为得了癌症,就等于被判了死刑。其实不然。患者若能乐观对待并采取正确的治疗,就可能战胜癌症,延长生命。

不管是哪种癌症,也不管其恶性程度和预后如何,态度积极,乐观主动,是一切治疗的开始。

现代医学的进展表明,很多癌症并非不治之症。不同的癌症,其恶性程度及预后也大不相同。有的癌症,例如早期乳腺癌、结肠癌、甲状腺癌等,经过积极治疗,有的患者可能一辈子都与癌症共同生活,也可相安无事。笔者治疗的一个老年女性患者,30 年前得了甲状腺癌,先行手术,20 年前双肺转移,坚持服用

> 经过积极治疗,有的患者可能一辈子都与癌症共同生活,也可相安无事。

中药,一直健康生存着。甚至恶性程度很高的肺腺癌、脑胶质瘤等癌症,只要坚持正规、适当的治疗,按时复查,也可能像健康人一样享受生命。因此在正确认识癌症的发生与治疗后,癌症患者及家属要做好长期战斗的准备,共同培养乐观、正确的生活态度,树立积极、必胜的信念,为患者营造一个轻松、快乐的生活环境。

2　主动了解癌症诊疗科普常识

癌症患者或家属要主动掌握一些癌症诊疗的基本科普常识,可以通过主渠道、网络获取信息、正规医院的科普讲座,也可以通过广播电视节目、报纸杂志书籍等了解癌症诊断治疗的基本知识。切不可轻信广告宣传,更加忌讳有病乱投医!

近年来,一些公司商业运作的医疗中心,购买了许多直线加速器、伽马刀等新一代现代治疗设备,建立了很多所谓国际领先的"生物免疫治疗中心""基因治疗中心"等,其中一些经营者不负责任地片面宣传,并夸大其所拥有的设备及技术的适用范围及治疗作用,致使一些癌症患者上当受骗,错过了最佳的治疗时机且耗费大量金钱。前段时间,因滥用生物治疗导致死亡的魏则西事件,就是突出的例子。

另外,网络上、市面上也充斥着治癌神医、偏方秘方、治癌新药物之类的骗术,它们的共同点就是有"神乎其神"的疗效,号称能治愈癌症,还打着虚构的并不存在的科研机构的幌子大做广告。患者及家属一定要擦亮眼睛,勿偏听偏信,还是要到正规医院、正规肿瘤

专科咨询就诊。

3 早期发现癌症

5 年前,门诊上来了一位陈姓老者,感冒一周没有痊愈,还有些轻微咳嗽,他心里有点犯嘀咕,主动要求检查。我首先让他去拍张胸片,结果真的在右侧肺部发现了肿块,住院后进一步气管镜下活体组织检查(活检)确诊为"右肺小细胞肺癌"。虽然小细胞肺癌恶性程度极高,但因为发现及时,病变较为局限,经过积极的中西医结合治疗,取得了较为满意的疗效。

癌症最佳的诊疗原则是"三早",即早期发现、早期诊断、早期治疗。据统计,乳腺癌若能早期发现并及时手术治疗,5 年生存率可达到85%以上,而晚期发现其 5 年生存率就不足 50%;子宫颈癌早期诊断治疗后,其 5 年生存率可达90%以上,而晚期生存率仅占 45%。所以,要尽可能做到"三早"。

首先,我们每个人都应该警惕各种可能发生癌症的先兆症状。现在癌症发病率逐年升高,每个人都应该在平时的生活中注意学习一些基本的防癌知识,认识一些癌症早期可能有的信号。只要我们善于发现问题,提高警惕,抓住苗头,就一定能发现癌症的先兆,做到早期发现、早期诊断、早期治疗。世界卫生组织提出的"八大警示"和中国医学科学院结合我国国情提出的癌症先兆的"十大警报信号"可以作为参考。

一旦发现这些问题应该及时找专科大夫诊查,但也忌讳草木皆兵,过度忧虑,身体一有不适就首先联想到癌症,患上所谓的"疑癌病"。每个人都应正视自己出现的身体不适和变化,及时就医,在诊断明确前不要自己胡乱猜测,妄下结论。

另外,还应做到定期体检及防癌普查。尤其是 40 岁以上的成年人,应该每年进行一次健康体检,最好涵盖排癌筛查。事实上在笔者所在的医疗机构,员工每年体检,都能确诊几例还无明显症状的癌症病例,遗憾的是有些已非早期。因此组织并参加防癌普查尤其重要,这不同于一般的体检,专业性更强。世界卫生组织在 20 世纪 80 年代就提出了控制癌

> 控制癌症的三个"1/3策略"，即1/3的癌症是可以预防的，1/3的癌症是可以早期发现并通过治疗而痊愈的，另外1/3的癌症也可以通过现有的医疗措施提高患者生存质量，改善预后。

症的三个"1/3策略"，即1/3的癌症是可以预防的，1/3的癌症是可以早期发现并通过治疗而痊愈的，另外1/3的癌症也可以通过现有的医疗措施提高患者生存质量，改善预后。从这个论断不难看出来，前两个1/3需要我们每个人做出努力，参与进来，提高警惕，而不是光靠医护人员就能够解决的。

4　怎样诊断癌症？　就诊一定要找专科大夫吗

问：(刘阿姨，62岁，平常身体非常健康，刚退休不久。体检发现右侧乳腺癌，幸亏属于早中期，手术后，一直口服内分泌药物治疗。这天来门诊口服中药配合治疗，交流中，说出了自己一直以来的困惑。)网上疯传有高明的中医大夫，单靠脉诊就可以诊断癌症，而且治好了大量的癌症患者，真是这样的吗？果真如此的话，患者该减少多少痛苦和经济负担啊！

答：(虽然不忍打击刘阿姨的热情，但是还是要浇上一些凉水。)首先要明确，单单靠脉诊就能查出癌症的"神医"，不是装神弄鬼，故弄玄虚，就是彻头彻尾的骗子。中医脉诊主要可以辨别出患者的不同体质状态，如阴阳、寒热、虚实等。有经验的中医大夫，切脉同时，结合望、闻、问，四诊合参，可以大致判断哪方面脏器出了问题。依靠这些判断，处方给药可以取得很好的效果。立足中西医结合诊治，最安全也最有效。纯靠摸脉诊断癌症，这样的大夫根本不存在，至少笔者从来没有见识过，也没有听说过有这样的"神人"。古代，人们的平均寿命很短，人们往往因传染病、饥饿、战争早早去世，癌症发病率也非常低，老祖宗们并没有传给后代子孙多少治疗癌症的经验。近几十年，中医有了很大发展，但也主要表现在中西医结合领域和药物上。脉象的诊断，受现代医学的冲击，不仅没有发展，甚至有较大幅度的退步。况且，中医的五脏六腑学说和西医的解剖并不是严格对应的关系，单靠诊脉，很难知道哪个现代意义的器官出现了问题，更不用说得哪种癌症了。再者，因为大前提不真实，不能明确诊断癌症，这些"神医"们治愈的大量癌症数据，就更加值得怀疑了。所以癌症的治疗，首先要解决的是诊断的问题，是不是真的得了癌症，病情严重程度，等等。单靠摸脉诊出癌症，不仅可笑，更很可怕。一旦误诊误治，后果严重。

癌症的诊断是关系到正确治疗的大问题，没有准确、及时诊断，就谈不上治疗。癌症正确的诊断来源于肿瘤的诊断依据，分为5级：临床诊断、理化诊断、手术诊断、细胞病理学诊断、组织病理学诊断。

在这5级诊断依据中，诊断的可靠性顺序增加，以第五级最理想，是我们应该追求的目标。肿瘤的诊断对专业、专科性要求非常高，所以一旦发现疑似癌症早期信号，需要及时就医，而且一定要找肿瘤专科大夫就诊，切忌病急乱投医。有的人认为肿瘤无法治愈，丧失治疗信心；有的主观夸大各种放疗、化疗的毒副作用，排斥拒绝；有的人偏信各种新奇疗法，各种广告的灵丹妙药，不惜重金，但往往事与愿违，花了钱，也延误了治疗时机。所以若是怀疑自己得了肿瘤，一定要找正规医院的肿瘤专科医生就诊。

肿瘤专科医生在治疗肿瘤方面有着无可取代的优势：①能够更好地掌握肿瘤的治疗规范。②能够根据不同患者的病情、病程，制订个体化的治疗方案，合理安排复查、随访措施和时间等。③专科医生经验丰富，能够很好地判断预后，积极处理各种并发症和治疗中出现的不良反应。总之，好的肿瘤医生应该给患者制定一个合理的治疗策略，而不是一个简单的治疗方案。同时，不排斥中医或西医。那种过分夸大单一疗法的作用，缺乏整体观念的做法，对肿瘤患者是不负责任的。目前，医学各个专科发展非常快，尤其肿瘤作为较新的专业，知识更新很快，各种新的治疗方案不断涌现，这就要求患者必须要到肿瘤专科就诊，这样才能得到最佳、最安全、最科学的治疗方案。

5 治疗癌症究竟应该看中医还是看西医

问:我是乳腺癌术后肺部转移的患者,在省肿瘤医院化疗失败,在网上看到北京某三级甲等医院许多中医治愈癌症的病例,像张教授、王教授等,苦于北京求医极不方便。咱省就没有那样的老中医吗?我也曾求治于你,你也是让化疗的,河南要是也有那样的医生该多好。你能不能推荐咱们河南的老中医,免得我们四处奔波?

答:医生和患者追求的目标是一致的。首要目标是延长寿命,其次是减轻痛苦。如果有好的中西医结合治疗手段(国内外通用的),能够延长生存时间,同时身体状况允许,我们一般还是推荐中西医结合作为最优治疗,不提倡单一治疗手段(每个大夫手中都有很多成功的病例;单纯用中药的、单纯化疗成功的都会有。当然,也会有很多失败的例子。但是,对每个患者来讲,成功还是失败只有一种可能,就是100%的)。

其实,应该看中医还是看西医,不是矛盾的两个选项,并不冲突,反而应该是中西医相互结合更为妥帖。癌症不同于其他疾病,非常复杂,不但病因及发病机制尚未完全清楚,诊断明确后的治疗也远较一般疾病复杂。多数患者在得知自己有可能得了癌症之后,会首选到条件好的西医院就诊,他们认为西医学科技含量高,可靠性强,可信程度高。其实针对癌症,西医经典的治疗方案为手术、放疗、化疗,加上新兴的免疫疗法、分子靶向药物及微创治疗等。从西医来说,诊断明确后,癌症治疗方案是有章可循的,欧洲临床肿瘤学会、美国临床肿瘤学会(ASCO)以及美国国家综合癌症网络(NCCN)等团体每年发布的各种恶性肿瘤临床实践指南,得到了全球临床医师的认可和遵循。我国各专业学会也定期更新各类癌症的临床实践指南,其科学性和专业性同样不容置疑。也就是说,癌症的诊治在西医方面是有非常详细且明确的诊疗指南的。正规的肿瘤专科医生,不管是西医还是中医,都具有这些专业知识。所以只要是患者到正规的、具有一定实力的医院(例如三级甲等医院、肿瘤专科医院等)肿瘤科就诊,借助现代先进医疗设备及明确的诊断步骤,患者的就医质量都是可以得到保障的。

　　但是有些人对癌症的治疗一知半解,认为现代医学针对癌症的放疗、化疗太"毒"了,从而拒绝。临床不乏听到人说"谁谁原来还好好的,化疗两个月后就垮了,死得更快了",其实这多数是一传十、十传百,添油加醋后的版本。首先我们必须正视一点:放疗、化疗与手术都是现在癌症治疗中不可缺少的重要治疗手段。

> 我们必须正视一点:放疗、化疗与手术都是现在癌症治疗中不可缺少的重要治疗手段。

有些全身性肿瘤病症,如急性淋巴细胞白血病、肾母细胞瘤、睾丸肿瘤等恶性肿瘤是可以通过化疗治愈的。另外,一些肿瘤在局部治疗后,也可通过化疗来提高生存率。而放疗的手段,随着精确放疗技术的实施,放疗的疗效显著提高、不良反应明显下降。尤其是近十年来,放疗设备不断推陈出新,放疗技术日益精确,特别是立体定向、影像引导、四维放疗、影像追踪、精准放疗等先进放疗技术的应用,使得放疗技术虽然无创、无痛,却像手术刀一样精确有效,相当部分早期肿瘤的放疗已达到和手术一样的治愈率,而且能保存器官功能(如发音)和完整性(面部美观),使放疗在肿瘤治疗中发挥着越来越大的作用。再者,近年来化疗药物不断推陈出新,不但疗效提高,不良反应也明显减轻。减轻化疗药物毒性和不良反应的化疗辅助药物也不断更新换代,更使得化疗的耐受性明显提高,对于常见的不良反应可以避免或明显减轻,使得绝大多数患者可以耐受化疗全过程。其实化疗用药是一门专门技术,根治肿瘤时应该"穷追猛打",维持体力时需"细雨和风"。一个好的肿瘤科医生,会让化疗药物"药尽其用",同时也会最大限度地保护患者的身体健康。近些年的分子靶向药物治疗和免疫治疗,用到合适的病症,不良反应较放疗、化疗大大减轻,治疗效果更为显著。

　　现在仍有一大部分人对中医存在着认识上的误区。在很多人眼中,一位白胡子老头、一个脉枕、三根手指,加上一块"祖传×代中医"匾,就代表了高境界的中医。另外,由于社会不正常的渲染和误解,在一些人,甚至西医大夫眼中,中医更是成了"骗子"的代名词。其实现代中医大夫一样是接受了正规医学教育,具有一定学历及医师资格证书,掌握基本及系统的医学基础知识(不局限于中医知识)的。很多人把现代医学的诊疗设备及方法归属于西医的范畴,认为中医大夫完全不懂这些,仍停留在只靠"望、闻、问、切"来诊断疾病,这种认识其实是大错特错的。医学在发展,中医也在发展,现在很多中医大夫的临床专业知识及水平完全不输于同等级的西医大夫,反而还比他们多了中医药知识,更显优势。

> 中医药治疗癌症注重调整全身状态,纠正阴阳气血失衡,改善全身状况,提高抗病能力,延长寿命。

中医在诊治癌症方面有着独到的特色和优势。中医学对恶性肿瘤的认识源远流长,在数千年的临床发展中形成了自己独特的治疗体系。中医药治疗癌症注重调整全身状态,纠正阴阳气血失衡,改善全身状况,提高抗病能力,延长寿命。这主要体现在:

(1)强调整体观念,辨证与辨病相结合:中医认为癌症是全身性疾病的局部表现,治疗注重整体观,运用辨证论治、扶正祛邪的方法,不是仅仅局限在肿瘤病灶本身,而是更注重整体治疗。中医把肿瘤患者大体分为痰湿蕴结、气滞血瘀、热毒内蕴及气血两虚等证型,分别采取化痰祛湿、软坚散结,疏肝理气、活血化瘀,清热解毒,补气养血、扶正固本等治疗方法,能很好地改善患者体质状况和自我感觉。再进一步结合辨病施治的方法,就是说病理类型不同的肿瘤,分别有不同的针对该种肿瘤疗效好的药物,如针对乳腺癌,不仅要辨证选用一些改善乳胀、乳痛的药物(香附、王不留行等),还可选用一些现代医学研究已经证实的对抑制乳腺癌有确切疗效的药物如山慈姑、天冬、瓜蒌等。

(2)稳定或缩小瘤体:国内对单纯采用中医药治疗原发性非小细胞肺癌(NSCLC),并以化疗作对照的研究文献进行统计分析,结果表明,中医药治疗原发性非小细胞肺癌能稳定或缩小瘤体。这是通过分析国内几十年研究文献得出的结论,是客观、科学的,有说服力。

(3)对放疗、化疗具有减毒增效的作用:中药联合放疗、化疗,能减轻其毒性和不良反应,并增加抗癌疗效,这已得到学术界的公认,是中医治疗癌症的特色之一。如改善骨髓的造血功能,保护肝肾功能,减轻胃肠消化道反应,防护放射线引起的肺损伤、直肠炎、膀胱炎等。另外,放疗、化疗配合中药治疗可增效增敏,提高癌症的治疗效果。

(4)调节免疫功能:中药通过扶助正气,调节人体气血阴阳、脏腑经络的生理功能,提高机体的抗病能力,从而缓解病情,延长生存期,甚至达到治愈的目的。

（5）提高生活质量：改善症状，减轻痛苦，提高生活质量，延长生存期，是中医治疗癌症的优势。

（6）不良反应少：尽管中药的不良反应少，但仍应该在中医肿瘤专科医生的指导下应用，避免滥用。

所以中医药在癌症的综合治疗中是必不可少的，虽然现代医学与中医学对癌症的认识和治疗存在一定的差异，但是两种方法都有着肯定的治疗效果，且都有优势和不足。为达到最佳治疗效果，就要求在时间或空间上综合应用两者，对不同类型、期别的癌症患者，设计综合治疗方案和治疗顺序，结合中医的辨证论治，形成合理的癌症综合治疗方案，使各种治疗方法、措施充分发挥长处，消除不良反应，最大限度提高治疗效果，使癌症的治疗达到高效、低毒、合理、客观的理想境界。

这种客观需要，便是中西医结合治疗癌症的存在基础。中医药学是我国传统文化的瑰宝，其在癌症学领域的不断开拓，构成了中西医结合治疗癌症的必要条件。所以，从总体来看，中西医结合治疗癌症不但是我国癌症治疗的标准，同时也是癌症治疗的目标和方向。

6 得了癌症，必须去"北上广"大医院看吗？ 省市级医院水平可以吗

患了癌症后，很多朋友都希望能得到权威的"大牌"专家的诊治。由于我们国家优质医疗资源的高度集中，很多癌症患者急于到"北上广"（指北京、上海、广州等医疗设施较好，医疗水平较高的地方）的各大医院就诊。由于患者在就诊中存在很多误区，一方面浪费了时间和金钱，更有甚者可能会对治疗产生不良影响。针对这种情况，专家有以下几点建议：

（1）一定要先在当地医院就诊：建议先在当地三级甲等医院或肿瘤医院肿瘤科就诊，因为大多数患者在这些医院就能够得到很好的治疗，并且能够获得明确的诊断和临床分期。如果患者执意去"北上广"等全国知名医院就诊，一定要带上在当地医院所做的各项检查资料和医生的诊疗意见。即便对权威专家来讲，患者最初发病时的医学资料和影像学资料对疾病的整体评估和治疗仍很重要。

（2）要先从网上或其他渠道了解想要就诊专家的情况：在患者启程

去北京等地就诊前,最好先从网络或其他渠道了解需要咨询和求治的肿瘤专家的门诊时间,或经当地专家介绍,通过网络或电话预约方式先进行预约挂号。因为专家一般都限号,如没有预约,就会耽误患者及家人的宝贵时间,甚至因为较长时间内不能得到诊治而延误治疗。

(3)北京等地各大医院床位紧张,患者要有思想准备:面向全国的各大医院、肿瘤医院床位总是人满为患,外地患者要有等上一段时间才能住院手术的思想准备;同时大城市、大医院的医疗和生活花费会比当地昂贵得多,也需要未雨绸缪,事先做好充分的准备。

7 不急不躁,医患联动,制订逐步或长期的作战计划

对待癌症这样顽固的慢性病,患者需要平和的心态,医生也应该精心为患者制订全程治疗方案,并将治疗可能的过程告诉患者,使患者获得最大的自信心。战胜病魔需要的是时间、智慧及信念,还有各方的通力合作。

癌症患者其实是整个治疗过程中的主导者。如若把治疗癌症的过程看作是一次漫长而艰苦的战役,医生只是参谋长和(或)作战部长,主要提供行军打仗的战略、战术等谋略,并执行战斗命令;患者丈夫或妻子是政委,协助司令,共同定夺进退大权;子女应是副司令或副政委;而患者本人才是统率全军的总司令,掌管操控生死的兵权,选取参谋长的方案,根据自己部队的实际情况,确定具体的作战方案和作战路线,并且指挥作战。患者不要因为某些症状始终得不到缓解而丧失信心,而应在医生的帮助下,统观全局,明白"抗战"过程中可能出现的关卡与变化,采取各种预防和应对措施。

> 现代的治疗模式,让患者自己参与到疾病的治疗过程中并担负责任,提高他们对自身疾病的认识,加强参与感,真正做到对自己的生命负责。

这种现代的治疗模式,让患者自己参与到疾病的治疗过程中并担负责任,提高他们对自身疾病的认识,加强参与感,真正做到对自己的生命负责,让他们的情绪由低迷、消极、急躁转变为主动、积极、不急不躁。同时也加强了医患之间的沟通,有助于增进相互理解与合作。

8 患者的自我康复治疗

癌症患者自我的康复治疗首先要注意的一点是:合理饮食与保健治

疗。饮食调理对营养支持、功能恢复和体质增强有着重要意义。所谓"得谷者昌,失谷者亡"。要学会科学地"吃",并不容易,饮食不节,饥饱失调足以伤人。一方面,"谷不入半日则气衰,一日则气少矣";而另一方面,"饮食自倍,肠胃乃伤",暴饮暴食,也是养生大忌。

● 科学进补

癌症患者康复治疗中,常常涉及"补"的问题。这一方面是因为不少患者确实不同程度地存在着"虚";另一方面,不少补药有免疫调节作用,通过扶正可以抑癌,因此使补法的运用比较广泛。

癌症患者需要注意的是不能滥补。有些人一到秋冬季节,就要求医生为其进补,甚至自己偷偷地补,最后反而加重了病情。这就违反了中医理论中"虚则补之"的原则,盲目进补后使邪气留连体内不出,进而为患。

复旦大学附属肿瘤医院的于尔辛教授认为,癌症治疗中,调补脾胃十分重要。脾胃为后天之本,气血生化之源。癌症常常由于脾胃损伤而发生,癌症治疗过程又常常损伤脾胃。因此,癌症的治疗和康复中,脾胃调理的重要性就显得更为突出。调理脾胃宜选甘淡药物为主,"避壅补,远滋腻",并应注意缓调,不可急功近利。

另外,还应注意"药补不如食补,食补不如神补"的道理。

在癌症治疗与康复中,科学、正确地使用补药来增强患者的体质,顺利克服癌症,是医患双方都应重视的问题。

癌症患者饮食偏嗜,过分滋补,不注意多样化的情形很常见。临床上曾有一胰腺癌患者,病后连吃两个甲鱼,结果并发重症胰腺炎,抢救无效,活了不到2周。中医学认为,酸、苦、甘、辛、咸五味可以养人,但偏嗜也可以伤人。通俗地讲,"杂吃"比"挑剔地吃"好得多。不少癌症患者经常问医生:"我多吃些什么食物好?"其实"多吃"与"少吃"都是有度的。从一定意义上讲,不要强迫自己多吃些什么或少吃些什么,而应该是"想吃什么就吃什么",五谷杂粮多样搭配,蔬菜水果注意摄取,素食荤食适度调整,并强调素食的选择,使饮食丰富多样。

所谓忌口问题,经常受到患者和家属的注意。由于中医有"膏粱之变,足生大丁"之说(意为:过食肥甘厚味,容易产生痈疗疾患),故有些资料提出了癌症的忌口问题,甚至过分强调忌口。现在的肿瘤专家大都认为对此不宜太讲究,许多问题缺乏临床和试验研究。癌症患者应适当

> 癌症患者应适当注意多食清淡、易消化之品，少食油腻、肥厚、烹炸之物。要根据自身的具体情况灵活对待，以不偏嗜为要。过分强调忌口，不利于营养平衡。

注意多食清淡、易消化之品，少食油腻、肥厚、烹炸之物。要根据自身的具体情况灵活对待，以不偏嗜为要。过分强调忌口，不利于营养平衡。

另外一点需要做到的就是起居有常，适度锻炼。癌症患者在治疗和康复中应遵循《黄帝内经》中倡导的"起居有常，不妄作劳"，要慎起居，适气候，避邪气。

（1）要注意动静结合，劳逸适度。动要多样，包括一般的体育锻炼、气功、太极拳、舞蹈等。静要"调神"，既要注意过劳则气耗，又要警惕过逸则气壅。

（2）要注意循序渐进，不宜操之过急，要懂得欲速则不达。

（3）要注意持之以恒。特别值得一提的是，当身体出现某些不适或病情有反复迹象时，应及时请医生诊疗或检查，不能盲目迷信锻炼。

（4）要注意与情志调整相结合，把"练身"和"练心"有机地结合起来。

● 坚持药物调理

临床上经常遇见患者询问：中药需要吃多少年，中药要不要天天吃等问题。

癌症的康复治疗，还包括对身体某些损伤的恢复，必须依赖药物调理。癌症是慢性病，需要持之以恒地治疗，才能预防复发和转移。

癌症患者大多在治疗1年后会出现厌治现象，这是患者及其家属和医生都应该注意的问题，应提前做好思想准备。

9　癌症治疗的误区

● 误区之一：忽视综合治疗

关于癌症的治疗，社会上流传着这样的话：得了癌症，一是被吓死，二是被治死，三是被补死。由于没有从整体观出发，忽略综合治疗和个体化治疗，致使很多不该手术的手术了，或者不重视术后的后续治疗，以致一些癌症患者术后复发转移，生活质量严重下降，生存期明显缩短。

● 误区之二：过度化疗

目前我国治疗癌症的化疗方案采用国际通用标准，临床观察结果以欧版标准为主,不全适用于中国人的体质。不管身体条件如何,全部使用同一个方案是不科学的。在应用剂量上也是统一标准,有的人效果好,有些人却不能耐受,对患者打击较大。大部分癌症患者都相信并依赖化疗,并振振有词:"生命不息,化疗不止,死而后已。"

化疗是一把双刃剑,在取得疗效的同时,也会出现严重的不良反应,对人体造成损伤。化疗会抑制患者的免疫功能,反而助长了癌细胞的生长。多次化疗、反复刺激,会加剧癌细胞的耐药性,降低化疗效果,一般化疗4~6次,4次之前化疗相当有效,可4次之后效果就可能变差了。因此,化疗有严格的疗程和剂量规定,使用时不能过于相信化疗的抑癌奇功而擅自加量。比如乳腺癌术后,一般情况下6~8次化疗就可达目的,超疗程使用,患者5年生存率并没有提高,生活质量反而明显下降,一些体质较差的出现"一边化疗,一边扩散转移"的情况。更有一些患者盲目追求大剂量、多疗程治疗,结果导致"瘤去人亡"的悲剧。

● 误区之三:自暴自弃

癌症经过积极有效正确的治疗,部分患者是可以完全治愈的,即使到了中晚期也有近60%的患者可以延长寿命、带癌生存。我们在临床上观察到大量的癌症患者,发现那些不放弃与癌症斗争的患者比听凭命运摆布的癌症患者存活时间要长得多。遗憾的是这个道理并没有被患者和家属所认同。多年来,人们一直把癌症看作不治之症,谈癌色变。正因为如此,许多人不敢正视现实,终日诚惶诚恐,精神负担沉重。

患者亲属哭哭啼啼,不敢与患者直接交流,这样做的结果使患者的精神压力更大,加速了癌症患者的死亡。在临床上我们经常见到有一些癌症患者在确诊之前未发现有任何不适之感,能吃能喝,谈笑风生,和正常人没有明显的不同,可检查结果出来后,精神一下子就垮了,不吃不喝,卧床不起,任何治疗方法都难以奏效,从此再也听不到他们的笑声。

同时,我们也看到相当数量被诊断为晚期癌症的患者能够正确地面对现实,乐观地对待病情,选择正确的治疗和康复方法,热情地对待生活,忘记了自己是一个癌症患者,整日充满了歌声和笑声,使死神望而却步,幸福地生活着。

● 误区之四:滥用滋补

中医认为癌症的发生主要是虚、瘀、毒相互影响而成,临床上多见虚实夹杂之证,治疗多以扶正祛邪、攻补兼施为法。如采用西医手术、放疗、化疗之后,认为癌症是以虚为主,免疫力低下,盲目采用食补和药补,如服食冬虫夏草、人参、鹿茸、胎盘、蜂王浆、灵芝粉等,更有甚者相信市场上提高免疫力的滋补保健品广告的误导,不但付出了高昂的经济代价,而且由于补治不当,贻误病情,促进了癌症的复发和转移。

究其原因,关键是没有遵循对症下药、辨证论治的治病原则。中医治病即使是正气虚弱也要分清是气虚、血虚、阴虚、阳虚之不同,也要分辨药性的寒热温凉之区别,具体治法上还有宜补脏腑之不同,所以临床上要根据患者的具体虚损程度、五脏六腑之差异,有的放矢地采用补法。

我们要牢记"人参杀人无过,大黄救人无功"之训。例如,有的癌症患者本来就阴虚内热,结果又服用人参、鹿茸、冬虫夏草等阳热滋补之品,造成咽干舌燥、口鼻出血、唇舌起疱,病情不轻反重。再如,结肠癌和乳腺癌,无论手术前后,大量服用胎盘、蜂王浆、冬虫夏草、牛奶、鸡鸭鱼肉等高脂高热量补品,可促使结肠癌和乳腺癌复发和转移。因此,补与不补,怎样进补应辨证施用,科学选择。

● 误区之五:中西对抗

西医和中医属于两个不同的医学理论体系,认识疾病的方法存在着明显的差异。部分西医同行对中医药的知识了解甚少,甚者无知,对中医药治疗肿瘤效果不予认可,甚至抱着排斥、诽谤的态度,以致造成社会上有很多人过分依赖于西医的手术和放疗、化疗,轻视或者放弃中医药治疗的机会。事实上,很多西医肿瘤大家在癌症的治疗上也强调中西医结合。中国医学科学院的孙燕院士长期提倡中西医结合治疗癌症;上海的汤钊猷院士在其癌症防治科普图书《消灭与改造并举》中,对癌症防治的中西医结合方面有专门的论述,值得一读。

10 老年肿瘤治疗不妨保守些

李老伯,81岁。2008年4月因为痰中带血在某市中心医院检查,发现右下肺癌,肿块直径约4厘米,伴纵隔淋巴结转移。患者不知情,家属不接受放疗、化疗,短期服用靶向药物吉非替尼,出现肝功能异常,转氨酶飙升至1 000以上停服。服中药汤剂1个月后,咳嗽、痰中带血基本消失,因为不知情,不愿意继续服汤药,改用大剂量仙鹤草水煎代茶饮,配合服少量西洋参、冬虫夏草。偶尔血痰增多,加用花生衣、藕节、白茅根。病情稳定,接近2年一直没有住院,每天早晚散步,生活可以自理。后期咳嗽比较明显,基本上是干咳,没有什么痰液,加服罂粟壳3克,煎水代茶饮,病情稳定至2011年10月故去。后期虽然有胸闷等症状,但均可耐受。这样的单纯中药治疗,老人生活质量非常高,家属也很满意。

像李老伯这样的老年癌症患者临床上经常能遇到,或因家属瞒着患者,或者因为患者或家属抗拒放疗、化疗等现代治疗而服用中药,取得了令人满意的效果。

笔者总结自己的博士导师朴炳奎教授的经验(发表于《中医学报》2014年第2期)认为,老年人无症状的潜伏癌症较多,年龄越大潜伏性癌症越多,最常见的潜伏癌症有前列腺癌、肾癌、结肠癌、肺癌等。如美国曾经尸检正常死亡的老年男性,隐匿性前列腺癌患病率达80%以上。老年人出现无症状潜伏癌症的原

> 老年人无症状的潜伏癌症较多,年龄越大潜伏性癌症越多,最常见的潜伏癌症有前列腺癌、肾癌、结肠癌、肺癌等。

因是老年人的癌症发展缓慢,出现症状前可能就死于心、脑血管疾病或其他老年性疾病。有些老年人患癌症,表面上无症状,实际上是被其他老年病所掩盖而未能发现。另外,老年癌症患者骨髓储备以及胃肠功能均较为脆弱,对放疗、化疗耐受性差,不能耐受强效治疗。因为老年人基础代谢减退,癌症发展缓慢,癌症转移动力小,所以癌症转移率相对较低,有利于更好地发挥中医药长期调理,提高患者生活质量,延长生存时间的优势。因此,在老年人肿瘤的治疗上,中医药占据着重要的位置。

用药特色,体现在老年癌症患者的治疗上,突出表现为药物平和。癌症的治疗是个动态的过程,需要医生从诊治初始,就得综合考虑患者年龄、性别、身体状况、肿瘤病位、病理、分期乃至患者家庭、经济状况等,根据患者手术前后、放疗化疗治疗前后,或者配合靶向药物治疗而有不同。同时服药具体到某一阶段,又是一个相对静态的过程,需要守方加

减,不宜过分求新求变。如化疗后,以调脾胃、补气血为主。

服用药物,强调动药与静药的结合。既不能妄用麝香、鹿茸、穿山甲、三棱、土鳖虫等耗气动血之品,也要避免过分滋补腻胃类的"静药"。药味多选缓和、平补之品,少用"峻烈虎狼"之药,多选沙参、麦冬、白术、山药、薏苡仁、黄芪、茯苓等药食兼用的药物。为使补而不滞,在处方中还要加入白豆蔻仁、砂仁等芳香健脾之药,既助脾之运化,又符合脾喜燥恶湿的特性。肺癌晚期多为肺、脾、肾三脏俱虚,常加用女贞子、枸杞、五味子、菟丝子、益智仁、肉桂等益肾温阳之药。

在运动康复与静坐养生的关系上,朴老师也体现出动静结合的理念,多建议患者深入领会《黄帝内经》"动则养阳,静则养阴","春夏养阳,秋冬养阴"的观点,讲求动静结合,平和而勿过为度。

老年癌症患者是癌症患者中一个特殊的群体,随着老龄化的加速,还将不断扩大,年龄本身已成为癌症发生的最大危险因素。中医药因其整体观念、动态观、个体化等特点,加之疗效持续、低毒价廉的优势,在老年癌症治疗中发挥着重要的作用。

第二章 认识癌症

一、癌症是什么

1 癌症的概念

癌症即恶性肿瘤,是一大类恶性肿瘤的统称。癌是各种致癌因素作用于机体所引起的某种体细胞异常增生而形成的新生物。癌细胞的特点是无限制、无止境地增生,使患者体内的营养物质被大量消耗;释放出多种毒素,使人体产生一系列症状;可转移到全身各处生长繁殖,导致人体消瘦、无力、贫血、食欲不振、发热以及严重的脏器功能受损等。与之相对的有良性肿瘤,良性肿瘤容易清除干净,一般不转移、不复发,对器官、组织只有挤压和阻塞作用。癌症可以破坏组织、器官的结构和功能,引起坏死出血合并感染,患者最终由于器官功能衰竭而死亡。到了科学高速发展的今天,癌症并非不治之症,正规治疗多数可以取得好的效果。

2 癌症溯源

据考古研究,在原始人的骨骼上就发现有癌症,在殷墟出土的甲骨文中已有"瘤"字出现。我国最早的医学著作《黄帝内经》中就有"积聚""乳岩""噎膈"等病的描述,而积聚就包括了一些癌症类疾病,乳岩相当于乳腺癌,噎膈相当于食管癌,等等。

3 癌症到底是什么病? 各种癌症是怎么区分的

从现代医学意义来说,癌指所有的恶性肿瘤。但是从严格的意义上讲,癌是发生于上皮组织的恶性肿瘤。上皮组织存在于人的体表、内脏、空腔和管腔等处,常见的胃癌、肝癌、肺癌、皮肤癌等都属于上皮组织发生的恶性肿瘤。其中来自鳞状上皮的称为鳞状上皮癌,简称鳞癌;来自腺上皮的恶性肿瘤称为腺癌。

发生于间叶组织的恶性肿瘤叫肉瘤,包括骨骼、肌肉、淋巴、造血、脂肪、纤维结缔组织等,如纤维肉瘤、淋巴肉瘤、骨肉瘤等。

还有一类发生于多种组织成分的恶性肿瘤,既不叫癌,也不叫肉瘤,而是冠以"恶性"二字,比如恶性畸胎瘤。另有少数恶性肿瘤,如霍奇金病、白血病等,仍然沿用过去的习惯叫法,而不直接称作癌,但实际上都是癌。

肿瘤分为良性肿瘤、恶性肿瘤两大类。癌属其中的恶性肿瘤范畴。平时人们常说的得了癌症、患了肿瘤多半是指恶性肿瘤。从这个意义上讲,癌与肿瘤是同义语,是同一意思。但是,必须指出的是,如果单提"肿瘤"时,应该与良性肿瘤相区别,弄清准确含义,以免发生不必要的惊慌。

4 为什么把恶性肿瘤都称为癌

19世纪起日本把现代癌症翻译为"癌肿"。20世纪起中国开始使用这个词。其实中文的"癌"字最早出现在北宋,北宋东轩居士写的《卫济宝书·痈疽五发》中有"一曰癌"。南宋杨士瀛写的《仁斋直指方》卷二十二"癌"中,记载了癌的症状:"癌者,上高下深,岩穴之状,颗颗累垂,裂如瞽眼,其中带青,由是簇头各露一舌,毒根深藏,穿孔透里,男则多发于腹,女则多发于乳,或项或肩或臂,外证令人昏迷。"古代癌的本义和读音与"岩"相同(目前,我国台湾还把癌读作"岩"),所以,传统中医也常用"岩"作为病名,以形象命名,指质地坚硬、表面凹凸不平、形如岩石的肿物,例如乳岩、肾岩、舌岩等。

5 良性肿瘤和恶性肿瘤的区别

良性肿瘤生长缓慢,边界清楚,与周围组织有明显界限,对机体危害相对较小。恶性肿瘤恰恰相反,生长迅速,和周围组织没有明显界限,常呈浸润(犬牙交错)性生长而侵入邻近组织,常形成转移,对机

> 肿瘤的转移性是判断肿瘤是良性还是恶性的最本质的标准。

体危害极大。可以说,肿瘤的转移性是判断肿瘤是良性还是恶性的最本质的标准。

癌是由细胞构成的,构成癌的细胞叫癌细胞。

6 癌症具备的 10 个基本特征

2011 年,Hanahan 和 Weinberg 两位学者在著名的《细胞》杂志上再次发表文章,归纳癌症具备 10 个基本特征:

- 自给自足的生长信号。
- 对抗生长信号不敏感。
- 抵抗细胞死亡。
- 无限的复制潜能。
- 持续的血管生成。
- 组织浸润和转移。
- 逃避免疫摧毁。
- 促进肿瘤发生发展的炎症。
- 细胞能量异常。
- 基因组不稳定和突变等。

具体表现是,癌细胞会在不同程度上脱离机体的控制,不间断地自主生长、繁殖,进行不良分化。癌细胞的自主性越大,其增殖速度就越快,分化程度也越低,对人体的危害也就越大。癌细胞可侵犯周围正常组织,并能转移到远处。癌细胞能把自主性、浸润性和转移性等生物学特征遗传给子代细胞。癌细胞在不同程度上缺乏成熟的形态和完整的功能。生化代谢异常表现为 DNA(脱氧核糖核酸)含量增加,核酸合成加速和分解过程减弱,蛋白质合成旺盛,糖代谢中的有氧酵解增强等。

浸润和转移特性,是癌细胞最重要的特征之一。恶性肿瘤细胞从原发部位到达继发器官形成转移灶是个复杂的连续过程,包括以下

> 浸润和转移特性,是癌细胞最重要的特征之一。

步骤:①肿瘤生长、侵袭及肿瘤细胞从原位脱离。②肿瘤细胞向淋巴系统或血液系统运动。③肿瘤细胞在循环中存活并与血小板和凝血系统相互作用。④肿瘤细胞通过与远位淋巴(或血管)内皮和(或)内皮下基质相互作用而在该处停留。⑤肿瘤细胞进入组织实质中。⑥肿瘤细胞在组织实质中生长。整个过程有多种细胞因子参与,它们在不同时段、不同部位的协同参与对转移灶的形成起着相当重要的作用。

7　我国癌症的发病情况

我国每年癌症发病人数约360万人,死亡100多万人。它已经成为中年人死亡的第一位和老年人死亡的第二位原因,用"谈癌色变"来形容人们对癌症的恐惧一点也不过分。

8　我国常见的癌症有哪些

癌症是一个世界性疾病,但是在不同的国家,由于不同的环境、不同的生活方式、不同的文化,癌症的发病率、常见癌症的种类不同。以我国来说,常见的癌症是肺癌、胃癌、大肠癌、肝癌、鼻咽癌、食管癌、乳腺癌、子宫颈癌、白血病等。

> 我国常见的癌症是肺癌、胃癌、大肠癌、肝癌、鼻咽癌、食管癌、乳腺癌、子宫颈癌、白血病等。

(1)肺癌:肺癌是常见的恶性肿瘤之一,其发病率、死亡率逐年上升。肺癌和艾滋病是2000年后与不良生活习惯有关、危害人类健康的最严重的两种疾病。肺癌与吸烟关系极为密切,吸烟年龄越早,吸烟数量越多,危险性越大。大气污染、石棉、煤烟、放射性元素等有害物质也是危险因素。

(2)胃癌:胃癌过去居癌症死亡率之首,20世纪90年代在城市居第二位,在农村仍居第一位。发病率历年基本持平,一般随年龄增加而增加,男性75岁、女性80岁以后有所降低。胃癌与幽门螺杆菌感染、溃疡、饮食、饮水有密切关系,有一定的家族聚集性。

(3)大肠癌:我国大肠癌发病率、死亡率近年呈上升趋势,在全国各地大体为常见癌症的第四至六位。发病主要与环境、生活习惯、饮食方式有明显关系,有家族史者危险性增加。

(4)肝癌:我国是肝癌高发国家,肝癌为我国癌症死亡的第三位,每年死亡约15万人,占世界肝癌死亡人数的45%。肝癌在我国有一定的地区分布性,江苏、福建、广东、广西为高发地区。乙型肝炎、黄曲霉毒素污染都是肝癌的主要病因。

(5)鼻咽癌:我国南方是鼻咽癌高发地区,如广东、广西、湖南一带,特别是广东的肇庆、佛山、广州等地尤高。发病率在我国由南向北逐渐下降。男性多于女性,大约为3.5:1。从世界范围来看,黄种人好发,中国人高于其他种族。40～60岁为发病高峰。病因与 EB 病毒(人类疱疹病毒 4 型)感染、饮食、环境、遗传有关。

(6)食管癌:我国是食管癌高发国家,又是食管癌死亡率最高的国家。据 20 世纪 70 年代调查,我国食管癌总死亡率仅次于胃癌,占第二位。80 年代以来,在癌症发病率中,食管癌占男性发病率的第二位,占女性的第三位。90 年代初统计,食管癌死亡率在各种癌症中位次有所下降,但仍高居第四位。食管癌以 60～64 岁为高发年龄,70 岁以后逐渐下降。食管癌在我国有一定地区分布性,如河南林州、河北磁县等是高发地区。一般来说,农村发病率高于城市。

(7)乳腺癌:我国是乳腺癌低发国家,但是近年来乳腺癌发病率逐年上升,女性发病率是男性的近百倍。京、津、沪和沿海地区是我国乳腺癌的高发地区,发病率、死亡率随年龄增长而上升。高脂肪饮食、月经初潮年龄早、绝经年龄迟、肥胖、乳腺癌家族史、乳腺良性疾病等都是乳腺癌危险因素。

(8)子宫颈癌:子宫颈癌是常见的妇科癌症,死亡率为妇科肿瘤之首。高发区经常成片相连,山区发病比平原多。我国发病年龄较大,平均 65 岁。死亡率曾经占各种癌症的第四位,女性癌症死亡率的第二位。人乳头瘤病毒(HPV)感染、性生活过早、早婚是子宫颈癌发病的重要因素。

(9)白血病:白血病是一种常见的造血系统的恶性肿瘤。发病率占癌症的 5%,多见于青少年,死亡率在 35 岁以下人群中占第一位。大城市、污染地区、油田发病率高。C 型 RNA(核糖核酸)病毒或称反转录病毒可能是主要病因。此外,还有遗传因素、放射因素、化学因素等。

二、癌症的病因

1　癌症和哪些因素有关

癌与哪些因素有关? 是怎样发生的呢? 目前认为,癌症的发生是一个多因子、多步骤的复杂生物学过程,病因涉及遗传、免疫、营养、环境等多个方面。

简单地说,癌症的发生与致癌因素有关。所谓致癌因素是指能引起癌症的因素,分内源性和外源性两大类。

(1)癌症发生的内源性因素(内在因素):

● 遗传因素:如结肠息肉病综合征、乳腺癌等。

● 内分泌因素:如雌激素和催乳素与乳腺癌有关。

● 免疫因素:如丙种球蛋白缺乏症和白血病与淋巴网状系统肿瘤有关。

(2)癌症发生的外源性因素(外在因素):

● 物理性致癌因素:如电离辐射、紫外线及异物等。

● 化学性致癌因素:如 3,4 - 苯并芘、亚硝胺等化学物质。

● 生物性致癌因素:细菌,如幽门螺杆菌等;病毒,如 EB 病毒、单纯疱疹病毒、乙肝病毒、C 型 RNA 病毒;寄生虫,如埃及血吸虫、日本血吸虫、华支睾吸虫等。

这些因素中,内源性与外源性致癌因素可以互相影响,不是一成不变的。外源性致癌因素中的生物因素里,以病毒致癌为主,目前研究也较多。

2　癌症是怎样产生的

一般来说,人体除头发、指(趾)甲外,其余组织结构都有发生癌症的可能。癌症的发生有多种形式,正常细胞转变为癌细胞一般需要很长时间,大体可分为启动、促进、演进 3 个过程。

(1)启动:是由致癌因素引起细胞内某些大分子,特别是 DNA 发生了不可逆改变,使该细胞具有了发展成癌细胞的潜能。

(2)促进:是使启动细胞增殖,并促使其具有形成癌症的潜能表达。如镇静药苯巴比妥是肝癌的促生物,食用品糖精可能是膀胱癌的促生物等。

(3)演进:是癌变的终末阶段,在癌症的形成中具有重要作用。能使病变从促进期转变成演进期的化学物质叫演进物,如苯和石棉等。

总而言之,癌症是由多种因素经多阶段演变导致的病变。

3　什么样的人容易患癌

癌症是一种高发病,近年来发病率还在不断升高。对于癌症,相信每个人都不陌生,面对癌症,每个人都不会无动于衷,每个人都会对癌症有一定的恐惧感。那么,什么样的人容易患癌呢?

从原则上归纳起来,有以下几条:

(1)有遗传倾向的人:遗传是与生俱来的一种生物特性,是生物在自然进化中逐渐形成的,有利于保持自身特性的稳定,这才有了不同物种的区别。这种遗传表现在疾病上,就会使该病具有家族遗传性。癌症正是这种情况,上一代、上二代有癌症史,则下代人发生癌症的机会远远大于没有癌症家族史的人,有时发病率要高出几倍。那么这种遗传的源头,即最早的、第一个向下遗传的癌症是怎样形成的呢?它来源于后天,即致癌因素等原因引起癌症发生,然后这个癌症信息保存在遗传密码中,向下一代传递,在时机成熟时引起下一代发生癌症。可见,一旦有了癌症的遗传倾向,就等于播下了癌症的种子,随时有发芽的可能。

(2)免疫功能低下的人:免疫功能是人体的一道屏障,它保护人体免受疾病的侵袭,是保护人体的重要屏障。如果免疫系统发生障碍,不能识别癌细胞、消灭癌细胞,人体免疫功能就要下降,癌症就可以乘虚而入,导致人体发生癌变。免疫系统常见的问题是免疫抑制和免疫缺陷,两者都可以引起人体发生癌症。

(3)精神负担过重的人:癌症多半发生于精神抑郁、情绪低落的人,心情舒畅、乐观豁达者发生癌症的比例要明显小于心情压抑的人。平时性格内向,长时间精神压抑,有重大精神创伤,都可以使人体抗癌功能下降,发生癌症。

(4)生活习惯不良的人:生活习惯与疾病有一定关系,不良生活习惯可以导致癌症。这已经是尽人皆知的事实。例如,饮食习惯不良、偏食、营养失衡、食物过热、过于辛辣等,日常行为不良,经常饮酒、吸烟,有特殊嗜好等,都是不良习惯,是导致发生

> 在各种致癌因素中,与不良饮食习惯有关者占35%,与吸烟有关者占30%。

癌症的最大隐患。美国癌症研究机构指出,在各种致癌因素中,与不良饮食习惯有关者占35%,与吸烟有关者占30%。

就我国来说,有以下情况的人容易患某种具体的癌:

● 生活、工作于南方地区的,30～50岁的中青年男性,容易发生鼻咽癌。

● 有烟酒史,嚼食槟榔史,口腔卫生习惯不良或长期患龋齿及义齿咬合对位不良、40岁以下者,容易发生口腔癌。

● 生活、工作于北方地区或农村,有吸烟史、饮食习惯不良、有癌症家族史的60～70岁老年男性,容易发生食管癌。

● 有吸烟嗜好、饮食不洁、慢性胃病史及幽门螺杆菌感染史的40～60岁男性,容易发生胃癌。

● 生活、工作于东南地区,有饮酒嗜好、饮食不洁、患有慢性肝病的40～50岁男性,容易发生肝癌。

● 有高脂饮食习惯、患慢性肠道疾病的40岁以上中老年人,容易发生肠癌。

● 有吸烟史、50～70岁的中老年人,容易发生肺癌。

● 有癌症家族史,绝经期前后的40～60岁妇女,容易发生乳腺癌。

● 生活于山区或农村的、有癌症家族史的45～55岁中年妇女,容易发生子宫颈癌。

● 未婚、未分娩或产次少的50岁左右女性,容易发生子宫体癌。

● 个人卫生条件差、包皮过长的40岁以上中老年男性,容易发生阴茎癌。

● 长期接触化工原料如苯胺、合成橡胶的50～60岁男性,容易发生膀胱癌。

● 工作、生活于沿海地区或内地山区的、长期从事露天作业的50～60岁男性,容易发生皮肤癌。

● 长期接触放射线的、40岁以下者,容易发生慢性白血病。有白血病家族史的青少年,容易发生急性白血病。

4 各类癌细胞最爱缠上哪类人

由于受环境污染、不良生活习惯和遗传等因素影响,癌症高发已成为不争的事实。早发现、早治疗是对抗癌症的最佳手段,但我们有必要提前知道,癌细胞最喜欢找哪类人。

（1）肺癌：长期大量吸烟的人，长期接触油烟的人。

吸烟是诱发肺癌的罪魁祸首。统计表明，10 个死于肺癌的患者中，有 9 个是烟民。每天吸烟 20 支以上，连续超过 20 年，最易诱发肺癌。经常被迫吸二手烟的人，患癌概率也相对较高。上海同济大学肿瘤研究所研究发现，中青年女性长期接触高温油烟，会使其患肺癌的危险增加 2～3 倍。上海另一项长达 5 年的调查显示，常在路边吃煎炸食物的人，患肺癌的危险性是其他人的 3 倍。

建议：烟民戒烟，公共场所全面禁烟。45 岁以上有吸烟史的人每年做一次防癌体检。首都医科大学肺癌诊疗中心主任支修益说，为减少厨房油烟伤害，要少做高温煎炸食物。

> 建议 45 岁以上有吸烟史的人每年做一次防癌体检。从事厨艺 30 年以上的中老年妇女要重视定期体检。

（2）胃癌：有胃溃疡还爱吃剩饭剩菜的人，酗酒的人，爱吃腌制食品的人。

胃溃疡等慢性胃病患者得胃癌的概率比其他人高。本就有这些疾病的人如果还总吃剩饭剩菜，其中潜在的细菌可能诱发胃癌。酗酒者也应警惕，因为酒对身体的伤害是全面的。北京肿瘤医院沈琳教授表示，喜吃高盐饮食、腌制食品，特别是没腌透的食品的人，胃癌患病率相对较高。

建议：多吃绿、黄色蔬菜，少吃咸、腌、干硬、发霉的食物，限酒。40 岁以上的男性，有胃癌家族史，有慢性胃病史且感染幽门螺杆菌者，应定期查体。

（3）食管癌：爱吃烫食的人，吃饭过快的人。

长期吃得过快、过烫或饮酒，都可能反复灼伤或损伤食管黏膜，使其长期处于修复状态，从而产生癌变。有统计数据显示，在食管癌患者中，平时喜好热食热饮者占 90% 以上。

建议：直系亲属中有食管癌患者的人，要定期体检；平时尽量避免吃得过快、过粗，食物温度最好在 40℃ 以下。

（4）肝癌：嗜酒的人，有基础肝病的人。

喝酒最损害肝脏，长期大量饮酒会使肝细胞反复受损，导致肝硬化，而由肝硬化转化成肝癌的比例高达 70%。肝癌还有两个重要致病因素，即病毒性肝炎和黄曲霉毒素，后者多出现在霉变食物中。

建议:接种肝炎疫苗,有肝炎者要特别重视限酒,并养成健康饮食习惯,不吃霉变食物等。

(5)肠癌:吃肉过多的人,久坐不动的人。

肠癌与糖尿病、高血压等有着近似的基因发病机制。反映到生活方式上,主要是常年吃肉过多、缺少膳食纤维摄入、久坐少动、不按时排便等。肥胖者更易中招。

建议:少吃多动。少吃油炸、煎炸、腌制食品,每周吃红肉不超过500克;适量增加运动量,养成定时排便的习惯。

(6)乳腺癌:40岁以上未孕未哺乳的人,常吃避孕药的人。

在女性高发癌症中,乳腺癌已超越肺癌成为第一位。诱发乳腺癌的原因主要有晚婚晚育、频繁吃避孕药、大量接触有类雌激素作用的化学品(如化妆品等)、精神压力大等。

> 有乳腺癌家族史、40岁以上未孕、超重的女性每年应做一次体检和早期乳腺癌筛查。

建议:女性应多吃素食,最好哺乳到孩子6个月大,有乳腺癌家族史、40岁以上未孕、超重的女性每年应做一次体检和早期乳腺癌筛查。

(7)甲状腺癌:接受放射线过多的人,摄入碘过多的人。

甲状腺癌的诱因目前不明,但甲状腺对放射环境敏感,如医疗检查时的放射线,自然界的放射线等。此外,碘摄入过量也可能会有一定影响。

建议:要有防护意识,尽量少接触辐射性强的物品。女性、有甲状腺癌家族史、沿海地区居民等甲状腺癌高发人群,每年至少体检一次。

(8)子宫颈癌:性生活混乱的人。

中国目前每年新发子宫颈癌病例约有10万人,占全球病例的1/5。人乳头瘤病毒感染是其最大病因。在生活方式上,过早开始性生活,多个性伴侣等性生活较混乱的人属于高发人群。

建议:预防子宫颈癌最有效的方法是接种子宫颈癌疫苗,有慢性子宫颈疾病者要积极治疗。生活上则要防止不洁性行为。

5　人体自身有哪些抗癌功能

癌症不是每个人一定会得的疾病,有人患癌,有人不患癌。有人患癌后经手术、放疗、化疗后好转,有人患癌后未经上述治疗癌细胞也不翼而飞,这是因为人体具有一些自然的抗癌功能。

首先,人体内有自然的抑癌基因。科研人员已经发现的癌症抑制基因有很多,常见的如 *P53* 基因、*RB1* 基因、*NF1* 基因、*WT1* 基因等。*P53* 基因缺失与大肠癌有关,*RB* 基因缺失或变异与视神经母细胞瘤、胃肉瘤、小细胞肺癌(SCLC)、乳腺癌有关,*NF1* 基因变异与神经纤维瘤有关,*WT1* 基因变异或缺失与散在性或遗传性 Wilms 肿瘤有关。

其次,人体自身有强大的免疫功能,与抗癌有关的主要是细胞免疫。细胞免疫是相对于体液免疫来说的,两者都与血液中的淋巴细胞有关。淋巴细胞分 B 细胞和 T 细胞,分别来自胸腺、脾脏和淋巴结等处。B 细胞参与体液免疫,通过产生抗体发挥一定的抗癌作用。而 T 细胞参与细胞免疫,发挥主要的抗癌功能。

参与细胞免疫的除 T 细胞外,还有 NK 细胞(自然杀伤细胞)、巨噬细胞、树突细胞等。

其中机体 T 细胞的应答反应对控制抗原性肿瘤细胞生长最为重要,是通过两种 T 细胞亚群互相配合来实现的。NK 细胞是广谱杀伤细胞,它不依赖胸腺,不依赖抗体或补体,不用预先致敏就能分泌细胞毒因子来杀伤肿瘤细胞,是人体抵抗原发或转移部位肿瘤细胞生长的第一道防线,在人体内起免疫监视作用。巨噬细胞作为抗原提呈细胞启动免疫反应,并作为潜在的效应细胞介导肿瘤溶解,在机体抗癌功能中起重要作用。NK 细胞以其 Fc 受体与抗癌抗体上的 Fc 段相结合,从而发挥对癌细胞的细胞毒作用。

最后,人体有逆转癌细胞的功能。癌细胞可以经内源性或外源性分化诱导剂的影响,被分化诱导为正常细胞,即逆转,也就是使癌细胞"改邪归正",并不发生癌细胞的杀伤。分化诱导剂在人体肿瘤的治疗中已经开始试用,并有了初步的结果。如视黄醇类化合物(以维生素 A 为代表)可诱导多种白血病、肺鳞癌、乳腺癌、膀胱癌细胞逆转,N－甲基甲酰胺可诱导大肠癌细胞逆转,中药浙贝母碱、干扰素可诱导急性早幼粒细胞性白血病细胞逆转,阿克拉霉素可诱导头颈部肿瘤细胞逆转等。

6　癌症遗传吗

问1：父亲和爷爷都患有肺癌，那儿子患此病的概率有多大？父亲在51岁那年去世的，他的后代也会有得肺癌的可能吗？

答：您好。肺癌居前三位的病因是烟草、石棉、放射性元素，其次才是遗传因素等。所以不必太担心。从现在开始，选择积极的生活方式，配合定期体检不会有很大问题的。

问2：一家姐妹都患子宫癌，是否为遗传病？

我朋友的妈妈，家中三姐妹，其中两位姐姐在更年期相继患上子宫癌，剩下一个妹妹为了保险起见切除了子宫，至今无癌症。其家中的哥哥无病症。

请问这是不是基因遗传？他们的儿子虽不会患子宫癌，但是不是致病基因携带者，如果他生女儿就必定会遗传？

答：所有癌症中，以乳腺癌、卵巢癌等的家族性表现比较明显，需要警惕。子宫癌表现得并不明显，但也不能排除在部分家族有高聚集的现象。肿瘤主要遗传的是易感性，在一定的诱因作用下发病。

现在，有关癌症遗传的证据较多。从家族内的癌症发病情况到细胞、分子水平的研究，都支持癌症具有遗传倾向。这是因为在几乎所有癌细胞中都观察到一种癌细胞所特有的遗传失调，从细胞水平分析，说明是可以遗传的。

遗传的物质基础是基因。正常人体内的基因中，有一类叫原癌基因，另一类叫抑癌基因。原癌基因也可叫作癌基因，如果发生突变，可以导致遗传失调，在内外因素的作用下，使正常细胞变成癌细胞。抑癌基因能抑制、拮抗癌基因的功能、作用，或直接抑制癌细胞的生长，对人体有利。如果抑癌基因发生突变，也可导致细胞生长失调而发生癌变。原癌基因和抑癌基因可以说是对立统一的，如果原癌基因或者抑癌基因两者之一发生突变,就有可能发生癌症。

原癌基因和抑癌基因是能否患癌症的内因,也可看作是先天因素。癌症是否发生,还有后天环境等外因在起作用。有原癌基因只是说明有癌倾向性,不说明一定患癌。这种倾向性可能来自先天遗传,也可以向下一代遗传。然而,是否发生癌症,什么时间发生癌症,还取决于致癌因素、促癌因素的作用。只有内外因结合,相互作用,才能引发癌症。

根据医学研究,观察发现,现实生活中确实有一些癌家庭,或存在癌症的家族聚集性。在这些家庭或家系内,成员间多半发生相同的癌症。比较著名的例子是法国的拿破仑家族。拿破仑本人在流放时因胃癌去世,其父亲、一个姐姐也都患有胃癌,其另两个姐姐、一个兄弟和他的祖父都被怀疑患有胃癌。这种情况就是典型的癌的家族聚集性。

4 种癌症最易遗传:①结肠癌。这种癌症与饮食习惯密切相关,据观察,在家庭中如果父母患有因多发性结肠息肉导致的结肠癌,其子女患上同类癌症的可能性高达 50%。②乳腺癌。家族中母亲或姐妹曾患有乳腺癌的女性,本人乳腺癌的发病机会比一般女性高 3 倍。③肺癌。虽然环境因素是引起肺癌的主要原因,但遗传也起作用。有报告显示,吸烟者的近亲中有患肺癌的,其患肺癌的风险比一般人高 14 倍。日本有调查证明,肺鳞状细胞癌患者中,35.8% 有家族史;女性肺泡细胞癌患者中,有家族史的高达 58.3%。④视网膜母细胞瘤。90% 发生于 3 岁之前,有家族性,与遗传缺陷有关。

> 4 种癌症最易遗传:①结肠癌。②乳腺癌。③肺癌。④视网膜母细胞瘤。

话虽如此,我们也不必惊慌,并不是说父母患了某种癌症,子女一定会患这种癌症,仅仅是患同种癌的可能性比别人大些,机会多些。癌症发生是多因素多环节的复杂过程,有遗传倾向的人,最终是否发生癌症,还要看其自身的内部因素和接触的外部环境。

7 精神、情绪与癌症的关系

"怒伤肝,喜伤心,思伤脾,忧伤肺,恐伤肾",传统中医认为癌症是由于情志郁结、脾胃受伤等原因,引起气血津液凝滞的结果。元代朱震亨(丹溪)认为乳岩(癌)是由于经常忧愁、郁闷、愤怒等不良情绪所引起。

古希腊的珈伦医生曾注意到忧郁的女子比乐观的女子更易得癌。

19 世纪的医生佩吉特说,在牵肠挂肚、忧虑失望的情绪之后,癌症往往会乘虚而入,这样的病例不计其数。

到 20 世纪 50 年代,一位美国心理学家对一组癌症患者做调查研究,发现了一个特点:癌症患者中大多数人从童年起便开始经历失去父母或亲属的悲伤。丧亲的遭遇养成了他们缄默少言的个性,成年后变得不爱交际,缺乏工作的热情和生活的理想,经常顾影自怜,郁郁寡欢。他们漫长的一生,经常沉溺在无望或孤独之中。

德国的学者巴尔特鲁施调查了 8 000 多位不同的癌症患者,也发现大多数人的癌症都发生在失望、孤独和其他沮丧感等严重的精神压力时期。

当然,也有专家不同意上述观点。他们的理由是:第一、二次世界大战期间全民皆恐惧、悲伤乃至沮丧,但是癌症发病率并没有显著升高。

8 癌症性格是致癌元凶吗

近来,又有了"性格也能致癌"的新说法。许多临床病例显示,癌症患者病前大多经历了亲人故去、失恋、离婚、失业、降职或天灾人祸等重大变故,这些重大事件加上负面情绪容易形成"癌症性格"。

(1)什么是癌症性格?

现代心理卫生学最早在 20 世纪 80 年代提出,那种情绪受压抑的抑郁性格,表现为害怕竞争,逆来顺受,有气往肚子里咽,爱生闷气的人患癌症的概率远远高于其他性格类型的人。遭遇重大变故后的心理创伤可使这种性格类型的人患癌症的风险大大提高。

> 癌症性格的主要特征:①人际关系困难。②自我要求比较高。③抗挫折能力比较差。

癌症性格的主要特征可以描述为三点:①人际关系困难。有事爱闷在心里,压抑自己,封闭自己,不寻求帮助,给人的感觉往往是孤傲不易接近。②自我要求比较高。也就是所谓的完美主义者,他们对自己和对别人都很苛刻,所以经常对事情和人感到不满意。③抗挫折能力比较差。容易吸收消极情绪,表现为长吁短叹等。

(2)癌症性格是致癌元凶吗?

日本东北大学对外向、神经质、精神病倾向以及说谎 4 种性格类型的 30 277 名志愿者进行了长达 7 年的跟踪调查,结果表明性格与癌症的发病率并无明显关系。

虽然西医专家多对性格致癌论表示怀疑,认为其缺乏理论依据,但中医专家都倾向于支持癌症性格的存在。

中西医理论体系的差异,虽然造成了专家之间的分歧,但他们都不否认,在临床上像这样心情抑郁或者情绪受创后患癌症的病例并不少见。

> 一位四十多岁的女工,10年前体检发现了癌症,而且已处于中期。但她属于大大咧咧的性格,积极治疗之外,生活几乎没有变化,依然像以前一样乐呵呵的。十几年过去了,现在她每年体检身体都正常,癌细胞再没有被发现。

这样的例子在各地的抗癌俱乐部里可以听到很多。治疗过程中,心理、情绪直接影响到人体的免疫力,从而影响到治疗效果。所以应当加强这方面的宣传,印发抗癌明星故事、组织抗癌俱乐部等,让病友们互相鼓励,消除负面情绪。

9 情绪和癌症有关系吗

与性格相比,情绪与癌症的关系更直接。

即使持不认同态度的专家,对不良情绪、不良精神状态对健康的影响也相当认可。除"情绪垃圾"需要及时清理的观点外,临床肿瘤专家认可并且强调的另一个观点是,坏的性格和情绪未必都会直接致癌,但保持良好的心境对癌症患者来说却是可以治癌的。也就是说,情绪对于癌症治疗的意义,要大于预防的意义。

> 小测试:你有没有癌症性格?
>
> 下面是英国心理学家劳伦斯·莱森教授设计的一组测试题,看你是不是癌症性格:
>
> (1)你强烈愤怒时,能否把它表达出来?
>
> (2)你是否不管出了什么事都尽可能把事情做好,连怨言也没有?
>
> (3)你是不是认为自己是个可爱的人?
>
> (4)你是否很多时候都觉得自己没价值?是否常感到孤独、

被排斥?

(5)你是否正在全力做你想做的事?你满意你的社交关系吗?你对常能发挥潜力相当乐观吗?

(6)若有人告诉你,你只能再活6个月,你会不会把手头的事继续下去?

(7)若有人告诉你,你的病已到晚期,你是否有种解脱感?

理想的答案是:(1)是;(2)否;(3)是;(4)否;(5)是;(6)是;(7)否。

若你的回答有3个以上与上述答案相反,就说明你是具有癌症性格的人。

心理专家提醒:不需要凭几道题就给自己扣上"癌症性格"的帽子,这只是评估心理健康的测试表。通过这个量表,看看自己在情绪表达、自我认识、情绪压力方面是否存在这些问题,经常审视自己,让自己的情绪保持在乐观、积极的方向上。

如何清除情绪垃圾? 心理专家建议:性格内向的人,最需要的是建立一个社会支持系统,也就是俗话说的,有两三个可以让你倾诉的好友或者家人;追求完美的人,要学会欣赏自己,对别人宽容,把标准降低;容易消极的人,应该学会得失的转换,就是常说的"塞翁失马,焉知非福"。要注意情绪的"高压锅",内部压力大时一定要学会放汽排压,最简单的就是做做深呼吸,另外可以到空旷的地方大喊几声,还可以出去旅游。

10 工作压力与患癌症的风险

生活中,我们经常看到类似工作压力大和癌症关系密切的提法。2013年发表在《英国医学杂志》上的一项研究成果却显示:在职场中遇到的困难和工作压力或许会让人身心疲惫,但并不会增加人们患上某些癌症,如结直肠癌、肺癌、乳腺癌或前列腺癌的风险。

研究人员从芬兰、法国、荷兰、瑞典、丹麦和英国共选取11.6万名年龄在17~70岁的男女志愿者,将他们的工作分为4种类型:①高压型,即工作要求高,对工作的控制性低。②主动型,即工作要求高,对工作的控制性强。③被动型,即工作要求低,对工作的控制性低。④低压型,即工作要求低,对工作的控制性强。在随后 12 年的跟踪调查期内,研究人员发现,这 11.6 万人中,共有 5 700 多人患上癌症,但各种工作类型患癌概率比较平均,说明患癌风险与工作压力之间不存在任何相关关系。

研究者还校正了年龄、性别、社会经济地位、体重指数、吸烟和饮酒等因素的影响。

虽然没有直接的证据显示工作压力大和癌症的关系,不过工作上学会松弛有度,还是很有必要的。毕竟过度紧张、高压状态,即便不会患上癌症,高血压、胃溃疡等疾病还是很有可能来袭的。

> 虽然没有直接的证据显示工作压力大和癌症的关系,不过工作上学会松弛有度,还是很有必要的。

11 慢性炎症与反复感染和癌症的关系

幽门螺杆菌的发现与胃癌——"埋藏"在肠胃中的诺贝尔奖

1979 年 4 月,澳大利亚珀斯皇家医院 42 岁的研究人员沃伦在一份胃黏膜活体标本中,意外地发现一条奇怪的蓝线,他用高倍显微镜观察,发现是无数细菌紧黏着胃上皮。也许他当时没有意识到,这是一项能够在 2005 年获得诺贝尔生理学或医学奖的重大发现。

他给同事们看,但同事们都说看不到。这让沃伦十分气恼。于是他尝试着对切片进行染色处理,结果细菌清晰可见,而且数量比预想的更多。接下来,沃伦继续在其他活体标本中寻找这种细菌。由于这种细菌总是出现在慢性胃炎标本中,沃伦意识到,这种细菌和慢性胃炎等疾病可能有密切关系。然而,这项发现并不符合当时"正统"的医学理念。当时的医学界认为,健康的胃是无菌的,因为胃酸会将人吞入的细菌迅速杀灭。众人的质疑,并没有动摇沃伦的看法。

功夫不负有心人。1981 年,一位名叫巴里·马歇尔的年轻人出现在沃伦面前。马歇尔当时是珀斯皇家医院的消化科医生,他偶然地到沃伦的课题组寻找机会。不过,马歇尔最初对沃伦的工作不感兴趣。但碍于情面,马歇尔为沃伦提供了一些胃黏膜活体样本,并进行了相关试验。但他惊讶地发现,沃伦坚持的观点是正确的。由此,马歇尔对这种不知名的细菌表现出极大兴趣,并全身心投入到研究中。

为了获得这种细菌致病的证据,马歇尔和一位名叫莫里斯的医生,甚至自愿进行人体试验。他们在服食培养的细菌后,都发生了胃炎。虽然马歇尔很快就痊愈了,但莫里斯则费了好几年时间才治好。接下来,沃伦和马歇尔又用内窥镜对 100 例肠胃病患者进行研究。他们发现,所有十二指肠溃疡患者胃内都有这种细菌。

英国权威医学期刊《柳叶刀》报道其成果后,全世界掀起了一股研究热潮。沃伦和马歇尔发现的这种细菌被定名为幽门螺杆菌。世界各大药厂陆续投巨资开发相关药物,专业刊物《螺杆菌》杂志应运而生,世界性螺杆菌大会定期召开,有关螺杆菌的研究论文不计其数。

幽门螺杆菌似乎对人类"情有独钟",人是这种病菌的唯一自然宿主。据估计,全世界约 50% 的人胃部都"藏"有幽门螺杆菌。在 20 世纪 80 年代初期,压力和生活方式等还被视为导致胃溃疡的主要原因,当时的医学界将胃溃疡看作一种慢性病,对它束手无策。马歇尔和沃伦的发现,革命性地改变了世人对胃病的认识,抗生素的治疗方法已被证明能够根治胃溃疡等疾病,大幅度提高了胃溃疡等患者获得彻底治愈的机会。

科学家目前正在研究幽门螺杆菌与胃癌和一些淋巴肿瘤发病之间的联系。正如诺贝尔奖评审委员会所说:"发现幽门螺杆菌加深了人类对慢性感染、炎症和癌症之间关系的认识。"

《柳叶刀—肿瘤学》杂志在 2013 年 5 月研究报道:全球每年因感染所致的癌症病例约有 200 万,发展中国家(22.9%)比例高于发达国家(7.4%)。主要由幽门螺杆菌、乙型肝炎和丙型肝炎病毒以及人乳头瘤病毒感染的癌症(主要为胃癌、肝癌和子宫颈癌)约为 190 万例。

在女性中,子宫颈癌约占感染相关癌症病例的一半;在男性中,肝癌和胃癌占到感染相关癌症病例的80%以上。大约30%的感染相关癌症患者年龄＜50岁。长期的慢性炎症、钙化灶、病毒感染等可以转化为癌,比如慢性肺部炎症、肺结核钙化灶可以转化成肺癌;食管癌与长期患有食管炎,尤其是反流性食管炎有关;胃癌与萎缩性胃炎和反复感染幽门螺杆菌有关;肝癌与乙型肝炎、丙型肝炎病毒感染相关;子宫颈癌与慢性炎症、反复感染人乳头瘤病毒有关;鼻咽癌与反复感染EB病毒有关;等等。所以积极控制和治疗慢性炎症有利于预防癌症的发生。

众所周知,我国是肝炎大国。据调查我国每年因肝病死亡约30万人,其中肝癌约15万人,这15万人中80%与慢性乙型肝炎、慢性丙型肝炎有关。所以,积极防治肝炎、开展新生儿预防接种对于肝癌的预防具有重要的意义。

12 槟榔会致癌吗

前段时间,中央电视台一则"槟榔为一级致癌物"的新闻引起网友的广泛关注,报道中指出,2003年国际癌症研究中心把槟榔列入"黑名单",和烟、酒、砒霜等同列为一级致癌物。槟榔与口腔癌发病有密切关系,更有专家指出,口腔癌有60%左右的患者都和吃槟榔有关。其实肿瘤界早已认定了槟榔的致癌性,它不光与口腔癌相关,食管癌、膀胱癌等也和它有一定关系。

长期嚼槟榔导致的口腔癌,过去是一种地方性疾病,在盛产槟榔的印度、巴基斯坦,以及我国的台湾、湖南、海南等地,发病率很高。印度是世界槟榔消费最大国,口腔癌发病率居世界第一位。在印度,商业化生产的槟榔果已被要求贴上明显有害警告标签。但在我国,槟榔生产销售无国家标准,只有湖南有地方标准。被列为一级致癌物的东西,依然作为食品在销售,对它的致癌性既无提及,也无警告,人们有必要引起充分警惕。

长期嚼槟榔为什么会致癌? 专家解释,槟榔中含有大量具有细胞毒性的槟榔碱,口腔黏膜和它接触发生反应后,可导致口腔黏膜纤维化,这是口腔癌的癌前病变,严重者可发展为口腔癌。报道中指出,致癌原因有两个:①槟榔里的化学物质经咀嚼后,形成的亚硝基,是明确的致癌化合物。②槟榔咀嚼时易对口腔黏膜造成机械创伤,多吃会使得口腔黏膜发生纤维性变,也就是癌前病变。

部分中成药如四磨汤等含有槟榔,因为经过严格炮制,且为短期服用,致癌风险极小,可在医生指导下服用。

13　烟草的危害

> 张师傅,45 岁,出租车司机,吸烟20 多年,戒烟又不容易,总是吸烟。某天乘车时,得知笔者是医生,提出了以下问题:长期吸烟,很容易得肺癌吗? 大家都知道吸烟要得肺癌,还是有这么多人吸,不是慢性自杀吗? 这样的人群中,得肺癌的可能性高不高? 一般 1 000 个人里面有多少人得肺癌的?
>
> 回答:肺癌发病率和死亡率居癌症首位。与肺癌直接相关的三大因素为吸烟、放射性氡气、石棉等。所有的肺癌死亡中,90% 可归于吸烟的原因。

标题只说到烟草,没有直接提到抽烟,是因为部分国家有嚼食烟草的习惯,这种习惯和吸烟同样有害。

吸烟已被公认为引起肺癌的最重要的致癌因素。这要归功于世界医学界享有盛名的《英国医学杂志》,英国医生 Doll 和 Hill 在吸烟和肺癌的关系研究上所做出的卓越贡献。早在 1950 年两位医生就在该杂志上发表了回顾性研究,指出吸烟和肺癌之间存在的因果关系。之后,他们建立了一个著名的英国医生吸烟队列(1951 年开始,34 439 名英国男医生参加),长期追踪了 60 年,每隔 10 年连续在《英国医学杂志》上发表随访报告,以无可辩驳的事实证明了吸烟和肺癌的关系。

他们的主要发现包括:

● 每天吸烟25 支以及以上的人患肺癌的危险性是不吸烟者的50 倍(1950 年)。

● 嗜好吸烟者的肺癌年死亡率是不吸烟者的40 倍(1965 年)。

● 吸烟者早死的概率是非吸烟者的 2 倍,1/3 ~ 1/2 的吸烟者将死于肺癌(1976 年)。

● 每天大量吸烟者在中年后期的肺癌发生率比完全不吸烟者的肺

癌发生率高 10 倍(1981 年)。

● 吸烟又同时饮酒的人危险性增大(1997 年)。

● 一生吸烟的人比一生中从不吸烟的人平均寿命减少 10 年;在 60 岁、50 岁、40 岁或 30 岁时戒烟的人的期望寿命分别增加 3 岁、6 岁、9 岁和 10 岁(2000 年、2004 年)。

这些成果,从 20 世纪 60 年代开始就奠定了国际上对烟草危害健康的共识,也是 2003 年世界卫生组织制定《烟草控制框架公约》的重要学术基础。(部分资料摘自中国医药科技出版社 2012 年版《肺部肿瘤循证医学》)

全世界大部分国家 90% 的肺癌是吸烟引起的。长期吸烟者的肺癌发病率比不吸烟者高 10 ~ 20 倍,吸烟不仅与肺癌有关,还可以促进其他癌症的发生,抽烟的人与不抽烟的人相比,喉癌的危险性高 8 倍、食管癌的危险性高 6 倍、膀胱癌的危险性高 4 倍。

> 全世界大部分国家 90% 的肺癌是吸烟引起的。长期吸烟者的肺癌发病率比不吸烟者高 10 ~ 20 倍,吸烟不仅与肺癌有关,还可以促进其他癌症的发生。

香烟烟雾中的有害物质约有 600 种之多,其中的致癌物质,可以直接引起癌症的就有 40 多种。大家熟悉的尼古丁就是其中之一,它是导致肺癌的主要化学成分,研究表明 1 滴尼古丁可毒死 3 匹马,1 根烟中含有的尼古丁可以毒死 1 只小白鼠。

> 一个家庭里面,如果有一个人抽烟,其他成员患癌症的机会要比那些家里没人抽烟的家庭成员高 1 倍。

关于被动抽烟,国外研究显示,一个家庭里面,如果有一个人抽烟,其他成员患癌症的机会要比那些家里没人抽烟的家庭成员高 1 倍;如果这个家庭里有两人抽烟,那么其他的家庭成员患癌症的危险性就高 2 倍。

14 嗜食酸菜为什么会诱发食管癌

酸菜是用酸渍法保存的一种蔬菜,能健脾、消炎、开胃、爽口,故许多人喜欢食用。酸菜是我国北方农村群众经常食用的食品之一。酸菜缸内常有一层白色的霉苔,就在这种白苔中,可分离出一种地霉菌,这种霉菌在动物试验中可促进甲苄基亚硝胺对小鼠胃及大鼠食管的致癌作用。胺类不但在自然界中大量存在,而且霉菌常能促使食物中的二级胺(仲胺)含量大量增加。所以经常食用酸菜,就为合成亚硝胺类化合物提供了必要的条件。就是说,酸菜中含有大量亚硝胺类化合物,这些化学物质进入体内,在适当条件下可在胃肠道内合成致癌物亚硝胺。

据统计,食用酸菜越多、时间越长的人,食管癌的发病率越高。流行病学调查认为,食用酸菜的总量与当地食管癌的死亡率成正比。像河南林州、四川盐亭等地区,就是食管癌的高发区,而这两地的酸菜食用量比较大,时间也比较长。

科学家建议在喜食酸菜的地区,酸菜腌制时间不要太长,存放酸菜温度不要过高,以防霉烂。酸菜一旦霉烂,绝不可再食用,以防致癌。

15　皮肤接触丙酮会得癌症吗

问:因我的工作性质原因,皮肤经常接触高纯度(99.9%分析纯)的丙酮,会得癌症吗?

答:丙酮可经呼吸道、消化道和皮肤吸收。经皮肤吸收缓慢,量少。由于丙酮的脂溶性强,它易溶解,易吸入血中,很快分布于全身。丙酮属微毒类,其毒性主要是对中枢神经系统的麻醉作用。丙酮蒸气对黏膜有中等程度的刺激作用。丙酮对皮肤无致敏作用,但有轻度刺激作用。

其实人体自身也会产生丙酮,脂肪分解就会产生包含丙酮在内的酮类。通常人体可以将酮类氧化,一般情况下人体丙酮在血液中的浓度不超过0.5毫克/分升。

所以做好防护的情况下,一般不必太担心。

16　何谓一级致癌物

一级致癌物主要有黄曲霉毒素、亚硝胺、二噁英、尼古丁、苯并芘。有时亚硝酸钠等亚硝酸盐的有机物等也被认为是一级致癌物。

一级致癌物的来源很广泛。黄曲霉毒素来自腐烂的花生、花生油、玉米、大米、棉籽;亚硝胺来自腐败的粮食、蔬菜、鱼肉、蛋奶;二噁英来自焦油、沥青(所以不要去刚铺好的马路)、塑料燃烧(危害巨大);尼古丁来自烟草;苯并芘来自烧烤、煎炸食物;亚硝酸钠来自工业盐、刚腌的咸菜等。

17　免疫功能失调在癌症发生中的作用

恶性肿瘤的发生和发展是与人体的免疫状态密切相关的。正常人体免疫对癌细胞的监控主要表现为细胞免疫和体液免疫。

（1）细胞免疫：致敏 T 淋巴细胞有直接杀伤肿瘤细胞的作用，主要分 3 个阶段。首先是识别阶段，使 T 淋巴细胞能暂时凝聚黏附在靶瘤细胞膜上；然后通过 T 淋巴细胞膜上的酯酶及其他细胞毒因子打击靶瘤细胞；最后靶瘤细胞崩解死亡。

NK 细胞对消灭突变细胞起重要作用。

巨噬细胞对肿瘤细胞有吞噬作用。巨噬细胞还能和结合于肿瘤细胞表面上的 IgG（免疫球蛋白 G）的 Fc 段结合，通过抗体依赖性细胞毒作用而杀伤肿瘤细胞。

（2）体液免疫：B 淋巴细胞在肿瘤特异性抗原的刺激下，能产生对癌细胞起破坏作用的抗体。

研究资料表明，原发性免疫缺陷患者恶性肿瘤发生率为同年龄一般人群的 100～1 000 倍，甚至可高达 1 万倍。器官移植接受免疫抑制剂的患者，肿瘤的发生率较同年龄人群高 100 倍，化疗患者可发生新的恶性肿瘤。此外，人体免疫功能正常情况下，肿瘤细胞仍可产生"免疫逃避"现象。一旦免疫功能失调，巨噬细胞和 T 淋巴细胞功能减弱，肿瘤免疫监护机制失控，从而使肿瘤的发生率较正常人群明显增高。

18　认识黑色素瘤

电影《非诚勿扰2》上映后，门诊上前来咨询身上的黑痣是不是黑色素瘤的朋友明显增多了。电影中，孙红雷饰演的李香山得了"不治之症"：恶性黑色素瘤。李香山说，这个病全世界都拿它没辙。所以他选择了不治疗，导致黑色素瘤迅速转移到全身。观众中不少人和电影中葛优饰演的秦奋一样，以前从来没听说过黑色素瘤。那么，什么是黑色素瘤？这种病真的就这么可怕吗？其实，大可不必惊慌失措。黑色素瘤不仅发病率不高，治疗效果也是越来越好了，绝非不治之症。

黑色素瘤在欧美白种人中是一种常见肿瘤，在所有恶性肿瘤中它的发病率排名第五。在中国及亚洲国家发病率较低，约 1/10 万。

黑色素瘤起源于黑色素细胞，黑色素细胞在我们皮肤下面正常情况下是均匀分布的，如果过度分裂增殖聚集成团，就成为黑痣，当这种分裂增殖失去控制时，就演变成为黑色素瘤。

其实，不必谈痣色变，因为大部分痣是良性的。痣在医学上称作痣细胞或黑素细胞痣，是表皮、真皮内黑素细胞增多引起的皮肤表现。现代生活的压力和环境变化，让很多人身上长了很多的痣，其中大部分都是正常的。

首先要注意以下几个部位的黑痣：①手掌、脚掌、生殖器。因频繁摩擦，这些部位的痣会发生病变。②头部、颈部。因长期阳光暴晒，这些部位的痣会发生病变。

> 黑色痣有着与以往不同的变化时，应引起重视，尽早就医。一是面积或体积突然增大，二是近期突然颜色变深、变黑，三是痣上突然出血破溃，四是黑痣四周 2 厘米内出现许多新的小黑点。

其次，黑色痣有着与以往不同的变化时，应引起重视，尽早就医。一是面积或体积突然增大，二是近期突然颜色变深、变黑，三是痣上突然出血破溃，四是黑痣四周 2 厘米内出现许多新的小黑点，专业上叫"卫星灶"。根据临床经验，这些部位的这些变化，很可能就是黑色素瘤的症状。为了打消疑虑，应该到正规医院进行病理分析，以确诊是否是黑色素瘤。

（1）黑色素瘤的发生、转移与治疗：早些年，黑色素瘤与其他肿瘤相比，确实恶性程度高、进展快、缺乏有效的治疗。早期放弃治疗，黑色素瘤就会慢慢进入垂直生长期，侵入真皮内，而真皮内有毛细血管和淋巴管，黑色素瘤细胞就有可能侵入血管和淋巴管造成转移。但是，近年来，黑色素瘤的治疗在全世界范围内已经发生了一场重要的革命。

新的分子靶向治疗已经从根本上改变了晚期黑色素瘤治疗的现状。现在可以通过对黑色素瘤进行基因检测，了解到某人的黑色素瘤是什么基因发生了问题，再选择针对这一基因变异的分子靶向药物。

正像北京大学肿瘤医院黑色素瘤科主任郭军教授提到的："如果黑色素瘤患者是 BRAF 基因变异，口服针对 BRAF 的分子靶向药物就可以达到超过 80% 的有效率。如果这个黑色素瘤患者是 KIT 基因变异，口服针对*KIT*的分子靶向药物,可以达到60%的有效率。"

如果没有基因变异,每个月输一次抗*CTLA*–4的单克隆抗体,也已经证明能够大大延长晚期黑色素瘤患者的生存期。

专家警告:长了黑痣千万不要乱点

在未确定黑痣不是黑色素瘤之前,最好不要点掉。因为,现在"点痣"的方法无非是激光、冷冻等方法,这些方法对于真正的黑色素瘤来说,是非常危险的。

郭军教授提醒道:"黑色素瘤早期还在表皮层,未进入真皮层,这一类操作很有可能将黑色素瘤早期变成中期,也就是将黑色素瘤带入真皮层,就有可能发生后续的转移,就是常说的全身扩散。"

---

(2)黑色素瘤早发现:如果身上的黑色痣出现下面几种"突变",都应引起重视,及早就医。

● 呈黑色或棕色的痣,几个月内颜色突然加深、变黑,或是开始褪色。

● 面积或体积突然增大,或者突然隆起。

● 痣上突然出血、破裂,或结痂。

● 有痒、痛的感觉。正常痣的部位,人不会有不适感觉。

● 黑痣周围出现许多新的小痣,是癌细胞分裂、扩展开的一个表现,是黑色素瘤的一个重要表现。

● 黑痣四周出现参差不齐、锯齿状改变。

(3)正常的黑痣和黑色素瘤的区别:一般的黑痣表面较为光滑,恶性黑色素瘤表面则比较粗糙。假如原为表面光滑的黑痣,忽然变为粗糙或呈结节状时,就要引起注意。黑痣的颜色可以很深,而恶性黑色素瘤则可以颜色很浅或不含色素。假如颜色深浅不一,分布不均匀,周围有结节或色素弥散现象时,要提高警惕。

一般的黑痣触摸起来比较软,而恶性黑色素瘤比较硬。当黑痣表面有裂隙或溃疡形成,就是其恶性的本质表现。即使还未形成溃疡,无故流水出血也是一个危险信号。

19 癌前病变与癌症的关系

癌前病变是指某些具有潜在癌变可能性的良性病变,如果长期不治,即有可能转变成为癌症。早期发现,积极治疗癌前病变,对预防肿瘤有重要的现实意义。

> 某些具有潜在癌变可能性的良性病变,如果长期不治,即有可能转变成为癌症。

常见的癌前病变与癌症:

● 慢性萎缩性胃炎尤其是伴有肠上皮化生和间变者,日后发生胃癌的危险性增大。

● 胃溃疡经久不愈可以诱发胃癌,据报道癌变率为1%~5%。

● 胃息肉有些可发展成胃癌。

● 乙型肝炎、肝硬化日久可发展成肝癌。

● 结肠或直肠息肉尤其是多发性家族性结肠息肉,甚至可以多个息肉同时发生癌变。多发性家族性结肠息肉患者中,40岁后有50%癌变,70岁后几乎100%癌变。

● 溃疡性结肠炎多年不愈,有40%可以发展成结肠癌。

● 纤维囊性乳腺病是乳腺小叶及腺瘤上皮的增生及囊性变,有时可发展成癌。

● 乳腺小叶增生有上皮高度或不典型增生者,有发展成乳腺癌的风险。

● 黏膜白斑是发生于黏膜上皮的局限性增生,而口腔和外阴的白斑容易发生癌症。

● 老年日光性角化病、色素性干皮病可癌变为鳞状上皮细胞癌或基底细胞癌。

● 黑痣可发展成黑色素瘤。

● 多发性内分泌增生症如伴有降钙素水平增高,应警惕发展成甲状腺髓样癌。

● 先天性睾丸未降(隐睾)有发展成睾丸癌的可能。

● 包皮过长又不注意局部卫生,有可能易患阴茎癌。

20 癌症有先兆吗

任何事物都有自己的规律可循,癌症也不例外。俗话说"无风不起浪",又有说"山雨欲来风满楼",癌症在形成之前,也有相应的变化,肯定会露出蛛丝马迹,只要我们善于发现问题,提高警惕,抓住苗头,就一定能发现癌症的先兆,做到早期发现,早期诊断,早期治疗。

> 癌症在形成之前,也有相应的变化,肯定会露出蛛丝马迹,只要我们善于发现问题,提高警惕,抓住苗头,就一定能发现癌症的先兆,做到早期发现,早期诊断,早期治疗。

世界卫生组织提出"八大警示"作为癌症先兆的参考。

(1)可触及的硬结或硬变:例如在乳房、皮肤、舌部发现的硬结。因这些表浅部位的硬结肿块易于发现,属不该出现的新生物,其中有相当一部分是恶性变的癌症之类。相对应的癌症是乳腺癌、皮肤癌、舌癌等。

(2)疣(赘瘤)或黑痣有明显变化:如果短期内增大明显,要高度怀疑恶性变。相对应的癌症如黑色素瘤等。

(3)持续性消化不正常:说明消化系统功能失调,如果长时间,例如2~3个月不能恢复,则胃肠道免疫功能下降,给癌症以可乘之机,容易发生消化道癌症。以胃癌、肝癌、肠癌最多见,其他如胰腺癌等也常见。

(4)持续性嘶哑、干咳、吞咽困难:这些症状主要反映了上呼吸道、上消化道的不正常状态。问题的关键是在"持续性"三个字上,如果短时间1~2周或者1个月的干咳、嘶哑,尚不要紧,但超过1个月肯定有问题,应提高警惕。吞咽困难持续2周就应就医。相对应的癌症如喉癌、支气管肺癌、食管癌等。

(5)月经不正常,大出血、月经期外出血:提示女性内分泌代谢功能紊乱,应警惕妇科癌症可能性。常见的癌症是卵巢癌、子宫颈癌、绒毛膜上皮癌等。

(6)鼻、耳、膀胱、肠道不明原因的出血:癌症进行性发展时,常侵犯血管而造成血管破裂出血。因此,非外伤等已知的明确原因,又无具体疾病可以解释,而发生无缘无故的反复出血,就要考虑是不是癌症的先兆。临床上,无痛性血尿,原因不明的便血,最后常被检查、诊断为膀胱癌、肠癌。鼻出血,特别是回吸时的血涕,可能是鼻咽癌,耳出血可能是耳部癌症所致。

(7)不愈的伤口,不消的肿胀:伤口长期不易愈合,肿胀长期不易消退,都是不正常的表现。伤口长期不愈合,形成糜烂、溃疡,局部组织容易发生恶变。同样肿胀长期不消,局部组织细胞也容易发生代谢异常,生成癌症。

(8)原因不明的体重减轻:人体正常情况下,体重一般是相对稳定的,每周之内上下波动不应超过1~2千克,如果短期内发现体重大幅度下降(例如1~2个月内下降5千克以上),就要提高警惕,注意癌症的可能。

中国医学科学院结合我国国情,提出癌症先兆的"十大警报信号",以便引起人们对癌症先兆的注意。

● 身体任何部位,如乳腺、颈部或腹部的肿块,尤其是逐渐增大的。

● 身体任何部位,如舌头、颊黏膜、皮肤等处没有外伤而发生的溃疡,特别是经久不愈者。

● 中年以上的妇女出现不规则阴道流血或分泌物(俗称白带)增多。

● 进食时胸骨后闷胀、灼痛、异物感或进行性加重的吞咽不顺。

● 久治不愈的干咳或痰中带血。

● 长期消化不良。进行性食欲减退、消瘦,又未找出明确原因者。

● 大便习惯改变,或有便血。

● 鼻塞、鼻出血、单侧头痛或伴有复视。

● 黑痣突然增大或有破溃、出血,原有的毛发发生脱落。

● 无痛性血尿。

掌握了以上癌症先兆症状,就可供我们在日常生活中参考,早点发现癌症,减少损失。

三、癌症的诊断

1 癌症的诊断依据

癌症的诊断非常关键。没有准确、及时的诊断,就谈不上治疗。正确的诊断来源于诊断依据,肿瘤的诊断依据分为5级:

（1）临床诊断：根据临床症状、体征，参考疾病发展规律，在排除非肿瘤性疾病后所做出的推测诊断。一般不能作为治疗依据。

（2）理化诊断：在临床上符合癌症表现，并有理化检查阳性结果支持，如 X 线、B 超、CT（计算机体层扫描）和 MRI（磁共振成像）检查，或癌胚抗原（CEA）、甲胎蛋白（AFP）测定等。

（3）手术诊断：经手术或各种内镜检查，仅以肉眼看到的肿物而做的诊断，未经病理学证实。

（4）细胞病理学诊断：根据各种脱落细胞、穿刺细胞检查而做的诊断。

（5）组织病理学诊断：各种肿瘤组织经粗针穿刺、钳取、切取、切除后，制成病理切片后的诊断。

在这 5 级中，诊断的可靠性依次增加，以组织病理学诊断价值最大，是临床中应该追求的目标。

癌症的诊断中，主张早期诊断。诊断越早，治疗效果越好，预后也越好。要想做到早期诊断，就要在癌症早期发现癌症，诊断癌症，

> 对于癌症的诊断，诊断越早，治疗效果越好，预后也越好。

这是最理想的。但是癌症早期常常没有特殊症状，甚至是毫无症状，这就给早期诊断带来困难。因此，早期发现可疑的蛛丝马迹是十分重要的自我保护措施。如果我们具备一点有关癌症的知识，在生活中有防癌警惕性，发现问题及时就医，及时诊断，就不会延误治疗。

2　癌症的病理诊断

癌症的诊断方法有许多种，主要有临床诊断、理化诊断、手术诊断、细胞病理学诊断、组织病理学诊断 5 种。其中临床诊断的诊断价值最低，而组织病理学诊断的诊断价值最高。病理学诊断可了解肿块性质，判断癌肿预后，对进行癌症分类、分级、分期、命名有直接帮助，为临床治疗提供依据。因此，病理学诊断对癌症患者来说，是最重要的诊断内容，不可忽视。

我们一般所说的病理学诊断包括细胞病理学诊断和组织病理学诊断两大部分内容。

细胞病理学诊断是以癌肿部位的细胞为材料进行病理检查诊断。

它方法简单,便于开展,经济实用,诊断阳性率也较高,是目前进行食管癌、子宫颈癌诊断的主要方法。临床上细胞病理学诊断是通过对表浅部位的癌肿或有腔道与外界相通的自然分泌物,进行直接刮片或涂片检查的方法。对无分泌物的深部癌肿,也可借助穿刺法采取标本后再进行涂片检查。

细胞病理学诊断可以用于鼻咽癌、肺癌、食管癌、贲门癌、胃癌、肝癌、肾癌、前列腺癌、乳腺癌、子宫颈癌、皮肤癌等。常用分级方法为5级法。

- Ⅰ级:无异型或不正常细胞。
- Ⅱ级:细胞学有异型,但无恶性证据。
- Ⅲ级:细胞学疑为恶性,但不能确定。
- Ⅳ级:细胞学高度怀疑为恶性。
- Ⅴ级:细胞学确定为恶性。

组织病理学诊断是以切取或切除的病变组织进行病理学检查、诊断。由于组织病理标本较大,可以有目的地选择最可疑的部位多次进行病理切片检查,诊断符合率明显高于一般方法,是病理检查的主要项目。组织病理学检查法可用于一切增生性癌肿,使用范围极为广泛。组织病理学的病理诊断还可用于癌症手术的术前、术中、术后病理诊断中,能为手术治疗提供有价值的诊断依据。

注意:病理诊断虽然诊断价值最大,但也不是万能的,也有漏诊、误诊的可能,与医生的经验、标本取材的好坏等有直接关系。还因为癌症的复杂性、多样性,同一部位的癌肿可有不同的形态变化,而不同的癌肿又可能非常相似,增加了诊断的难度或者导致误诊。所以,在做病理诊断的同时,还要结合临床做具体分析,以减少误诊、漏诊。

3　什么是肿瘤标志物

胡老伯,67岁。体型肥硕,高血压20余年,半月来出现左侧肢体麻木,眩晕入院住神经内科,入院检查颅脑CT发现有腔隙性脑梗死。同时查血发现CA19-9 57微摩/升(正常值0~37微摩/升)。因为主管医生知道CA19-9属于肿瘤标志物,患了胰腺癌等恶性疾病往往会升高,虽然检查消化系统彩超(肝胆胰腺)等没有异常,医、患都有担心,所以要求会诊。我到病房详细查阅病历资料,并且仔细进行体格检查后,告知患者放心,肿瘤标志物并不是特异的,目前没有癌症的迹象,注意定期复查即可,同时需要改变生活习惯,积极控制血压、控制体重。

那么,林林总总的标志物究竟反映哪些疾病,有何意义呢?

肿瘤标志物是癌细胞分泌或脱落到体液或组织中的物质,或人体对体内新生物(癌)产生反应而进入到体液或组织中的物质。这些物质有的不存在于正常人体内,只存在于胚胎中,有的正常人体内含量很低,在肿瘤患者体内才出现高表达,含量超过正常人。

> 肿瘤标志物是癌细胞分泌或脱落到体液或组织中的物质,或人体对体内新生物(癌)产生反应而进入到体液或组织中的物质。

肿瘤标志物在 1848 年首次发现,于 1979 年在英国正式命名使用,经过一百多年的发展,有上百种肿瘤标志物被发现并有相应的研究,但至今为止,具有明确诊断作用的标志物不是很多,能够成功应用到肿瘤临床诊断、治疗、追踪复发转移的标志物只有二十余种。这些被常规应用的肿瘤标志物有着重要的辅助诊断意义和价值。

肿瘤标志物虽然是恶性肿瘤诊断中的重要手段,但是,肿瘤标志物也不是恶性肿瘤所特有的,在很多良性疾病、慢性疾病甚至是正常人群中也可以出现检测水平的升高或者阳性表达情况。

常见肿瘤标志物有以下十几种:

(1)甲胎蛋白(AFP):健康成人血浆甲胎蛋白浓度低于 25 微克/升。甲胎蛋白只存在于胚胎细胞中,如睾丸、卵巢、胎儿中。原发性肝癌患者中 70% ~90% 有甲胎蛋白的升高。它是肝细胞和生殖细胞肿瘤的标志物,是原发性肝癌最灵敏、最特异的一种指标。甲胎蛋白显著升高一般提示原发性肝癌,但未发现与肿瘤大小、恶性程度有相关。

甲胎蛋白中度升高常见于酒精性肝硬化、急性肝炎等。甲胎蛋白可用于肝癌的诊断、疗效预后监测,但阴性并不能排除原发性肝癌。甲胎蛋白还有助于睾丸癌、胃癌、卵巢癌、胚胎性瘤的鉴别诊断。

（2）癌胚抗原（CEA）：癌胚抗原是一种酸性糖蛋白、胚胎性抗原，它存在于消化道上皮组织、胰腺、肝脏、胆道、羊水、肺及乳腺等组织内，所以它是一种非特异性的标志物，广泛用于消化道上皮肿瘤如胃肠道腺癌（结肠癌、直肠癌、胃癌）、胰腺癌、肺癌、乳腺癌、肝癌等。癌胚抗原是乳腺癌、肺癌、胃癌、结肠癌、直肠癌、胰腺癌、胆道肿瘤等诊断和治疗的指标，有助于检测肿瘤的复发，判断预后。

（3）糖类抗原 CA125：CA125 是上皮性卵巢癌的主要标志物，常用于监控已诊断为卵巢癌的患者，检测治疗效果及预后。然而，CA125 血清浓度轻微上升还见于 1% 的健康妇女，3% ~6% 的良性卵巢疾患或非肿瘤患者，包括孕初期、行经期、子宫内膜异位、子宫纤维变性、急性输卵管炎、肝病、胸腹膜和心包感染等。另外，CA125 还会出现在有腹腔种植倾向的肿瘤，如胃癌、结肠直肠癌、腹膜假黏液瘤这些已经出现腹膜种植的肿瘤中。而这些已经出现腹膜广泛种植的肿瘤除了出现大量的腹水外，常规的检查是很难诊断出来的。所以，CA125 应该在这些肿瘤的术后复查中列为常规，包括腹水中查找这种肿瘤标志物，便于了解是否出现了腹膜的种植。

CA125 升高还可见于子宫内膜癌、乳腺癌、胃肠道肿瘤等恶性肿瘤。

（4）糖类抗原 CA15 - 3：CA15 - 3 是检测乳腺癌特别是癌转移情况的重要指标，其水平异常升高提示乳腺癌的局部或全身复发。增高见于乳腺癌、肺癌、胰腺癌、结肠癌、子宫颈癌等。乳腺、卵巢等非恶性肿瘤阳性率一般低于 10%。

（5）糖类抗原 CA72 - 4：CA72 - 4 升高可见于胃肠道癌、卵巢癌、肺癌、胰腺癌、肝硬化、肺病、卵巢良性疾病等。

（6）糖类抗原 CA19 - 9：CA19 - 9 是胰腺癌敏感标志物，有助于胰腺癌的鉴别诊断和病情监测。部分卵巢癌、淋巴瘤、肺癌、胃癌、食管癌和乳腺癌患者 CA19 - 9 也升高。CA19 - 9 在一些良性疾病中也有升高，如肝硬化、急慢性肝炎、胆管炎、胆道梗阻等。

（7）神经元特异性烯醇化酶（NSE）：是监测小细胞肺癌的首选标志物。神经母细胞瘤、支气管癌、精原细胞瘤、良性肺病和中枢系统疾病，神经元特异性烯醇化酶也可升高。

（8）非小细胞肺癌抗原 CYFRA21 - 1：是非小细胞肺癌最有价值

的血清肿瘤标志物,尤其对肺鳞癌的早期诊断、疗效观察、预后监测有重要意义。CYFRA21-1对于恶性胸水、间皮瘤、消化道肿瘤、浸润性膀胱癌的敏感性和特异性也较高。

(9)前列腺特异性抗原两项(TPSA、FPSA):TPSA(总前列腺特异性抗原)是前列腺疾病的最佳标志物,TPSA升高一般提示前列腺存在病变(前列腺炎、良性增生或癌症等)。血清TPSA测定有时不能明确鉴别前列腺癌和前列腺良性增生,FPSA(游离前列腺特异性抗原)和TPSA联合检测得出的FPSA/TPSA比值,有利于两者的鉴别。前列腺癌患者的FPSA/TPSA比值明显降低,前列腺良性增生患者的FPSA显著增高。

(10)β2微球蛋白(β2-MG):β2微球蛋白与骨髓瘤、恶性血液病(慢粒、淋巴瘤)和多种实体肿瘤(胆管癌、肝癌、胃癌、结直肠癌、食管癌、肺癌、膀胱癌)相关。某些非肿瘤疾病(肾脏疾病、肝炎肝硬化、风湿性关节炎等)也可增高。

(11)β人绒毛膜促性腺激素(β-HCG):可用于早孕、异常妊娠、葡萄胎、绒毛膜癌、睾丸肿瘤等诊断,监护先兆流产、人工流产效果判断等。在卵巢癌、膀胱癌、结肠癌等恶性肿瘤中,常见高表达。

(12)恶性肿瘤相关物质群(TSGF):是广谱肿瘤相关物质,通过定量分析,能检测多种早期肿瘤(如腺癌、鳞癌、胶质瘤等)。但部分急性炎症、自身免疫性疾病如系统性红斑狼疮、类风湿等疾病可产生交叉反应,引起假阳性。晚期癌症患者TSGF值可能低于临界值(64单位/毫升),因此阳性人群需要跟踪复检,对于持续阳性者应引起高度重视。

(13)人乳头瘤病毒(HPV):人乳头瘤病毒检测采用HC2基因杂交信号放大技术,又称二代杂交捕获试验,可一次性精确地检出13种高危型人乳头瘤病毒亚型(16、18、31、33、35、39、45、51、52、56、58、59、68),这13种病毒亚型就是引起子宫颈癌的直接因素,人乳头瘤病毒阴性者几乎不会发生子宫颈癌。子宫颈分泌物人乳头瘤病毒DNA检测用于子宫颈癌筛查,高危型人乳头瘤病毒阳性而细胞学涂片正常的妇女,10%会在4年内发展成子宫颈上皮内瘤变(CIN)Ⅲ级,人乳头瘤病毒的阴性预测值为99.9%,可将筛查间隔延长至5年一次。人乳头瘤病毒检测通过排除可疑的或低度病变,从而提高诊断的可信度,降低漏诊率。人乳头瘤病毒检测还可预测病变恶化或术后复发的风险,有效指导术后追踪。

(14)铁蛋白(SF):铁蛋白升高可见于甲胎蛋白阴性或低值的肝癌,已发生转移的胃癌、肠癌、食管癌、鼻咽癌、白血病缓解期等。

(15)生长激素(HGH):生长激素升高可见于垂体肿瘤、支气管癌、肢端肥大症、肾癌等。

肿瘤患者或者肿瘤高危人群在医院检查时经常会听到或被检查肿瘤标志物。他们对肿瘤标志物存在有一定的误解,认为某项肿瘤标志物高就是患了某种肿瘤,因此带来一些不必要的恐慌,甚至拒绝做这样的检查。实际上某一肿瘤的诊断是根据患者的表现、实验室检查及各种影像检查后由医生综合分析才能被确定。肿瘤的最高诊断依据是病理学诊断,单纯某项检查都属于辅助诊断,是不能确定肿瘤的。患者应该配合医生完成各项相关检查,以便及早做出正确诊断。

4 癌症的临床表现

由于各种癌的发生部位、病理形态,以及发展阶段不同,会产生各种各样的临床表现。但癌症的早期症状往往很少,待发展到一定阶段后才渐渐表现出一系列症状和体征。一般将癌症的临床表现分为局部表现和全身性症状两个方面,癌症的局部表现主要有以下几个方面。

(1)肿块:癌细胞恶性增殖所形成的,可以用手在体表或深部触摸到。甲状腺、腮腺或乳腺的癌肿可在皮下较浅部位触摸到。肿瘤转移到淋巴结,可导致淋巴结肿大,某些浅表淋巴结,如颈部淋巴结和腋窝淋巴结容易触摸到。至于在身体较深部位的胃癌、胰腺癌等,则要用力按压才可触到。恶性肿瘤包括癌的肿块生长迅速,表面不平滑,不易推动;良性肿瘤则一般表面平滑,像鸡蛋和乒乓球一样容易滑动。

(2)疼痛:出现疼痛往往提示癌症已进入中晚期。开始多为隐痛或钝痛,夜间明显。以后逐渐加重,变得难以忍受,昼夜不停。一般止痛药不起作用。疼痛一般是癌细胞侵犯神经造成的。

(3)溃疡:由于某些体表癌的癌组织生长快,营养供应不足,出现组织坏死所形成的。比如某些乳腺癌患者可在乳房处出现火山口样或菜花样的溃疡,分泌血性分泌物,合并感染时可能有恶臭味。此外,胃癌、结肠癌也可以形成溃疡,一般只有通过胃镜、结肠镜才可观察到。

（4）出血：由癌组织侵犯血管或癌组织小血管破裂而产生。如肺癌患者可咯血,痰中带血,胃、结肠、食管癌则可便血。

（5）梗阻：癌组织迅速生长而造成的梗阻。如梗阻部位在呼吸道可以发生呼吸困难,食管癌梗阻食管会引起吞咽困难,胆道部位的癌可以阻塞胆总管出现黄疸,膀胱癌阻塞尿道而出现排尿困难等。总之,因癌症所梗阻的部位不同而出现不同的症状。

（6）其他：颅内肿瘤可引起视力障碍（压迫视神经）、面瘫（压迫面神经）等多种神经系统症状,骨肿瘤侵犯骨骼可导致骨折,肝癌引起血浆白蛋白减少而致腹水等。

5　癌症的转移途径

癌细胞是非常"贪婪"的,它会跑到它可能到达的任何地方,而路径主要有3条：

（1）淋巴转移：淋巴转移一般最早。因此进行肿瘤切除时,要进行淋巴结清扫;放疗除了照射原发肿瘤病灶外,还要照射周围淋巴结。淋巴系统遍布周身,是癌细胞转移的首选通道。淋巴转移往往由近及远,如乳腺癌首先转移到同侧腋窝淋巴结,然后转移到锁骨上、下淋巴结,甚至对侧腋窝淋巴结。

（2）血行转移：直接侵入血管或经淋巴管进入血管的癌细胞,会随血流到达其他部位如肺、脑、肝和骨等,这就是血行转移。胃肠道癌常转移到肝和肺,乳腺癌、肾癌、骨肉瘤等常转移到肺,肺癌易转移至脑,前列腺癌易转移到骨。化疗就是为了避免癌细胞通过血行转移,而用药沿途消灭癌细胞的方法。

（3）种植转移：还有一种转移比较少见,就是种植转移。癌细胞如果从肿瘤表面脱落,掉在胸腔、腹腔和脑脊髓腔等处,就会生根发芽。发生地一般在这些空腔的下部,如肋膈角、直肠膀胱窝、颅底等处。

四、癌症的治疗

1 癌症的治疗原则

癌症被确诊后,面临的主要问题就是治疗了。怎样治疗癌症,癌症的治疗原则是什么,这是每一个癌症患者都十分关心的问题。

(1)尽早开始:癌症的治疗根据癌症的早、中、晚期而不同,根据癌症的种类而不同,根据患者的身体等情况而不同。总的来说,宜早不宜晚。治疗开始得越早,效果越好,治愈率、存活率越高。对于多数早中期的癌症来说,争取进行手术治疗是一大原则(当然也有例外,比如小细胞肺癌,一般不考虑手术治疗)。只要癌症所在部位、范围,允许手术治疗,早期手术是根治的关键,可彻底消灭癌细胞,防止复发、转移。例如,常见的食管癌、胃癌、乳腺癌、子宫颈癌等早期手术后,5 年生存率可达 90%以上,如果癌细胞有局部侵犯或淋巴结转移,则 5 年生存率明显下降。不适合手术治疗的癌症也应尽早开始其他方法的治疗,绝不能犹豫、等待、观望,一旦有一个癌细胞脱离原发灶,或脱落于周围组织,或经血行、淋巴转移到其他器官,就会引起严重后果。

(2)除恶务尽:癌细胞有较强的生存能力,不易根除,容易复发,所以治疗中应遵循"完全彻底"的原则,手术尽可能根治,放疗、化疗应该彻底,不留隐患,以防复发而危害生命。需要指出的是,根治不是无限扩大,越大越好,而是根据需要与可能,在病情、身体允许的条件下尽可能大些。

(3)持之以恒:癌症的治疗是一个长期的过程,不是一朝一夕就能完成的。手术切除后不算治疗结束,按疗程进行放疗、化疗后也不算治疗结束,存活 3 年不算治愈,存活 5 年也不算治愈,10 年、20 年后也还是癌症患者,仍然要保持对癌症复发的警惕性。总之一句话,活一天就要与癌症斗争一天,"不是东风压倒西风,就是西风压倒东风",后退是没有出路的。

但是,与癌症抗争,并不是"生命不息,化疗不止",而是祛邪不忘扶助正气。已故的国医大师何任教授"不断扶正,适时攻邪,随证治之"的理念,适合贯穿整个抗癌全程。

(4)综合治疗:癌症的治疗现在主张综合治疗,就是几种治疗方法结合起来一起用,有主有次,有先有后,分阶段、分疗程、按部就班、有条不紊地进行。实践证明,综合疗法是癌症患者的最佳选择,疗效优于单纯手术、单纯放疗或单纯化疗。

> 癌症的综合治疗就是几种治疗方法有主有次,有先有后,分阶段、分疗程、按部就班、有条不紊地进行。

(5)个体化治疗:肿瘤的个体化治疗用通俗的语言说,就是在合适的时间对合适的人使用合适的药物和合适的剂量。从医学上讲,则是通过检测患者体内的有关药物作用的靶点、路径、代谢等靶标,评估药物对患者可能的疗效,提供治疗的针对性,避免反复尝试,提供用药的安全性和有效性,避免不良反应,为患者争取更多宝贵的治疗时间,大幅节省医治费用。

大家可能知道,很多癌症的发生是由于人体中一些基因发生突变造成的,也就是人体的 DNA 上携带的正常基因发生了改变,造成了肿瘤的发生。基因分析已经使癌症患者进行个性化治疗成为可能,基因分析可以为医生提供有力的证据和信息。比如大肠癌的患者,如果 *KRAS* 基因发生突变,临床上使用表皮生长因子受体类药物(如爱必妥等)治疗无效,这部分人如果使用这类药物,不仅要忍受药物的副作用,还白白花费巨额费用。因此,对尚未发生突变的基因 *KRAS* 早期检测,可以帮助医生筛选合适的结肠直肠癌患者,进行有效的治疗。对于已经发生基因突变的患者,则不必使用这类药物,这样才能真正实现肿瘤患者的个体化治疗。

2 治疗癌症的主要方法

为了治疗癌症,医学家们不断地研究、探索、寻找新的治癌方法。除了传统的手术、放疗、化疗之外,又发明了一些新方法,如微波治癌、激光治癌、介入栓塞治癌、生物治癌、免疫治癌等。

3 化疗是怎么回事

化疗是化学药物治疗的简称,是利用化学药物阻止癌细胞的增殖、浸润、转移,直至最终杀灭癌细胞的一种治疗方式。

由于化疗药物的选择性不强,在杀灭癌细胞的同时也会不可避免地损伤人体正常的细胞,从而出现药物的不良反应。因此,在接受化疗药物的时候,一方面希望能够达到最佳的抗肿瘤作用,另一方面也要注意预防和识别化疗药物的不良反应。

4 化疗的临床应用

化学药物治疗的临床应用主要有4种方式:

(1)晚期或播散性肿瘤的全身化疗:因这类肿瘤患者通常缺乏其他有效的治疗方法,常常一开始就采用化疗,近期的目的是取得缓解。人们通常将这种化疗称为诱导化疗。如开始采用的化疗方案失败,改用其他方案化疗时,称为解救治疗。

(2)辅助化疗:是指局部治疗(手术或放疗)后,针对可能存在的微小转移病灶,防止其复发转移而进行的化疗。例如骨肉瘤、睾丸肿瘤和高危的乳腺癌患者术后辅助化疗可明显改善疗效,提高生存率或无病生存率。

(3)新辅助化疗:针对临床上相对较为局限性的肿瘤,但手术切除或放疗有一定难度的,可在手术或放疗前先使用化疗。其目的是希望化疗后肿瘤缩小,从而减少切除的范围,缩小手术造成的伤残;其次,化疗可以抑制或消灭可能存在的微小转移病灶,提高患者的生存率。现已证明新辅助化疗对膀胱癌、乳腺癌、喉癌、骨肉瘤及软组织肉瘤、非小细胞肺癌、食管癌及头颈部癌可以减小手术范围,或使手术不能切除的肿瘤转变成可切除的肿瘤。

(4)特殊途径化疗:

A. 腔内治疗:包括癌性胸腔内、腹腔内及心包腔内积液。通常将化疗药物(如丝裂霉素、顺铂、氟尿嘧啶、博来霉素等)用适量的液体溶解或稀释后,经引流的导管注入各种病变的体腔内,从而达到控制恶性体腔积液的目的。

B. 椎管内化疗:白血病及许多实体瘤可以侵犯中枢神经系统,尤其是脑膜最容易受侵。治疗方法是,通常采用腰椎穿刺鞘内给药,以便脑脊液内有较高的药物浓度,从而达到治疗目的。椎管内常用的药物有甲氨蝶呤及阿糖胞苷等。

C. 动脉插管化疗：如颈外动脉分支插管治疗头颈癌，肝动脉插管治疗原发性肝癌或肝转移癌。

尽管目前已有四十余种常用的抗肿瘤药物，而且新药还在不断地发展，但欲取得好的疗效，还必须有合理的治疗方案，包括用药时机、药物的选择与配伍、给药的先后次序、剂量、疗程及间隔时间等，才能做到全面、合理、有效地选择联合化疗方案。

5　化疗期间的注意事项

开始治疗前诊断必须明确，化疗药物一般不能用于诊断性治疗，更不能作为安慰剂使用，以免给患者造成不必要的损失。

患者一般情况较好，血象及肝、肾功能正常，才能耐受化疗。凡有下列情况之一者，应慎重考虑药物的种类与剂量：

> 化疗药物一般不能用于诊断性治疗，更不能作为安慰剂使用。

- 年老体弱。
- 以往经过多种化疗或与放疗同时进行。
- 肝、肾功能异常。
- 明显贫血。
- 白细胞或血小板低于正常值。
- 营养不良，血浆蛋白明显减少。
- 肿瘤骨髓转移。
- 肾上腺皮质功能不全。
- 有发热、感染或其他并发症。
- 心肌病变等。
- 慢性肺功能不全。

6　什么是放疗

放疗即放射治疗的简称，俗称"烤电"。放疗是利用一种或多种电离辐射对恶性肿瘤及一些良性病进行的治疗，放疗的手段是电离辐射。

肿瘤放疗就是利用放射线，例如放射性同位素产生的 α、β、γ 和 X 射线，治疗机或加速器产生的 X 线、电子线、质子束以及其他粒子束等治疗恶性肿瘤的一种方法。

放疗已经历了一个多世纪的发展,在伦琴发现 X 线、居里夫人发现镭之后,很快就分别用于临床治疗恶性肿瘤。我国早在 1931 年,就在上海建立了上海镭锭医院(又叫中比镭锭治疗院)。直到目前放疗仍是恶性肿瘤重要的局部治疗方法,大约 70% 的癌症患者在治疗癌症的过程中需要用放疗,约有 40% 的癌症可以用放疗根治。

7 放疗的副作用

在临床放疗过程中,放射线对人体正常组织必然会产生一定的影响,从而造成一定的放射反应与损伤。但是,肿瘤放疗科医生首先考虑的是在尽量避免并减少对正常组织损伤的同时,如何彻底消灭肿瘤,从而达到治愈肿瘤、保护功能、提高生存质量和延长生命的目的。

放射线对组织器官的损伤与很多因素有关。

(1)组织对放射线的敏感性:如淋巴组织、骨髓、睾丸、卵巢、小肠上皮等对放射线最敏感,最容易受损害;其次是皮肤上皮、角膜、口鼻腔、晶状体、胃和膀胱上皮等;最不敏感的组织是肌肉、骨和神经组织。

(2)照射剂量和面积:在一定的照射剂量下,组织受照射面积越大,损伤越大;面积越小,损伤越小。在一定的照射面积下,单次照射剂量越大,损伤也越大。

(3)患者自身状况:一般健康状况的好坏以及有无并发的疾病,如恶病质、感染性疾病、心肺血管疾病等都影响对放射反应的程度。

(4)年龄:年龄也是一个因素,青少年较成年人敏感,但到老年敏感性又增加。

放射引起的正常组织反应一般分为早期原发反应和晚期继发反应。早期放射反应一般是指放射引起的组织细胞本身的损伤,还有可能并发的炎症,如口、鼻腔黏膜急性放射性反应引起局部黏膜红肿、痛、浅溃疡及假膜形成等;皮肤急性干性或湿性放射性反应等。晚期放射反应是指放射引起的小血管闭塞和结缔组织纤维化而影响组织器官的功能,如腺体分泌功能减退引起口干,肺、皮肤及皮下组织的纤维化收缩等。而较严重的放射损伤,如放射性截瘫、脑坏死、骨坏死和肠坏死等都是应该避免的。

8 放疗副作用的处理

（1）照射区皮肤发生破溃、流水：要注意充分暴露破溃区，如腋下皮肤破溃时要多让同侧上肢上举，从而充分暴露腋下皮肤；减少局部的摩擦，切忌搔抓；内衣要柔软干净，尽量穿棉质内衣而少穿化纤内衣；减少局部的刺激，如不使用刺激性强的香皂和其他洗漱用品，不用过热的水洗澡，不能暴晒等。医生在治疗上以促进皮肤愈合、减少炎症反应和必要时的抗感染治疗为主。

（2）头颈部肿瘤患者放疗导致的口干：

A. 在制订治疗计划时，应运用各种治疗手段尽量避免照射一些腺体。近年来出现的新技术，如调强适形放疗技术就可达到这一目的。

B. 运用多种治疗手段，如放疗加手术，体外放疗加组织间插植或腔内治疗，减少大面积放疗的剂量，加强局部剂量，使腺体的损害减少。

C. 患者在治疗过程中少量多次饮水，多吃一些富含维生素的食物和水果，如蔬菜、梨、西瓜、草莓等。

D. 少吃辛辣食品及温补药（如人参等），忌烟酒；注意口腔卫生，多漱口。

E. 配合生津、去火的中药治疗，如胖大海、麦冬、菊花、绿茶冲泡服用。

（3）头颈部肿瘤患者放疗时口腔黏膜会出现白膜、破溃：患者应该多含漱，保持口腔清洁，多吃清淡的食物，像牛奶、蛋羹、米粥、梨水、西瓜汁等，忌辛辣食物和烟酒。医生可以给患者口服大剂量的 B 族维生素、维生素 C、维生素 E 等，予口腔溃疡药、氯酮喷喉液局部消炎，也可在饭前半小时口服丁卡因糖块，减轻下咽疼痛，以利进食，同时还可以配合中草药如金银花、胖大海、菊花、麦冬等治疗。

（4）放疗期间血小板降低：首先应明确引起血小板降低的原因。如果血小板在 $(50 \sim 100) \times 10^9$/升之间，照射野不大时，可以通过饮食，如动物肝脏、瘦肉、豆腐及可提升血小板的药物等来调整。如果降至 50×10^9/升以下，无论照射野大小均应立即停止放疗，卧床休息，避免碰撞，并给予止血药物预防内脏出血，同时应向血站申请输成分血，待血小板恢复正常后再开始放疗。当血小板急剧下降且原因不明时，应行骨髓穿刺化验以明确病因,然后积极对症治疗。

(5)减轻放疗期间的不良反应:可结合中药进行调理。

9　什么是免疫治疗

免疫治疗,也叫作生物反应修正剂或生物疗法,指的是刺激人体自身免疫系统来抵抗癌症的治疗方法。多年来,不断有研究探索针对免疫系统来治疗癌症的方法,但是结果令人失望。早期有人尝试研发药物以帮助免疫细胞对抗肿瘤,最后在临床试验中惨败。随着近几年新一代癌症疫苗和免疫调节剂的成功研发,癌症的免疫治疗再次成为国际研究热点。对免疫系统中肿瘤监控的认识增加有助于新的免疫制剂的研发。尤其是目前广泛认为肿瘤能够通过使协同抑制或检查点信号分子失调而侵入免疫系统,如 CTLA－4、PD－1 和 PD－L1 抑制物等免疫检查点调节药物的研究前景光明,为癌症的治疗带来了新的曙光。

免疫治疗使美国前总统卡特脑转移黑色素瘤消失了

2015 年年底,癌症治疗领域最令人振奋的新闻就是:患恶性黑色素瘤晚期,已经肝转移、脑转移的美国前总统卡特(Jimmy Carter),经过系统治疗后,肿瘤完全消失了,其中免疫治疗起到了关键的作用。

91 岁高龄的美国前总统卡特,2015 年 8 月开刀切除肝脏肿瘤时,医生发现癌细胞已从肝脏转移到脑部,脑部发现 4 处有黑色素瘤的转移,此后他接受放射治疗和免疫疗法,使用美国默沙东药厂新药 Keytruda(pembrolizumab),加强身体的免疫力,以对抗癌细胞。Keytruda 是 2014 年 9 月美国食品药品管理局(FDA)批准的新药,是阻断 PD－1 细胞通路首个被批准的抗体药物。适用于不可切除的或转移性黑色素瘤,以及伊匹单抗使用无效后病情进展的患者,和 *BRAF V600* 基因突变阳性等患者。

PD－1/PD－L1 抗体药物介导的治疗是当前新一类抗肿瘤免疫疗法。肿瘤细胞能通过传递抑制信号到 T 淋巴细胞的 PD－1 受体,使 T 细胞受到抑制,失去了监控和杀伤肿瘤细胞的生物学效应,导致肿瘤细胞的增殖、浸润和转移。Keytruda 类药物抗 PD-1抗体药物,能阻断 PD-1/PD-L1 信号传递途径,解除对 T 细胞的抑制作用,恢复 T 细胞对肿瘤细胞的杀伤作用,除针对黑色素瘤之外,也具有治疗多种类型肿瘤的潜力。

克里夫兰癌症中心的黑色素瘤科主任说,约 30% 接受 Keytruda 免疫疗法的患者肿瘤明显缩小,只有 5% 患者的肿瘤会完全消失,但大多数患者都可多活 1 年半以上,肿瘤完全消失的患者可以活得更久。

目前针对癌症的免疫治疗,主要包括应用诸如细胞因子之类的非特异性生物免疫调节剂改善机体免疫抑制状态,应用癌细胞及其裂解物、DNA、RNA 和癌细胞来源的肿瘤疫苗诱导特异性主动免疫反应,针对 CTLA-4 的单克隆抗体治疗,应用回输树突细胞(DC)等过继性免疫治疗等。

(1)细胞因子治疗:目前,临床应用于抗肿瘤治疗的细胞因子主要有干扰素 α(IFN-α)及白介素 2(IL-2)。在恶性黑色素瘤和肾癌等癌症治疗中取得了一定的疗效。

(2)特异性被动免疫治疗:近年,随着利妥昔单克隆抗体、贝伐珠单抗在恶性淋巴瘤及结直肠癌治疗中的成功,抗体治疗成为肿瘤免疫治疗的重要内容。

Ipilimumab 是人源化 IgG 1 类抗 CTLA-4 单克隆抗体,能阻断 T 细胞膜表面表达的抑制性受体 CTLA-4 与 B7 的结合,从而真正启动机体特异性抗肿瘤免疫反应,可以明显延长Ⅳ期黑色素瘤患者生存期,故该研究结果具有里程碑式意义。

(3)特异性主动免疫治疗:是指应用肿瘤细胞及其裂解物、DNA、RNA 和肿瘤细胞来源的肿瘤疫苗激发机体特异性免疫反应的一种治疗方法。目前,以树突细胞和热休克蛋白疫苗为基础的免疫治疗显示出良好的应用前景。

无论是肿瘤细胞为基础的疫苗还是树突细胞疫苗,临床前研究均证实其具有一定的抗肿瘤活性,也在单中心小样本临床研究中显示出一定的临床疗效。但由于缺乏多中心大样本临床研究,因此,该治疗手段尚须进一步研究和改进。

(4)细胞过继性免疫治疗:是指通过输入体外制备的能够识别和杀伤肿瘤细胞的免疫细胞,从而重建抗肿瘤免疫的治疗方法。

自体来源的外周血单个核细胞(LAK)、肿瘤浸润淋巴细胞(TIL)、细胞因子诱导的杀伤细胞(CIK)经体外白介素 2 诱导扩增和活化后回输治疗肿瘤仍备受研究者关注。

目前,国内仍有许多医疗单位开展细胞因子诱导的杀伤细胞治疗。但细胞过继免疫治疗还缺乏评价其临床疗效的严格的临床试验,且产品无法标准化,影响了临床研究的开展。因此,如同疫苗治疗,该治疗方法也仅仅作为临床试验推荐合适的患者参与。近日,更因备受关注的"魏则西事件"而被相关部门全线关停!

10 伽马刀是怎样治疗癌症的

伽马刀,又称立体定向伽马(γ)射线放疗系统,虽名为"刀",但实际上并不是真正的手术刀,是一种融合现代计算机技术、立体定向技术和外科技术于一体的治疗性设备,它将钴-60(^{60}Co)发出的伽马射线通过几何聚焦,集中照射于病灶,一次性、致死性地摧毁靶点内的组织,而射线对经过的人体正常组织几乎无伤害,并且剂量锐减,因此其治疗照射范围与正常组织界限非常明显,边缘如刀割一样,人们形象地称之为"伽马刀"。它因功能犹如一把手术刀而得名,有着没有创伤、不需要全身麻醉、不开刀、不出血和无感染等优点。

伽马刀分为头部伽马刀和体部伽马刀。头部伽马刀有静态式伽马刀和旋转式伽马刀。静态式伽马刀是将多个钴源安装在一个球形头盔内,使之聚焦于颅内某一点,形成一窄束边缘锐利的伽马射线。在治疗时将窄束射线汇聚于病灶形成局限的高剂量区来摧毁病灶,主要用于颅内小肿瘤和功能性疾病的治疗。体部伽马刀主要用于治疗全身性肿瘤。旋转式伽马刀是在静态式的基础上改进而来,具备许多优点,是中国的专利。

(1)头部伽马刀的适应证:

● 30 毫米以下的听神经瘤、垂体瘤、脑膜瘤、松果体区肿瘤、淋巴瘤等颅内肿瘤。

- 颅内动静脉畸形。
- 海绵状血管瘤。
- 一些手术不能切除干净的良性肿瘤。
- 较小而边缘清楚的颅内转移癌。
- 功能神经外科疾病:原发性或药物治疗无效的三叉神经痛、顽固性疼痛、帕金森病引起的运动障碍、癫痫等功能性疾病。
- 颈 7 及以上节段脊髓肿瘤。
- 头颈部部分颅外肿瘤。

(2)伽马刀治疗的关键:包括固定体位,CT 扫描,标记体位定位(靶点定位和勾画),制订治疗计划(剂量的分析和分布),在治疗机下复位,实施伽马刀治疗。其实,伽马刀治疗设备都是一样的,但核心在于治疗方案的制订、靶点的精准勾画和剂量的大小,不同的伽马刀专家使用同一台伽马刀设备,治疗效果也会有很大的不同,这就是伽马刀治疗的关键要素,要选择专业的伽马刀治疗专家。

11 什么是癌症的靶向治疗

除了常规的手术、放疗、化疗、生物治疗和中医中药治疗外,针对肿瘤在器官组织、分子水平的靶点不同,可以使用不同的靶向治疗技术进行靶点治疗。局部的病灶靶点可以用局部靶向消融治疗、靶向放疗、放射性粒子植入靶向内照射治疗、高能聚焦超声治疗、血管内介入治疗和局部药物注射治疗。

分子靶向治疗的靶点是针对肿瘤细胞的恶性表型分子,作用于促进肿瘤生长、存活的特异性细胞受体、信号传导等通道,新生血管形成和细胞周期调节,实现抑制肿瘤细胞生长或促进凋亡的抗肿瘤作用。与传统细胞毒化疗不同,肿瘤分子靶向治疗具有特异性抗肿瘤作用,并且毒性明显减少,开创了肿瘤化疗的新领域。已经有针对致癌驱动因子包括 KRAS、EGFR(表皮生长因子受体)、EML4 - ALK 等的靶向治疗药物。确定致病基因的非小细胞肺癌服用个体化治疗靶向药物有针对性疗效,目前,广泛使用的靶向药物包括吉非替尼、厄洛替尼(针对表皮生长因子受体)、克唑替尼(针对 EML4 - ALK)等。

12 靶向治疗和化疗的区别

传统的抗癌药物治疗,大多使用细胞毒药物。顾名思义,它们对体内多种细胞都有毒,但可能对增殖分裂快的细胞——癌细胞作用更大些,因此体内正常细胞难免受到一定波及。

> 拿战争来打比方,化疗是狂轰滥炸,靶向治疗就是激光制导的精确定向轰炸。

而靶向治疗是针对肿瘤细胞中的一个靶点或几个靶点起抑制肿瘤细胞增殖的作用。如果拿战争来打比方,化疗是狂轰滥炸,那么,靶向治疗就是激光制导的精确定向轰炸。

靶向治疗和化疗有三大区别:

● 在患者对治疗的选择上,化疗效果与肿瘤的病理类型、分化状况关系密切,而靶向治疗的疗效则与肿瘤细胞靶分子表达有重要关系。

● 在药物剂量方面,传统化疗在一定范围内的药效与剂量成正比关系,而靶向治疗与靶分子表达、生物学计量有关。

● 在治疗引起不良反应方面,二者区别也很明显。传统化疗常有恶心、脱发、血细胞下降等副作用,要求患者健康状况较好,才能耐受治疗;而靶向治疗虽然也有副作用,但一般比较轻微,主要表现为皮肤反应或轻度消化道反应,因为不能耐受治疗而停药的患者很少见。

但分子靶向治疗尚不能替代化疗。虽然传统化疗有不少缺点,但随着辅助治疗药物的发展,化疗反应并不像人们想象中那样恐怖。而且从疗效来看,传统化疗在有效率、中位生存期等指标上,不弱于靶向药物。因此,从目前临床治疗水平来看,靶向治疗还不能替代传统的化疗,但是可以作为治疗化疗失败患者的新手段,对老年人、体力状况差或靶点明确的人群,靶向治疗也可以作为首选治疗。只要选择患者恰当,其疗效可以突破人们的想象。拿肺癌患者来说,目前最适合采用靶向治疗药物的有四类人:女性、东方人、肺腺癌的 *EGFR* 突变者、不吸烟者。靶向治疗前景光明。

根据药物的作用靶点和性质,可将主要分子靶向治疗的药物分为以下几类:

● 小分子表皮生长因子受体酪氨酸激酶抑制剂,如吉非替尼、厄洛替尼。

- 抗表皮生长因子受体的单抗,如西妥昔单抗(Cetuximab,Erbitux)。
- 抗 HER2 的单抗,如赫赛汀(Trastuzumab,Herceptin)。
- Bcr – Abl 酪氨酸激酶抑制剂,如伊马替尼(Imatinib)。
- 血管内皮生长因子受体抑制剂,如贝伐单抗(Bevacizumab,Avastin)。
- 抗 CD20 的单抗,如利妥昔单抗(美罗华,Rituximab)。
- IGFR – 1 激酶抑制剂,如 NVP – AEW541。
- mTOR 激酶抑制剂,如 CCI – 779。
- 泛素 – 蛋白酶体抑制剂,如 Bortezomib。
- 其他,如 Aurora 激酶抑制剂、组蛋白去乙酰化酶(HDACs)抑制剂等。

靶向治疗最成功的范例,是甲磺酸伊马替尼(格列卫)。它是 Bcr – Abl 酪氨酸激酶的选择性抑制剂。无论在慢性粒细胞白血病(CML)的慢性期、进展期还是急变期,伊马替尼都已显示出令人信服的治疗效果,给慢性粒细胞白血病的治疗带来了强大的冲击。伊马替尼在胃肠间质肉瘤(GIST)这一高度化放疗抗拒的实体瘤中的作用也令人瞩目,取得了以往历史上从未达到的优秀成绩。

贝伐单抗是针对血管内皮生长因子(VEGF)的人源化单克隆抗体,治疗晚期大肠癌疗效显著。西妥昔单抗是第一个获准上市的特异性针对表皮生长因子受体的 IgG 1 单克隆抗体。2004 年美国食品药品管理局批准西妥昔单抗联合伊立替康用于表皮生长因子受体表达阳性、伊立替康治疗失败或耐药的复发或转移性结直肠癌,或单药治疗用于不能耐受化疗者。此外,西妥昔单抗在治疗晚期头颈部鳞癌中也显示出较佳的抗肿瘤作用。

除伊马替尼对慢性粒细胞白血病的疗效异常显著外,大部分靶向药物的有效率基本都在 10% 左右。其原因是大多数实体肿瘤都是多靶点多环节的调控过程。因此,只是看到单一因素的过度表达就认为一定有肿瘤生长的功能性作用,这显然是不全面的。同样,阻断一个受体就认为能阻断任何信息传导也是不客观的。

同时,其巨额的费用也让我们觉得距离寻常百姓还太遥远:

多激酶抑制剂——索拉非尼片(多吉美)治疗肾癌,400 毫克,每天 2

次,导入期 12 周。4 万余元/月。

赫赛汀治疗乳腺癌,26 000 元/支,440 毫克/支。

厄洛替尼 150 毫克/日,每月 19 700 元。不联合化疗。

吉非替尼用于肺癌:500 元/片,每天 1 片,约 15 000 元/月。

(2016 年 10 月后,国内靶向药物价格均有一定幅度的降低。)

13　癌症的其他靶向治疗包括哪些

(1)氩氦超导手术治疗系统(又称氩氦刀):氩氦刀是一种适应证甚广的消融治疗技术,自 1998 年以来,美国已有 100 多家医院,中国有 80 余家单位装备了氩氦刀设备,它可对多种肿瘤施行精确冷冻切除,并且在肝癌、肺癌、胰腺癌、前列腺癌、肾肿瘤、乳腺癌等治疗领域取得了突破性的进展。手术中冷冻适用于几乎所有实质性肿瘤。与射频等其他消融方法不同,氩氦刀冷冻既能治疗小肿瘤,也能治疗体积较大的(直径大于 5 厘米)、数目较多的肿瘤。由于血管内血流的释热作用,冷冻不易引起大血管损伤,以至于也可以治疗大血管附近的、不能手术切除的肿瘤。

临床治疗证实,氩氦刀局部消融与放疗、化疗、生物治疗、介入治疗等综合治疗相结合,疗效优于单一治疗,1~2 年生存率显著提高,其远期疗效依赖于综合治疗措施的选择。

(2)射频消融(RFA)和微波消融(MWA):射频消融技术和微波消融技术均始于 20 世纪 90 年代初期,1996 年 LeVeen 伞状多电极得到美国食品药品管理局射频消融技术认证,扩大了射频消融技术的应用范围。与其他热消融技术比较,射频消融技术是迄今世界范围内使用较多的技术,可以检索到的综述文献超过 5 000 篇。微波消融技术主要在日本和我国开展,而射频消融技术的报道绝大多数来源于欧美国家,可以认为微波消融技术和射频消融技术的治疗效果基本上是相同的。射频电极从最初的单极发展到了多极,以及冷循环射频治疗系统,缺点是一次性毁损灶的范围有限,最大毁损体积直径 3.5 厘米,对直径 3 厘米以上的癌肿易残留病灶。美国已有公司开发出针对不同体积大小肿瘤的系列射频针,直径 3 厘米以下的肿瘤可以选择第一代伞状多极针或单极针;直径 3~5 厘米的肿瘤应选择第二代锚状多极针,直径 5~7 厘米以上的肿瘤应选择最新的第三代集束电极针,并使用了特殊注射泵,使热传导更快更均匀,治疗时间大幅缩短,治疗大肿瘤效果更确切,患者更轻松。

随着射频消融技术的不断完善,射频消融技术同介入化疗、立体定向放疗、外照射等有机结合,将极大地提高肿瘤的局部控制率,改善生活质量,延长患者的生存期。

(3)间质内激光治疗(ILT)和光动力:激光消融治疗是以光学或接近红外线波长的高能量光束在组织内散射而转变成热,时间通常长于射频消融技术,可以超过1小时。国内外生产的激光管消融范围较小,处于临床探索中,并未进入临床使用。试验研究复合探针,试图扩大消融范围。

(4)高强度聚焦超声(HIFU):高强度聚焦超声治疗系统是国内首创,目前有生产厂家4~5个,对于探头的设计、频率各有不同。高强度聚焦超声可用于很多良性和恶性肿瘤的治疗,如子宫肌瘤、乳腺癌、骨和软组织肿瘤等。

(5)精确靶向外放疗技术:如光子刀、伽马刀、三维适形放疗(3D-CRT)和调强放疗(IMRT)。

放疗技术在20世纪末出现了质的飞跃,主要体现在立体定向放射手术(SRS)、立体定向放射治疗(SRT)、三维适形放疗和调强放疗技术的临床应用,使在近一个世纪中一直处于肿瘤治疗辅助地位的放疗手段在肿瘤治疗中的作用和地位发生了根本转变。我国在引进瑞典头部伽马刀和欧美光子刀以及三维适形放疗技术的临床应用过程中,开创了中国模式的头、体伽马(光子)刀应用的新局面。这一技术的临床应用较为广泛,取得了较好的效果,受到了国内外同道的高度关注。

(6)影像引导放疗(IGRT)技术:即四维放疗,以及正在研发的生物影像诱导放疗,等等。IGRT在发达国家发展很快,如赛博刀(Cyber Knife,射波刀)、螺旋断层放疗(Tomotherapy)等。

赛博刀是一种新型影像引导下的肿瘤精确放疗技术,由美国斯坦福大学医学中心脑外科John Adler等与Accuray公司合作研发,1994年投入使用,1997年Adler教授首次介绍其临床应用。它是一种立体定向治疗机,整合了影像引导系统、高准确性机器人跟踪瞄准系统和射线释放照射系统,可完成任何部位病变的治疗。将一个能产生6MV X线的轻型直线电子加速器安装在一个有 6 个自由度的机械臂上,通过运算 X 线摄像机及 X 线影像处理系统所得的低剂量三维影像来追踪靶区位置,执行治疗计划,以准确剂量的放射线来"切除"肿瘤。由于其临床治疗总精度可达亚毫米级别,被认为是目前世界上最为精确的立体定向放射手术/治疗技术之一。与传统的立体定向放射手术/治疗技术比较,赛博刀具有实时影像引导及无框架定位等优势。自 1999 年、2001 年经批准用于颅内肿瘤、颅外肿瘤及良性肿瘤的治疗至今已有 10 余年临床应用历史,全世界已有超过 40 000 名患者接受了赛博刀治疗。在颅内肿瘤、脊柱肿瘤治疗方面赛博刀治疗积累了丰富的经验,但是在体部肿瘤如肺癌、肝癌、腹腔肿瘤的治疗方面仍停留在小样本、短期随访的研究阶段。随着赛博刀在我国临床应用的逐渐推广及临床治疗病种及病例数的增多,尤其是病情复杂和重症患者治疗的开展,体部实体恶性肿瘤患者行赛博刀治疗前肿瘤靶区金标植入术的并发症须进一步总结,使赛博刀在我国进一步得到规范和合理的应用,使更多的肿瘤患者从中获益。赛博刀比三维适形放疗、调强放疗、伽马刀等具有一定的优势,也提供了分次大剂量放疗的可能性,如何选择最佳的分割方式及单次剂量、总剂量,如何评价有效生物剂量等成为研究中亟待解决的问题。在现有的条件下,结合放射生物学、临床医学等的相关知识,优化治疗策略,进行包括放疗增敏、化疗、热疗甚至其他放疗方式在内的综合治疗,尽可能地提高疗效,则是将来的主要研究方向。

螺旋断层放疗由美国威斯康星大学麦迪逊分校发明,是影像介导的三维调强放疗。它将直线加速器和螺旋整合起来,使治疗计划、患者摆位和治疗过程融为一体,能够治疗不同的靶区,从立体定向治疗小的肿瘤到全身治疗,均由单一的螺旋射线束完成。医生通过每次治疗所得的兆伏图像,可以观察到肿瘤剂量分布及在治疗过程中肿瘤的变化,及时调整靶体积的治疗计划。这种技术有着常规加速器放疗所无法比拟的优势,为放疗医师开辟了一个新的治疗平台,在调强放疗发展史上占有重要地位。

(7)放射性粒子植入内照射治疗:临床应用的放射性粒子主要是碘-125(^{125}I)和钯-103(^{103}Pd),分别代表着低剂量率和中剂量率辐射,在放射物理和放射生物学上各有特点。植入放射性粒子的过程,要求在影像指导下完成,符合影像引导放疗要求,放射性粒子一次性植入,达到单次剂量治疗的效果。

随着粒子植入治疗计划系统不断提高与完善,剂量学要求逐步明确,植入治疗设备不断改进,20年来放射性粒子临床应用领域不断拓宽。我国专家已经在治疗非小细胞肺癌、肝癌(原发性肝癌及转移性肝癌)、胰腺癌、软组织肉瘤、骨肿瘤、早期乳腺癌等的临床试验中得到一定的经验和疗效。

(8)血管内介入治疗和局部药物注射治疗:恶性肿瘤的血管介入治疗是在X线设备的监视下,将抗肿瘤药物和(或)栓塞剂经导管注入肿瘤营养动脉,对肿瘤病变进行治疗。由于导管器械、影像设备的发展,造影剂的不断更新及种类增多,尤其是随着微导管的应用增多,栓塞剂应用经验积累,介入技术不断提高,超选择性肿瘤供血动脉内靶向插管灌注化疗和栓塞治疗成为临床的常规工作。同时,该项技术创伤小,操作简便,因而得到迅速发展,提高了这种治疗方法的有效率,延长了肿瘤患者的生存期。局部药物注射治疗技术,例如小肝癌经皮乙醇注射,经皮肝穿刺注射碘化油加化疗药物治疗肝脏肿瘤,复发或残留病灶行无水乙醇、乙酸、热盐水注射都在临床常规开展,费用低廉,效果显著。

14 癌症可以采用针灸治疗吗? 针灸会促进癌细胞转移吗

针灸是祖国医学的一个主要组成部分,它是在实践基础上逐渐发展而形成的,具有完整的理论体系,是中医治疗中重要的治疗手段,古代医书中都有对运用针灸治疗肿瘤疾病的描述。近年来,运用针灸治疗肿瘤疾病,越来越受人们关注,并且也取得了一定的疗效。

祖国医学认为肿瘤的形成主要是正气亏损,邪气乘虚而入,痰瘀凝结在脏腑、经脉,而使人体阴阳气血失调,经络阻滞,日久形成肿瘤。针灸治疗肿瘤,通过针或灸刺激一定的穴位,调和阴阳气血,疏通经络,达到扶正祛邪的目的,从而使肿瘤得到缓解,肿块稳定缩小或消失。从目前研究来看,针灸不仅不会引起癌症的复发、转移,反而会起到很好的抗癌作用。

> 针灸不仅不会引起癌症的复发、转移,反而会起到很好的抗癌作用。

近年来,针灸治疗肿瘤越来越受到人们的重视,作用途径主要是以下两方面。

(1)协调阴阳,扶正祛邪:阴和阳是人体各部分对立统一的关系,在正常情况下,人体的各种组织和脏器的活动都保持着有机的协调,也就是保持着阴阳的平衡。当正气虚损,邪气乘虚而入,阴阳平衡遭到破坏,失去了平衡,人体就会产生疾病,通过针或灸,采取各种相应的治疗方法来调整阴阳,使阴阳得到平衡,达到扶正祛邪的目的。这充分说明调和阴阳是针灸治疗肿瘤疾病的基本原理。

(2)疏通经络,调和气血:研究表明,经络的阻滞、气血的失调是肿瘤产生的一个重要因素。而针灸治病就是依据经络与脏腑在生理病理上相互影响的原理,在腧穴部位进行针刺或艾灸,运用补、泻手法,起到"通其经脉,调其血气"的作用,从而排除病理因素,治疗肿瘤的。

15 针灸治疗癌症的机制

针灸治疗肿瘤现代医学的研究,近年来从临床到实验室的工作已有大量的报道。

(1)提高机体的免疫功能:肿瘤的生长发展与机体免疫功能低下有着密切关系,大量免疫研究表明,针灸能调节人体的免疫系统,增强人体的免疫能力。

(2)镇痛:肿瘤患者常常伴有疼痛,特别是晚期,一般止痛药对肿瘤性疼痛根本无效,而吗啡类药物可引起依赖性。大量临床资料证实,针灸具有较好的止痛作用。因此,不少针灸临床工作者也将针灸运用于晚期肿瘤患者来进行止痛。实验证实,内源性阿片样物质是引起针刺镇痛的主要物质基础,针刺可以引起深部组织神经感受器或神经末梢发放传入冲动,此信号进入有关脑室后,增强内源性阿片样物质活性或激活内源性阿片样物质能神经元释放内源性阿片样物质,使脑内含量增高,从而出现镇痛效应,使疼痛明显减轻或消失。

(3)减轻药物的不良反应:针灸对人体各系统许多器官和组织都有明显的调整作用,可以调节组织细胞的生理生化过程,使之朝有利于机体生存的方向转化,使机体得以维持正常的完整性、反应性与恒定性,从而使人体的脏腑功能处于一种较良好的状态,减轻药物的毒性反应,使肿瘤患者能坚持完成放疗和化疗。因此,针灸与中药一样都能减轻治疗肿瘤时药物所产生的胃肠道反应、骨髓抑制等不良反应。

16　针灸治疗癌症的取穴原则

以中医理论为指导,通过辨证论治,按照患者体质、病情、肿瘤的部位等不同特点进行辨证施治,根据经络气血的主治功能,选择行之有效的针、灸不同操作方法,才能取得疗效。

(1)整体取穴:根据患者虚、实情况不同取不同的穴位。如体虚乏力可取足三里、关元、气海等穴。

(2)对症取穴:根据患者的主要症状,取某些特效穴进行治疗。如化疗所引起的恶心、呕吐,取内关穴等;如肿瘤发热可取大椎、合谷、曲池等穴。

(3)肿瘤部位邻近取穴:如肿瘤周围的包围穴等。

(4)循经取穴:根据患者肿瘤的部位有哪些经络经过,根据病情的不同情况,可取某经的原、络、郄、募、俞、八会、下合、五输穴进行治疗。

(5)远端取穴:肘膝关节以下的穴位能主治全身性的疾病,应灵活运用,相互配合。

(6)压痛点(又称阿是穴):可以检查患者的压痛点,特别是背部的俞穴,如有明显的酸、胀、疼痛反应可取穴。

17　针灸治疗癌症的适应范围

从大量临床报道来看,目前针灸治疗肿瘤尚处在临床观察和探索中。对于一般良恶性肿瘤,患者不愿手术者,可以采取针灸治疗而且具有一定的疗效。适应范围主要是:

● 不宜手术、放疗、化疗的晚期癌症患者。用针灸配合中草药改善症状,延长患者生存期,提高生存质量。

● 放疗、化疗引起的不良反应。通过针灸治疗提高机体免疫能力,保护骨髓造血系统,减轻消化道反应(恶心、呕吐、直肠反应、急慢性腹泻、便秘),黏膜反应以及尿道刺激征等反应。

● 手术后机体的恢复及并发症处理。如术后肠麻痹,尿潴留,重症肌无力征。

● 治疗各种癌性疼痛、术后伤口发炎等。

18 针灸治疗癌症的注意事项

● 针灸治疗肿瘤有一定的疗效,但在治疗过程中要密切观察肿瘤的变化,如肿瘤的大小、质地等。如有变化应及时对患者进行手术治疗。

● 晚期癌症患者体质虚弱,在针灸治疗时采取卧位为宜,针刺手法以补为主,留针 30 分钟,以加强针灸的作用。

● 目前仍禁止直接针刺癌肿部位,以免造成转移和扩散。对局部压痛反应点要鉴别诊断,以免误将癌症转移部位作为阿是穴针刺。

19 治疗癌症是"以毒攻毒"吗

"以毒攻毒"是民间的一种通俗说法,是指用有一定毒性的药物治疗毒疮等病,也就是使用比较厉害的药物或手段制服某种不一般的疾病。在癌症的治疗中,从某种意义上说,确实有以毒攻毒的味道。

以毒攻毒的第一个毒是指药物,在这里也引申为治病的方法、手段。中国古代认为"药者毒也",民间现在也有"是药三分毒"之说,说明药物具有不良反应已经是尽人皆知。所以自古以来流传有"神农尝百草,一日而遇七十毒"的传说。《尚书》记载"若药弗瞑眩,其疾弗瘳",是说药物产生一定不良反应时,治疗疾病的效果才好,因此《黄帝内经》说:"齐以毒药攻其中。"以上所说的毒药是指作用专一,功效显著,但有一定毒副作用、容易使人中毒的药物,而治疗疾病时有时离不开这样的药物。同样,放疗、化疗、手术这些治疗方法,对人体都有一定损害,这些治法亦属"虎狼之道",属"狠毒"治法、非常治法。去大病用毒药,就是要用不同寻常的"狠毒"治法。

> 有些药物作用专一,功效显著,但有一定毒副作用。但治疗疾病时有时离不开这样的药物。

以毒攻毒的第二个毒是指疾病,在这里是指癌症。这是因为癌症是一种比较可怕的疾病,发病率高,死亡者多,"癌症是绝症"的观念一直存在于人们头脑中,用"谈癌色变"来形容是一点也不夸张的。因此,说癌症是超级瘟疫和人类杀手一点也不过分。面对这种可怕的、可恶的、恶毒的疾病,必然使用与众不同的特殊药物或手段来治疗才能奏效。

比如手术治癌,难免伤筋动骨,气血大伤。这可以理解为"狠毒"治法、非常治法。以癌症之恶毒,还以手术之狠毒,这不是有点以毒攻毒的意思吗?

以放疗、化疗治癌,气血暗伤,阴毒内起,白细胞减少、贫血、脱发、胃肠反应、肝肾损伤等,都与放疗、化疗的不良反应有关,说明放射线、抗癌药都是有"毒"之物。因此,以放射线、抗癌药之毒,对抗癌魔之毒,也算以毒攻毒之一种。

中药抗癌,常用的药物多半是有一定毒性的峻烈药,否则不足以降服癌魔。所谓"非常之病,必得非常之药",从这个角度看,中药抗癌也具有以毒攻毒的作用。

因此,从治疗癌症来说,用"以毒攻毒"来形容一点都不过分。

20　癌症患者手术后如何用中医药调理

癌症的手术治疗是目前癌症治疗中最重要的手段之一,它具有见效迅速,疗效可靠,不良反应相对放疗、化疗略小,恢复较快等特点。但由于手术仍属较大损伤,加之癌症的"多点起源"理论,术后仍会出现一些并发症或复发转移。因此,术后应用中药调理,能够尽快恢复体质,改善或减轻手术后的一些不良反应,如低热、多汗、食欲减退、腹胀、大便不畅等。手术后长期服用中药,可改善体质,增强免疫力,进而减少复发及转移。

> 术后应用中药调理,能够尽快恢复体质,改善或减轻手术后的一些不良反应,如低热、多汗、食欲减退、腹胀、大便不畅等。

术后若出现低热、盗汗、食欲减退、乏力等,多属气血两虚或气阴两虚,可用八珍汤、十全大补汤、六味地黄汤等加减治疗;并发感染发热者,多治以清热解毒,或滋阴清热,常用金银花、连翘、柴胡、败酱草、蒲公英、半枝莲、黄连、玄参、生地黄、麦冬、天花粉、芦根、知母等;并发消化道功能障碍者,可治以健脾理气和胃,常用党参、白术、茯苓、陈皮、半夏、砂仁、木香、鸡内金、焦三仙等;若见腹胀便秘者,酌情予以通腑理气,可选用大承气汤、调胃承气汤等,口服或灌肠,但应注意中病即止,以防耗伤正气;并发呼吸道症状,可治以益气养阴、润肺止咳、理气化痰等,常选用黄芪、党参、麦冬、沙参、玉竹、石斛、杏仁、桔梗、陈皮、半夏、紫菀、款冬花、瓜蒌等。总之,应针对不同的手术出现的不同的并发症,给予不同的辨治,以使正气尽早恢复,为进一步综合治疗创造条件。

　　根治术后的患者,应长期应用扶正培本中药,以调整机体状况,调整机体免疫状态,以期预防复发和转移。常用的扶正培本法有:①补气养血法。②滋阴养血法。③养阴生津法。④温肾壮阳法。⑤健脾和胃法。⑥健脾益肾法,并结合活血祛瘀、软坚散结等。总之,术后以扶正培本为主,祛邪抗癌为辅,辨证施治,因人而异,全面调理,才能达到强身健体,预防复发和转移的效果。

　　对于行姑息性切除的患者,术后应用中药调整,使机体尽快恢复,为及早进行其他治疗奠定基础。

21　癌症患者放疗、化疗后如何用中医药调理

　　每个癌症患者都可能接触到放疗、化疗,这是治疗癌症的必经之路。放疗、化疗都有明显的不良反应,对人体都会产生一定影响,放疗、化疗后主要以中医药调理以下几个方面:

　　(1)阴虚毒热:放疗、化疗都可影响人体细胞代谢功能,因而出现阴虚内热、毒热蕴结的病理变化。临床上常见口干,咽干,五心烦热,躁扰不安,心神不宁,便干尿黄,口舌生疮,舌红,苔少等症状。放疗、化疗的初期正虚邪盛,以毒热为主,一派瘀热之象;后期正虚邪恋,以虚为主,一派虚热之象。可选用一贯煎、知柏地黄丸、六味地黄丸等药。

　　(2)扶助人体正气:放疗、化疗属中医学中的"虎狼之道","峻猛之治",非寻常方法可比,对人体有一定的不良作用,许多人谈癌色变,谈放疗、化疗也难免顾虑重重,都是因为担心放疗、化疗导致的不良反应对人体的影响。这个问题在很大程度上也要靠中医药来解决,这就是中医治疗中的扶正原则,所谓"正气存内,邪不可干"。不管是放疗、化疗治疗中还是间隔期时,都离不开中医中药的扶助、支援,常用药物如西洋参、扶正女贞片等。

　　(3)消除胃肠反应:放疗、化疗,特别是化疗,会出现明显的胃肠反应,让人吃不下饭,恶心、呕吐、食欲不振、消瘦等,影响治疗的进一步开展,对患者生命构成威胁。中医药可以有效地解决这些症状,改善患者的食欲,保持良好的胃肠功能。常用药物如除胀合剂、人参健脾丸、大山楂丸等。

　　(4)保肝护肾:放疗、化疗,特别是化疗,对人体肝肾功能有较大影响,常发生肝功损伤、肾功不良,如果不注意,极有可能造成新的病痛,不

但不能救治癌症患者,反而给患者造成重大损伤,加快病情发展,促进患者提前死亡。为此,应该时时注意保护肝肾功能,避免重复使用损伤肝肾功能的药物。

(5)养心安神:癌症患者本身思想负担重,精神压力大,再加上各种治疗影响,难免心神不安,夜卧不眠,让患者睡好觉是治疗中的重要一环。注意心理的调理,配合服用如柏子养心丸、人参归脾丸、天王补心丹等药物。

(6)保护骨髓,提高白细胞、血小板数量:癌症患者放疗、化疗后,容易出现骨髓抑制,白细胞和血小板数量下降,导致免疫功能低下而极易发生感染,因凝血功能降低容易发生各种出血,最后导致抗癌治疗受到影响或被迫停止治疗。在此情况下,除使用西药升高白细胞外,也常常靠中医中药升高白细胞、血小板,一般可以使用黄芪、党参、阿胶、土大黄、黑芝麻等。

22 肿瘤患者的止痛策略

> 问:乳腺癌晚期(最后阶段)怎样减轻痛苦?
>
> 我姑妈处于乳腺癌晚期,癌细胞几乎已在全身扩散,现在医生已经放弃治疗,医院不再给任何治疗药物。她胃部贲门处有肿瘤,导致恶心,不能进食,现在靠静脉输液维持生命。但由于胃部有肿瘤,她一直恶心,而我们都有感受:恶心、呕吐是很痛苦的。于是我想问一下,像她这种处于晚期的患者,用什么药物能减轻痛苦?是度冷丁(哌替啶)吗?还是要医生推荐?是买回去自己用还是要去医院用?
>
> 现在医院已拒绝接受她这样的患者了。
>
> 答:晚期肿瘤患者哌替啶并不是必须用的。哪怕为了止痛也是首选吗啡,不选哌替啶,它副作用大!乳腺癌合并胃癌的很少见,为什么恶心、呕吐,需要了解确切病因。也不是没有办法的,中西医对症治疗,可以收到很好效果。

治疗癌症疼痛最常用也是最基本的方法就是药物疗法。药物疗法的疗效确切、显效快、安全、经济。但是,仍有相当多的医生或癌症患者对药物止痛不了解,对中重度疼痛患者进行止痛治疗时,不少的非肿瘤专业医生仍然错误地选用哌替啶。

23 癌症患者为什么会出现疼痛? 如何治疗

癌症疼痛是由多种原因造成的。根据国外报道,晚期癌症的疼痛发生率为70%~95%,比较容易出现疼痛的癌症多见骨癌、肝癌、肺癌、肾癌、口腔癌等。其发生机制可分为以下几方面:

(1)癌症本身可引起疼痛:如癌肿直接压迫周围的组织、神经引起疼痛。或者由于癌细胞的浸润和转移,造成局部或其他组织器官受累,引起缺血、坏死或神经刺激症状,而引起疼痛。

(2)抗癌治疗可引起疼痛:如各种癌症切除术后产生的神经痛,放疗、化疗引起的不良反应和造成的组织损伤,都可以引起疼痛。

(3)其他病症引起的疼痛:与癌症有关无关的其他病症也可以引发加重疼痛。

(4)心理因素也可引起疼痛:如果保持心情愉快、性格开朗的话,可以减轻疼痛。

以上四个方面都可以使癌症患者产生程度不同的疼痛,有的甚至是剧烈疼痛,痛不欲生。

那么癌症患者出现疼痛后,可以选择哪些治疗方法呢? 2000年前,世界卫生组织已将控制癌痛列为第三种抗癌手段,制订了癌痛治疗计划,以实现到2000年把全球的癌症患者从疼痛中解放出来为目标,并向全球推荐三阶梯用药方法。通过这种方法治疗,90%左右的癌痛患者可以缓解。但是,时至今日,癌痛的控制仍然不尽令人满意。

24 癌症止痛应遵循的三阶梯用药原则

世界卫生组织提出的癌痛药物治疗的三阶梯用药原则,强调按阶梯用药:口服给药,按时服药,个体化给药。按阶梯给药是由弱到强,逐渐加量,不要等患者需要了才用,而是有规律地按时用药。坚持个体化原则即不受所谓的极量限制,来达到有效镇痛的目的。

应从最简单的剂量方案及创伤最小的止痛疗法开始。最好口服,如不能口服应考虑直肠或经皮给药;不要采用安慰剂治疗癌症疼痛,用安慰剂并不能真正止痛,这对患者是残酷的。对阿片类药物,不同患者对不良反应的敏感性有很大差异,应用时要留心。患者出院后应给予书面止痛治疗方案。

● 常用的三阶梯止痛的药物有哪些?

非甾体抗炎药用于轻度疼痛,常用药有环氧合酶1(Cox-1)抑制剂和环氧合酶2(Cox-2)抑制剂。阿司匹林、布洛芬、消炎痛(吲哚美辛)等是常用的环氧合酶1抑制剂,西乐葆(Celebrex)、罗非昔布(Rofecoxib)等是常用的环氧合酶2抑制剂。环氧合酶1抑制剂的副作用是可能导致上消化道出血和肾损害,环氧合酶2抑制剂罗非昔布可能增加心血管病危险。非甾体抗炎药具有止痛、治疗肿瘤性发热以及抑制肿瘤毛细血管增生的作用。对中度疼痛可用弱阿片类,如可待因(甲基吗啡)、曲马朵、泰勒宁以及路盖克等。对重度疼痛可用强阿片类,如吗啡、缓释吗啡(美施康定、美菲康)、氢考酮即释片和缓释片(奥施康啶)等。芬太尼透皮贴剂(多瑞吉)是新型的强阿片类镇痛药。

● 癌症止痛不要用哌替啶及二氢埃托菲。

世界卫生组织把哌替啶列为不被推荐使用于肿瘤的镇痛药物,理由很简单:①哌替啶的止痛作用为吗啡的 1/10~1/8,止痛时间只

> 世界卫生组织把哌替啶列为不被推荐使用于肿瘤的镇痛药物。

能维持 0.5~2.5 小时。②哌替啶的体内代谢物去甲哌替啶具有中枢神经毒作用,半衰期长,癌症患者长期使用后必然会造成蓄聚中毒,可出现震颤、幻觉、抽搐、肌阵挛和癫痫发作。它对肾脏也具有毒性作用。③哌替啶的给药方式可以迅速导致医源性的精神依赖。④哌替啶固有的副作用可以导致头晕、出汗、口干、恶心以及心动过速等虚脱现象,严重的可以导致猝死。⑤反复注射给药常发生肌炎。

长期使用二氢埃托菲可导致明显的精神依赖及躯体依赖,不能用于癌痛的常规治疗。

25 吃止痛药害怕成瘾怎么办

在癌症止痛中,不少患者和医生都担心应用阿片类会成瘾,其实这种担心是不必要的。所谓成瘾是指精神依赖,会使患者不由自主地和不

择手段地渴望得到药物,常常以损害身体和家庭幸福为代价而寻求药物。有一项对10 000名应用阿片类止痛的癌症患者的调查表明,在这些人中没有一位出现精神依赖。在应用阿片类药物时出现生理依赖和耐受性是正常的药理学现象,不应影响药物的继续使用。规范用药会使绝大多数患者摆脱癌痛。

有些患者认为,打针止痛都没用,你让我吃几片药就能起作用吗?那种认为口服药止痛效果差,止痛不及时的观念是不对的。研究表明,按照三阶梯给药原则,有90%以上的癌症患者疼痛缓解,而不规范用药不仅止痛效果不好且不良反应发生的比例也高。因此凡可以通过口服给药治疗的尽量口服用药。对于其他经过规范用药后仍然无法有效解除疼痛的患者,可以用其他方法,如使用辅助药物。

辅助药物的使用应遵循以下原则:①治疗特殊类型的疼痛。②改善癌症患者通常发生的其他症状。③增加主要药物的镇痛效果或减轻副作用。④辅助药物不能常规给予,应根据患者的需要而定。正确、适当地应用辅助药物可使患者的疼痛迅速得到完全而长期的缓解。有明显焦虑的患者如同时给予艾司唑仑(舒乐安定)等,不但疼痛减轻,而且患者伴有的失眠、烦躁等症状均可得到缓解。对于中重度癌症疼痛患者联合使用非甾体消炎药,不仅可以增强吗啡类药物的效果,而且可以治疗肿瘤发热等伴随症状。

26 中医药是怎样发挥癌症止痛作用的

传统医学在治疗癌症疼痛中,可以采用针灸、中草药、推拿、气功等方法。针灸止痛是一种简便、安全、经济、有效的镇痛方法,已被国内外广泛采用。中草药及中药制剂止痛也有很好的疗效,如柴胡疏肝散、失笑散、小金丹、牛黄醒消丸等。还有将中草药制成外用药外敷患处或穴位经络部位来达到止痛的目的,如蟾酥膏、镇痛霜、如意金黄散等,可以根据体质辨证选用。临床实践证明,中西医结合治疗癌痛具有极大的优越性。此外,放疗、化疗和激素疗法以及神经阻断和神经外科治疗都对癌痛的缓解有一定作用。但是必须指出,以上治疗必须是在有经验的医生指导下进行,否则会给患者造成更大的痛苦。

27 癌症患者放疗、化疗后出现血象偏低怎么办

由于放疗、化疗的毒性影响,患者常常出现骨髓抑制,从而出现血细胞特别是粒细胞减少,表现为头晕乏力、腰膝酸软、心烦不眠、倦怠懒动、心悸不宁等症状。血象偏低时应根据情况采用如下措施:

● 若白细胞 $<2.0 \times 10^9 \sim 2.5 \times 10^9$/升,血小板 $<75 \times 10^{12}$/升时应当停止治疗。若白细胞在 $2.5 \times 10^9 \sim 3.9 \times 10^9$/升,血小板在 $75 \times 10^{12} \sim 99 \times 10^{12}$/升时,应考虑减半量给药。

● 给予富含高维生素、高蛋白质、高热量的食物,给予能提高血象的膳食,如鱼类、瘦肉、奶类、蛋类、菌类、动物肝脏及新鲜蔬菜等。

● 应用升白药物。西药有鲨肝醇、利血生、集落刺激因子(CSF)等,其中,细胞集落刺激因子效果最好,这类药物分为粒细胞-巨噬细胞集落刺激因子(GM-CSF)、粒细胞集落刺激因子(G-CSF)两大类,因为粒细胞-巨噬细胞集落刺激因子不良作用较多,现在很少应用。中药主要有升白口服液、贞芪扶正冲剂、健脾益肾冲剂、参芪片、地榆升白片等。

● 中医药治疗。血象偏低者按中医辨证常分为气血两虚、脾肾阳虚、肝肾阴虚等型,分别选用归脾汤、肾气丸、大补阴丸等加减治疗。针灸也有一定疗效,针刺选用大椎、脾俞、足三里,每日 1 次,每次 10 ~ 15 分钟,或艾条温灸足三里及大椎穴,每穴 5 分钟,每日 2 次。

● 加强其他并发症特别是消化道功能紊乱的治疗,改善消化吸收功能、增进患者的饮食摄入。

● 加强护理,预防感染。血象偏低时,患者免疫功能降低,极易合并其他感染,严重时可能危及生命。因此,应严密观察,精心护理,必要时给予层流无菌室隔离。

28 癌症患者贫血怎么办

肿瘤为慢性消耗性疾病,容易引起贫血的发生。当肿瘤破溃,常引起出血而导致慢性贫血,或因放疗、化疗导致骨髓抑制引起贫血,临床上应根据具体情况选择治疗方案。针对贫血的治疗可有以下几个方面:

(1)暂停放疗、化疗:当血红蛋白低于 75 克/升时,常规应停止放疗、化疗。

(2)加强饮食调理:特别是应给予高蛋白、高糖、高维生素、富含铁质的食物。由于此时患者多消化功能较差,还应该给予调理脾胃的药物和食物,来促进机体对营养成分的吸收。

(3)中医药配合治疗:贫血的患者尽管表现不同,但都有气血亏虚的证候,应用中药时当在辨证施治的基础上合用补气养血的药物,如四物汤、当归补血汤等。此外,针灸治疗对改善贫血也有帮助,如针刺、艾灸足三里、三阴交、大椎等穴可刺激骨髓造血功能。

(4)应用细胞因子治疗:治疗贫血最常用的细胞因子是红细胞生成素(EPO)。这种药物是采用基因重组技术生产的,具有控制干细胞的分化和成熟,控制成熟红细胞从骨髓中进入外周循环的作用,是一种造血生长因子。此外,重组的粒细胞 – 巨噬细胞集落刺激因子、白介素 3(IL-3)等都有一定疗效。

(5)输血:当贫血较严重或因出血过多时,应当给予输血。肿瘤患者的输血主张成分输血,即输入一定的血液成分以改善某种缺乏,具体如何应用,应该输什么成分,应根据情况而定,应在医生指导下进行。

(6)加强其他并发症的治疗:特别是消化道功能紊乱、贫血、并发感染及电解质紊乱、酸碱失衡等的治疗。

(7)加强护理,预防感染:贫血的患者多合并白细胞减少,应参照血象偏低的措施进行治疗与护理。

29 癌症患者失眠怎么办

癌症患者由于对疾病的恐惧和焦虑以及由于放疗、化疗导致的消化道功能紊乱,或因癌痛的折磨等多种原因都会导致失眠。因此,失眠治疗也应根据情况进行处理。

针对恐惧和焦虑引起的失眠,应着重进行心理治疗,通过安慰、鼓励、保证和支持等心理行为进行干预,比如,定期看望患者,倾听他们的诉求并尽量予以满足。纠正关于疾病、治疗的错误观念,平等地、坦率地告诉他们病情,使他们对治疗抱有希望,并努力解除其他症状。对于症状较重的患者,可给予抗焦虑药物,如安定(地西泮)、利眠宁(氯氮䓬)。如果焦虑伴有抑郁,可合用多虑平(盐酸多塞平)、阿米替林等抗抑郁药。

针对消化道功能紊乱所致的失眠,中医传统上有"胃不和则眠不安"

的说法。应用调理脾胃的中药,可以起到较好效果,可参照治疗消化道不良反应的有关条目进行。

对于因癌痛引起的失眠,给予理想的止痛等治疗,症状即可解除。癌痛的治疗包括药物治疗和非药物治疗两大类。药物治疗中强调按阶梯给予止痛药物。即轻度疼痛给予非阿片类加辅助药物,中度疼痛应用弱阿片类加辅助药物,重度疼痛给予强阿片类加辅助药物。其他治疗包括放疗和化疗、心理学治疗、神经外科方法的治疗等,可酌情选用。

中医药对于失眠的治疗常采用辨证施治的方法,通常将失眠分为:①心火炽盛型。治以清心泻火,安神宁心。药用朱砂安神丸加减。②肝郁化火型。治以清肝泻火,镇心安神。药用龙胆泻肝汤加减。③痰热内扰型。治以清化痰热,和中安神。药用温胆汤加减。④阴虚火旺型。治以滋阴降火,清心安神。药用六味地黄丸合黄连阿胶汤。⑤心脾两虚型。治以补益心脾,养心安神。药用归脾汤加减。⑥心胆气虚型。治以益气镇惊,安神定志。药用安神定志丸合酸枣仁汤加减。

此外,也可试用一些单验方,如酸枣仁饮(丹参30克、酸枣仁15克,共为细末,泡茶饮)、复方独活胶囊(独活30克、朱砂6克、琥珀6克,共研为末,装入2号胶囊,每晚睡前2小时服胶囊5粒)都有一定的疗效。

30 癌症患者脱发怎么办

在癌症的放疗、化疗中出现脱发是较常见的现象。在全颅照射、应用紫杉醇、环磷酰胺、蒽环类等药物后多可导致脱发。这是因为放疗、化疗对生长旺盛组织损害较大的缘故。因为毛囊上皮生长迅速,所以对放射和化学治疗敏感,当放疗、化疗作用于人体,毛囊上皮受损,轻微梳刷就会脱落。

放疗、化疗所致的脱发多为可逆性的,即脱发后1～2个月,就会长出浓密的头发,发质比治疗前要好,因此,大可不必惊慌。一旦脱发,治疗往往难以迅速起效,预防往往可起到一定的作用,常用的方法是:用冰帽或化学致冷剂或聚乙烯醇,于给药前5～10分钟放置于头部,注完药后维持30分钟,使头皮温度降至24～25℃,从而减少流入头皮的血液,防止药物对毛干的刺激以减少脱发。但应注意将头发浸湿后垫一湿毛巾再戴上冰帽,以防留有空隙,出现小片脱发区。另外,用干毛巾保护耳及颈部,预防冻伤。对恶性淋巴瘤和白血病患者,头皮降温有促使脑膜和头皮转移的危险,应禁止使用。此外,脱发后应用补肾、活血、乌发的中药内服,有助于头发的生长,从而使脱发症状加快缓解。化疗前应用补肾中药,既可预防白细胞减少,又可减少脱发。

31 癌症患者得了带状疱疹怎么办

在癌症化疗过程中,由于骨髓抑制,免疫功能低下,常可导致疱疹病毒感染而发生带状疱疹,中医称之为"缠腰火丹",俗称"一条龙"。病变主要出现于沿神经干走行的皮肤分布区。一般见于单侧,以发生在胸腰部者为最多,其次为面部和四肢。皮肤病变出现前,先有神经痛,多经2天左右,然后发生红色丘疹,最后变为水疱,并伴局部淋巴结炎。疱疹消失后,神经痛往往仍然存在,有时反而继续加重。疱疹治愈后,重者可遗留色素瘀痕,少数患者在病程中可合并神经麻痹和疱疹病毒性脑炎。本病的病程多为2~3周。

患了带状疱疹后,应及早诊断,加强皮肤护理,并给予止痛剂。应用更昔洛韦等抗病毒西药。同时应用中药内服、外敷治疗可以取得很好的疗效。内服药物有龙胆、栀子、黄芩、柴胡、木通、生地、当归、泽泻、车前子、蒲公英、紫花地丁、板蓝根、陈皮、甘草等。外用药有龙胆、栀子、柴胡、黄芩、蒲公英、紫花地丁、板蓝根、仙人掌等,水浓煎,纱布浸湿外敷患处,每日3~4次,每次1.5~2小时。对遗留有神经痛者,配合雄蜈酊(含蜈蚣、雄黄制剂)外涂,也多在1周内痊愈。

32 怎样提高癌症患者的生存质量

生存质量(又称生活质量),其内容大致指患者的功能状态,即患者进行正常生活的能力。包括生活自理和家务劳动能力;各种社交活动的社会工作能力;记忆力、反应速度、决策和判断力以及自信心;还

> 生存质量即患者进行正常生活的能力。

有情绪稳定度,是否感到压抑、悲伤、愤怒、自责和对生活是否满意;以及对未来抱有希望的程度。其中较为重要的是对健康及完好状态的自我感知及生活满意度。另外就是各种疾病和治疗所致的自觉症状。

要提高癌症患者的生存质量,首先应对恶性肿瘤及其所导致的各种

症状进行积极治疗,尽最大可能减少患者的痛苦,减轻或消除各种自觉症状。对于手术后的患者,要进行积极的术后治疗,尽可能减少手术造成的并发症和不适,如低热、盗汗、食欲减退、乏力、感染、消化道功能障碍、腹胀便秘、呼吸道症状等,使患者尽快从手术中康复。对于放疗、化疗的患者,应针对患者的体质、治疗方法、剂量等,采取积极的防范措施,以尽量减少放疗、化疗对患者的损害,如预防呕吐、骨髓抑制、脱发、胃肠道反应、口腔黏膜损害及脏器损害等。还可应用中医中药配合治疗,最大限度地减轻手术及放疗、化疗的不良反应,调整改善患者的内环境,提高患者的免疫能力。

其次,要积极治疗肿瘤所导致的各种自觉症状。疼痛是严重影响患者生存质量的症状,应积极进行治疗。按照三阶梯方案积极进行药物止痛治疗,根据情况进行必要的放疗、化疗、麻醉(末梢神经阻滞、肌筋膜触发点注射、自主神经阻断、鞘内神经阻滞)以及神经外科方法治疗。积极处理感染、胃肠道症状、呼吸系统症状、泌尿系统症状、神经精神症状、全身并发症等。加强晚期癌症患者的营养和护理,以改善患者的生存状况。

加强患者的心理治疗和护理,对提高癌症患者的生存质量至关重要。癌症患者一旦得知自己患癌后,起初产生的情绪是恐惧和怀疑,继之出现自怜和怨恨、烦躁、孤独,从而出现情绪低落、不能自拔。随后,部分患者出现听天由命、丧失斗志的情绪,这些不良情绪直接影响了患者的免疫能力和治疗效果。因此,进行积极的心理治疗和护理,使患者树立战胜疾病的信心,以调动患者体内的代偿功能,增强抗病能力,而达到改善或消除病理状态以及因此造成的各种心身症状,重新建立机体与环境之间的平衡的目的。常用的心理治疗方法有:①集体心理治疗。②暗示疗法。③生物反馈疗法等。中医常用气功治疗以改善机体体液和细胞免疫功能,改善呼吸和循环系统的功能,抑制癌细胞,调节心理活动,在肿瘤的康复中起到了很好的作用。

总之,要提高癌症患者的生存质量,必须综合地、多方位地进行调理。注意从原发病、自觉症状、心理、饮食与营养,以及中医中药、针灸、按摩、气功等多方面进行调理。并根据每个人的具体情况合理选择,方能达到预期的目的。

33 怎样护理癌症患者

患了癌症以后,就存在一个护理问题。住院期间往往有护士进行专业护理,但是出院后怎么办?家属与患者长年朝夕相处,有必要学一点护理知识,以便患者得到更好的照料,尽快恢复健康。

癌症的护理可分为饮食护理、心理护理、治疗护理、疼痛护理等几方面。

(1)饮食护理:癌症患者因为情绪波动、癌症进展、抗癌治疗等原因会发生消化道症状,出现胃肠反应,如食欲不振、厌食、食之无味,甚者发生恶心、呕吐,引起消瘦、营养不良、全身抵抗力下降等。因此,癌症患者在抗癌治疗的各个时期,都应注意饮食护理的问题。

饮食的形式可分普食、软食、半流食、流食,应根据患者病情及身体情况来选择。一般来说,总热量与正常人相差不多,每千克体重每天125.58~251.16千焦,蛋白质供给量为每天每千克体重1.5克,其中动物蛋白质占20%~30%。具体计算时,我们只要知道患者的体重,再与上述数字相乘即可,如患者体重60千克,则每天需要总热量7 534.5~15 069千焦,每天需要蛋白质90克,其中动物蛋白质18~27克。以上热量分3次摄入,即每顿饭各1/3,也可早餐1/5,午餐、晚餐各2/5。对摄食有困难的患者,也可一日4~5餐。

一般每克米、面产生热量16.7千焦,每克肉、蛋产生热量16.7千焦,每克脂肪产生热量37.7千焦,我们据此可以自己推算出每日总热量。

除饮食外,饮水也很重要,每天应定时饮一定量的水。特别是颈部放疗的患者,容易引起口干,唾液减少,吞咽困难,更应保证水的供给。多饮水还有利于体内毒素、代谢产物的排泄,可以改善人体内环境,有利抗癌。

(2)心理护理:人患病后,一般都会产生相应的心理变化,癌症患者更为明显。由于习惯的看法,传统的观点,人们把癌症看成绝症,得了癌症就是得了不治之症。患者面临死亡的精神压力,对癌症诊断持排斥态度,不愿承认这个事实,希望是误诊,希望是良性肿瘤。此时我们应给患者较多的心理支持,关心、温暖患者,使其得到来自亲人的爱,引导其正确认识疾病,积极配合治疗。只有心理平衡,才能维持各系统正常功能,增强应激反应能力,提高免疫功能,战胜癌症。

癌症与心理因素有关,不良心理因素可导致癌症发生,也可导致癌症加重。因此,癌症患者的心理护理是一项十分重要的护理内容。

(3)治疗护理:治疗是癌症护理中的主要方面。癌症患者都要进行各种治疗,如手术、放疗、化疗等,手术前应安慰患者,使其增强信心。手术后应协助医护人员随时观察患者的生命体征,如血压、脉搏、呼吸、神情,手术刀口处有无渗出物等。对疼痛、恶心、呕吐、腹胀、咳嗽之类症状,也要注意观察,及时处理。

放疗、化疗可以发生血细胞下降,每1~2周应定期查白细胞、血小板一次,过低应停止治疗。放疗可发生放射性皮炎,化疗可发生药物刺激性血管炎,局部组织糜烂、坏死,应加强观察,及时处理,减少患者的痛苦。

(4)疼痛护理:疼痛是癌症病程中经常见到的症状之一,这是因为癌症晚期难免发生一定程度的疼痛,癌症手术及放疗、化疗也可发生一定程度的疼痛。解除疼痛是护理中的一个重要内容。药物止痛是主要方法,选用世界卫生组织推荐的三阶梯止痛方案,配合其他疗法,可使90%的癌症患者较好地解除疼痛。给药最佳时间是在疼痛发生前,即患者未痛或刚开始痛时。

非药物止痛也是我们应该掌握的方法。通过交谈、讨论共同感兴趣的话题,如音乐、体育、集邮、美术、旅游、难忘的回忆等,分散、转移患者对疼痛的注意力,消除患者的焦虑、紧张情绪也可以减轻疼痛。冷敷、温敷疼痛部位也可有效解除疼痛。

34 癌症患者夏季应注意哪些问题

夏季,癌症患者发病率和死亡率明显上升,处于康复期的癌症患者很可能再次住进医院。那么,癌症患者在夏季应注意哪些问题呢?

(1)饮食偏软,忌冷食:术后或接受放疗、化疗的患者,因治疗导致进食量减少,营养素摄入不足。因此,应注意补充蛋白质、微量元素及各种维生素,营养搭配合理。夏季饮食要偏软、温热,少食辛辣、过于油腻的食品。不宜多吃冷食,因为胃肠道如果骤然受冷,可导致肠胃痉挛,引起腹痛,消化道肿瘤、肝胆肿瘤患者尤其注意。

另外,每日饮水应在 1 500 毫升以上,多喝绿茶、温盐水和果汁等。膀胱、肾、胃部等癌症患者,体液补充要做到出入平衡,按需按量补充。

(2)讲究卫生,勤洗澡:夏季皮肤代谢快,皮肤皱褶处易藏污纳垢,皮肤癌和长期卧床的患者要勤洗澡或者擦身,以免引起褥疮和溃烂。汗湿的衣物及时更换,衣物以棉质、柔软、无刺激材料为主,减少不良摩擦。生吃瓜果要注意消毒、食品要保鲜。

(3)改善睡眠,别忘午睡:癌症患者因疾病及治疗的影响,睡眠不良尤为突出。因此,精神放松、保持适度运动、听听舒缓的音乐,可有效改善睡眠。中午休息 1 ~ 2 个小时,使身体各系统得以休息,有助于身体康复。

(4)调整心态,家人帮忙:夏季气候炎热,容易出现情绪烦躁,而癌症患者因治疗中出现的不良反应,情绪波动往往比较明显。因此,保持良好的心态很重要。除自身调节外,亲友要给予谅解和支持,多和癌症患者交流。

35 红枣、铁树叶、半枝莲、白花蛇舌草能治癌症吗

这是一个网上疯传的"神方":红枣大的 8 粒,小的 10 粒,铁树一叶,半枝莲 50 克,白花蛇舌草 100 克,水煎服。据说是一个死囚不忍秘方失传,临死前献出来的,治疗肿瘤百治百效。有无数的患者在网上或者打印出来亲自到医院门诊询问。说实话,这个方子纯属江湖演绎,方中除红枣外,其余 3 味药虽常用来治疗癌症,但只是极普通的药物,在治疗胃肠道癌症时可能有机会用到,但是药量不大,效果很一般。而且药性偏凉,长期服用有伤胃之弊,会造成脾胃虚寒,引起腹痛腹泻等不适。中医诊治依据患者身体、舌苔等个人情况综合调理更为适合,不宜盲目崇拜偏方秘技。

36 冬虫夏草有那么神奇吗

随着人们生活水平的提高,保健意识的增强,冬虫夏草(虫草)因长相奇特、产量稀少、药用价值高等原因受到市场的追捧,价格越炒越高,早年入藏时,一包香烟可以交换 500 克虫草,到现在翻炒到了每千

克 20 万元,乃至更高,功效也被无限夸大,几乎等同于延续生命的"仙草"!

虫草由肉座菌目线虫草科线虫草属的冬虫夏草菌寄生于高山草甸土中的蝙蝠蛾幼虫,使幼虫僵化,在适宜条件下,夏季由僵虫头端抽生出长棒状的子座而形成。主要产于中国

冬虫夏草是一种传统的滋补中药材,有一定的调节免疫功能、抗肿瘤、抗疲劳等功效,但绝不是神药。

青海、西藏、新疆、四川、云南、甘肃、贵州等省区的高寒地带和雪山草原,是一种传统的滋补中药材,有一定的调节免疫功能、抗肿瘤、抗疲劳等功效,但绝不是神药。

因为价格高,市场混乱,良莠不齐,真假难辨,直接危害健康。好的冬虫夏草,虫体丰满肥大,无虫蛀发霉,质脆,很容易折断,断面内心充实,略平坦,白色略发黄,周边显深黄色;子座以短为好,质柔韧,断面为纤维状,黄白色,口尝感觉味淡、微酸,闻之微有腥香,与虫体连接完整。但是,不良商贩会用竹签把断草拼接起来,混在整草里以次充好,甚至喷水增重,胶粘断草,灌铅汞等金属粉增重,用特制的虫草模具造假,以白僵蚕冒充,等等,让人防不胜防。如果盲目购买进补,不仅浪费钱财,而且有害。

其实,冬虫夏草功效并没那么神奇,完全可以用太子参、山药、石斛等常用品替代。

服食冬虫夏草比较简单而又有效的方法:

● 煮水当茶喝,而不是用开水泡着喝,此法简单有效。通常,冬虫夏草一次要煮 6 ~ 10 分钟,注意要用文火,煮沸时间短,水开后要马上喝,边喝边添水,在冬虫夏草水颜色最深的时候是营养最丰富的时候,这个时候的水一定不要浪费。可以把冬虫夏草吃掉。一壶冬虫夏草茶能喝上至少半个小时,添水 4 ~ 6 次。

● 跟肉类产品炖着吃,结合不同的肉类品种。此法缺点是不适合每日坚持食用。

● 用来泡药酒喝。

● 使用研磨机将冬虫夏草磨成粉,装进胶囊中随身携带,每日定时服用。此法在卫生方面有较多隐患,若不是每日定期服用,不推荐使用。

服食有宜忌,不是每个人都适用。宜用于:①老年慢性支气管炎,肺气肿,肺结核,支气管哮喘,咳嗽气短,虚喘咯血者。②体虚多汗,自汗盗汗者。③病后虚弱,久虚不复,或虚劳体弱,以及各种慢性消耗性疾病者。④肾气不足,腰膝酸痛,阳痿遗精者。⑤癌症患者及放疗、化疗后。⑥糖尿病、红斑狼疮、慢性肾炎以及再生障碍性贫血和白细胞减少患者。食时忌萝卜。

冬虫夏草的储藏要点是防潮、防蛀和防虫。保存不宜过久,过久会药效降低。

37 慎服天山雪莲

雪莲花,因多产于天山,故又名天山雪莲。雪莲花是唯一能在海拔 3 000 米以上生长的大型草本植物,平均株高 15～50 厘米,幼时全株具特异愉快芳香气味,喜生长于冰川岩缝之中、悬崖陡壁之上。雪莲花从种子萌发到抽薹、开花需 6～8 年时间,最后一年 6～8 月开花。由于这种特殊的生长习性和恶劣的生长环境使其天然稀有,并造就其独特神奇的药理作用,被世人奉为"百草之王"、药中极品。雪莲花的药理作用,历代文献均有记载,《穆天子传》记载,玉皇大帝向西王母求长生不老药,西王母取天山雪莲赠之;《本草纲目》《楚辞》《史记》《山海经》中均有雪莲花功能的记载,云:生崇山之中,功能除寒壮阳,强筋舒络,治腰膝酸软,为延年益寿之极品。古往今来,雪莲花一直是人们梦寐以求的滋补佳品。在武侠小说中,天山雪莲更是被赋予神化的功效,不但可起死回生,还可增强功力。

根据药典记载,天山雪莲如同一般清热解毒中药,主治肺疾、闭经、腰酸及关节炎,另相传有壮阳效果。但该药性属大热,吃了会大汗淋漓,从武侠小说中的练武者借服用天山雪莲逼出体内毒物,即可得到印证。雪莲花种类繁多,如水母雪莲、毛头雪莲、绵头雪莲、西藏雪莲等。现代化学成分分析显示,雪莲花全草含生物碱、黄酮、甾醇和多种氨基酸、雪莲内酯等,主要功效散寒除湿,止痛,活血通经暖宫,强筋助阳,促进子宫收缩,在治疗风湿疼痛、心血管疾病、延缓衰老、抑制肿瘤、消炎镇痛等方面有一定的作用。但有的天山雪莲如大苞雪莲有毒,要严格限制服用剂量,每次服用剂量以 2.5 克为限,否则有中毒之虞。由于天山雪莲会促进子宫收缩，孕妇禁用，否则会有流产的危险。另外，肝病患者若服用来路不明的中草药，常造成病情恶化后果，临床屡见不鲜，大家切勿学神农尝百草，拿生命开玩笑。临床上，中医界很少为患者开具天山雪莲的处方，而大家更勿以讹传讹，把天山雪莲视为治百病的神药，尤其肝、肾疾病患者更要谨慎服用。

中医界很少为患者开具天山雪莲的处方，尤其肝、肾疾病患者更要谨慎服用。

38.灵芝抗癌知多少

相信大家都知道《白蛇传》的故事，在许仙生命垂危时，白娘子历经千难万险，远赴昆仑山盗取仙草——灵芝，从而挽救了他的生命。故事中的灵芝是我国中医药宝库中的珍品，被称为"东方神奇仙草"，已被推崇了 2 000 多年。

灵芝属包含200多种灵芝，我国有115种，其中最有药用价值且研究较深并被国内外普遍接受的是赤芝和紫芝。现代研究表明，灵芝的化学成分约有十几类，其主要活性成分集中在灵芝三萜类和灵芝多糖类，有一定的抗肿瘤、抗氧化、抗过敏、抗辐射、平喘、保肝、免疫调节等功能，而其主要的药用成分在灵芝的种子即灵芝孢子中。

灵芝如何扶正抗癌，药理研究主要体现在以下几个方面：

● 灵芝多糖能提高机体抗肿瘤免疫功能，灵芝三萜类成分能抑制体外肿瘤细胞生长。

● 灵芝能抑制肿瘤细胞血管新生，阻断肿瘤细胞血液供应，从而抑制肿瘤生长。

● 灵芝有抗辐射作用，能减轻放疗、化疗对胃肠道的损伤，增强化疗药物的抗肿瘤作用，拮抗化疗药物的免疫抑制作用或骨髓抑制作用，具有增效减毒的作用。由此增强了机体免疫力，实现"正气存内，邪不可干"的功效，从而在一定程度上抑制肿瘤进一步发展和转移。

也正是由于灵芝有较好的抗肿瘤功效，近些年市面上出现了各种各样以灵芝为基础原料的产品，以至于灵芝产品"鱼龙混杂"，灵芝广告做得"天花乱坠"，消费者更是"不明所以""真假难辨"。如何擦亮眼睛，理性消费便成为首要问题。那么,该怎样正确选择呢?

(1)看灵芝菌种:我国已知灵芝菌种有115种。最有药用价值的为赤芝和紫芝。其中赤芝中含有丰富的灵芝三萜,抗肿瘤作用显著。

(2)看加工技术:灵芝的主要抗肿瘤成分集中在灵芝孢子中,而孢子壁由几丁质组成,不溶于酸及水。灵芝孢子被人和动物吞食后,胃酸并不能破坏孢子外壁,孢子随粪便排出后依然能够存活,因此灵芝孢子必须破壁后其有效成分才能被人体吸收利用。在目前的破壁技术中,常温物理破壁技术是最先进的,既可以充分破壁,又不会破坏灵芝孢子中的主要抗肿瘤活性成分。

(3)看栽培技术:灵芝对生长环境要求高,要有严格的温度、湿度和光照条件,应远离生产区,生活居住地,保证无污染,无农药残留。另外段木栽培的灵芝及收集到的孢子粉有效成分远高于袋栽灵芝。

(4)野生灵芝并不一定比栽培种更好:栽培种可适时采摘,防止其腐烂或虫蛀,而野生灵芝含较多杂质。由于孢子成熟后会从子实体(产孢结构)弹射出去,易随风飘走,故野生灵芝不易采摘。

(5)正确选购:选购科研实力强,企业规模大,信誉好的企业的产品。

最后需要注意的是,灵芝虽然有一定的药理作用,但是临床上使用并不普遍,多是作为保健品服用,不能代替正规的药物治疗。同时,市场炒作厉害,需要根据经济情况量力使用。

39 重楼能抗癌吗

有七片叶子,顶端开着黄绿色的花,治毒蛇咬伤。它就是重楼,又名七叶一枝花、蚤休。有小毒,苦寒,入肝经,有清热解毒、凉肝定惊、解痫毒的功效。现代药理研究表明,重楼对动物肿瘤细胞有抑制作用,又是治疗毒蛇咬伤的特效药物。

　　笔者的一个长辈,1年前无意中发现右侧颈部有一个肿块,在当地小诊所接受消炎治疗后没有好转,反而增大。于是到县医院就诊,最后,来到我院,经过颈部淋巴结活检,结合胸部CT等检查,确诊为右肺腺癌。一开始,家人隐瞒病情,告诉他是简单的炎症肿块,但是老人将信将疑。一天,他无意中听到家人的谈话,证实了他的猜测,他的心情由心存侥幸到恐惧失落:他同村的好几个罹患癌症的村民大多只活了一年多时间。他开始不断发脾气,想放弃治疗回家。后来我和他的家人一起对他进行心理疏导,并请来长期生存的老患者现身说法,老人心结慢慢解开,表示不再为明天的事担忧害怕,一定积极配合进行中西医结合治疗,把每一天活得有滋有味,现已健康生存1年。

　　癌症并非是完全不可战胜的疾病,但是初得癌症,患者心理上会有巨大波折,需要医生、护士乃至家人、朋友帮助患者树立信心,积极面对。首先,癌症患者一定要有战胜疾病的积极心态,虽然这将是一个艰苦的历程,但是只要能充分依靠当代的医药科学技术,建立战胜癌症的信心,调动自身的抗病能力,多数癌症患者,特别是早期和较早期的癌症患者是可以获得良好疗效的,有的甚至可以治愈。

　　下面是癌症患者的一般心理过程:

　　(1)怀疑否认期:患者突然得知确诊为癌症,企图以否认的心理方式来达到心理平衡,怀疑医生的诊断错误或检查错误。并会去不同医院就诊,希望是误诊乃至有奇迹出现。此时家属应尽量满足患者的要求以缩短病程。

　　(2)愤怒发泄期:过了否认期,患者常会出现强烈的愤怒和悲痛,一旦证实了癌症的诊断,患者会立即感到对世间的一切都有无限的愤怒和不平,有种被生活遗弃、被命运捉弄的感觉。表现得悲愤、烦躁、拒绝治疗,并把这种愤怒向周围的人发泄,常常与亲人、医护人员发生吵闹,事事感到不如意,不顺眼,怕被周围人遗弃。这种情绪持续不定,会消耗患者战胜疾病与正常生活的精力。此期我们医务人员和家属应理解患者，多给予患者更多的关心与体贴。

(3)合作协议期：此时患者心理状态趋于平静、安详、友善、沉默不语，由愤怒期转入合作期，这时又能顺从地接受治疗并希望得到舒适周到的治疗和护理，希望能延缓死亡的时间。

(4)悲伤忧郁期：当患者在治疗或休养过程中，想到自己还未完成的工作和事业，想到亲人及子女的生活、前途和家中的一切而自己又不能顾及时，便会从内心深处产生难以言状的痛楚和悲伤。再加上疼痛的折磨，则进一步转化为绝望，从而产生轻生的念头，就可能采取各种手段过早结束自己的生命。此期我们应在加强监护的同时做好患者的心理干预，以防止自杀状况的发生。

(5)接受升华期：也有许多癌症患者虽然有着多种心理矛盾，但最终能认识到现实是无法改变的，惧怕死亡是无用的，而能以平静的心情面对现实，生活得更充实、更有价值，希望在短暂有限的时间里，实现自己的愿望和理想，把消极的心理转为积极的反应，以使心理通过代偿来达到平衡。此期患者在积极的心理状态下，身体状态也会随心理状态的改变朝好的方面发展。

41 癌症患者的心理护理

时至今日，笔者还清楚记得20年前，刚大学毕业，从事普通内科时遇到的一位老年男性患者，因为疝气来诊，进一步检查发现腹水、血甲胎蛋白升高，确诊为肝癌，转到肿瘤科后，放弃治疗，最终自缢身亡，给家人和医生留下无尽的遗憾。也听到过，有患者食管癌长时间住院，花费高。儿子结婚前一天，与老伴拌了几句嘴，老伴气头上，骂他拖累家人，怎么还不死？终酿悲剧，夜间，也就在儿子结婚的前夜，跳楼身亡。当然，20年后，随着医学的进步，治疗效果的显著提高，人们的恐癌情绪已经大大减轻，多数能以平常心面对。但是人们也比以往面临更多的社会、家庭以及经济的压力，需要更加重视，提前规划、舒解，尽可能把各种不良因素消除在萌芽状态。

癌症患者在病程中会遇到各种心理问题。大部分患者面对死亡会表现出愤怒、抑郁等不良情绪及自杀倾向。需要根据不同人群、不同文化背景、不同的社会境况及不同个性素质，因人而异提供不同层次的个性化的心理护理。心理护理对于及时调整癌症患者心态，调动树立战胜疾病的信心，发挥主观能动性，始终保持乐观向上的心态，积极配合治疗，不断消除心理因素的负面影响起着重要的作用。护理过程中要及时了解、超前预见，根据患者不同时期的心理特征，用心理学的方法予以积极施护，来不断提高患者的生活质量，增进患者的社会适应能力，促进疾病向健康的方向发展。

（1）及时了解患者心理变化：这就要求医护人员要经常深入病房，多与患者交流，仔细观察患者的一言一行，以便及时了解他们存在的心理问题。另外，对于一些患者还可以运用各种量表进行测试，比如抑郁自评量表、焦虑自评量表、汉密尔顿抑郁量表、汉密尔顿焦虑量表等，以便正确评估患者的心理状态。运用沟通交流技巧，找出引起患者心理问题的原因。

在这个阶段，应该运用恰当的沟通交流技巧与患者交流，找出问题所在。首先，与患者交流时要全神贯注。时刻关注患者，关注患者的需要，通过体位和目光的接触，表示关心和真诚，保持舒适的体态以示耐心。其次是倾听。要做到有效倾听，我们不仅要听患者在说什么，还应根据他们所表现出来的非语言行为来正确理解他们所说的话，并不只是他们所说的内容，还应注意其说话的语调、频率、语言的选择、流畅程度、面部表情、身体姿势及移动等。再次，要及时核对和做出反应，让患者确信我们在倾听，从而鼓励其继续展开他的叙述。最后，在与患者交流的过程中，应该设身处地，从患者的立场去体会他们的心境和心理历程。

（2）增强患者战胜疾病的信心：癌症患者一旦获悉自己患了不治之症，生的欲望就会降低，而死的欲望会增强。这时，护理的主要目的就在于唤起患者的希望和求生的信念。护理过程中要用坚定的表情、不容置疑的语言取得患者的信赖。不断鼓励患者微小的病情改善的事实，帮助患者排除不良的心理状态。当患者萌发希望之后，要进一步鼓励患者承担力所能及的生活事项，鼓励他们敢于驾驭生活。适当的活动不仅使身体受到直接锻炼，并能从压抑、焦虑、烦恼、苦闷中解脱出来，达到移情益志，对心理状况起到积极的调控作用。

（3）治疗过程中的心理护理：当患者出现全身衰竭、失眠、疼痛等多种症状时,护理人员应密切观察病情变化,给予必要的支持疗法,除力求改善全身状况外,更应注意给予患者良好的心理支持,用历尽磨难终于战胜病魔的实例及患者对亲人的不舍牵挂,来鼓励激发患者的求生欲望。

(4)治疗过程中的心理护理:在患者进行手术时、放疗或化疗前,向患者宣传进行这种治疗的必要性的同时,也要向患者解释治疗期间可能出现的不良反应,使患者有足够的心理准备,主动克服困难,积极配合治疗。

(5)做好家属的心理支持工作:在我们对患者实施护理的同时,我们不仅要注意患者的心理反应,而且要重视家庭成员对患者的态度和相互关系。对于慢性肿瘤患者因病程相对较长,家属难免会出现厌烦情绪,此时我们医护人员应以身作则,以细心、耐心、真诚、热情打动家属,让家属自然地融入救治工作中。对于家庭关系亲密的家属,我们应该正确引导,不可在患者面前表现得过分难过,不要再增加患者的悲痛,使患者能在一种积极、轻松的环境中配合治疗。

有家医院通过 128 例癌症患者综合护理对策的实施情况,来观察癌症患者不同的生理和心理状况的变化,并根据患者疾病不同阶段的特征有的放矢地积极护理,使其尽早恢复正常的生活轨道。经统计学检验,已接受心理护理实施的患者与未接受心理护理实施的患者,其生活质量影响差异显著。

五、癌症患者的饮食

1 癌症患者需要加强营养吗

很多人说,癌症患者增加营养会助长癌细胞的生长、扩散,增加转移的机会。这是一种非常片面的看法,也是没有任何科学依据的。

> 癌症患者在治疗期间,配合高营养是有好处的。国外已将营养疗法作为整个抗癌计划的一个重要的组成部分。

癌症患者同正常人一样,如不增加营养就会造成营养不良,降低机体的免疫力,严重影响患者的康复。相反,增加营养能改善机体的营养不良状况,提高机体的免疫力,使机体的抗癌能力得以提高。

癌症患者在治疗期间,配合高营养是有好处的。营养疗法使机体受益大于肿瘤受益。国外已将营养疗法作为整个抗癌计划的一个重要的组成部分。

2　癌症患者不能食用的食物

- 动物性食品:腐败变质食品。
- 豆类:霉变豆制品。
- 蔬菜:腐败变质的蔬菜。
- 粮食:霉变粮食及其制品。

3　肿瘤患者尽量少吃的食物

- 动物性食品:肥畜肉和肥禽肉,盐腌肉、鱼,烟熏制品,香肠,红肠等。
- 蔬菜:新鲜腌制咸菜,不新鲜蔬菜。
- 水果:水果罐头或果味饮料。

4　肿瘤患者最适宜的食物

- 动物性食品:瘦猪肉、牛肉、羊肉、鸡肉、鸭肉、鸽肉等,黄鱼、鲞鱼,蛋类。
- 海产品:海蜇、海带、紫菜、海参、海藻。
- 豆类:各类大豆制品,如豆浆、豆腐、素鸡等。
- 蔬菜:新鲜深绿色和黄、橙色蔬菜等。
- 果品:如红枣、龙眼、核桃等。
- 粮食:各种粮食及其制品。

5　癌症患者能吃发物吗

　　郑州的朱老太,大肠癌术后,一直在门诊服中药,恢复不错。儿女非常孝顺,逢年过节总是变着花样给老人做丰盈的美食。

　　可是,朱老太一直有着困惑:鱼虾、羊肉、无鳞鱼,人们常讲都是"发物",吃了能引起肿瘤复发,这些能不能吃? 真有发物这一说法吗?

牛肉、羊肉、公鸡、虾、螃蟹、无鳞鱼等肉类食品,以及蔬菜中的韭菜、香菜、茴香、葱、姜等辛香发散之物,属于传统意义上的发物。但是,目前的科学研究在这一领域上没有发现确切的科学依据:食用这些所谓的发物一定会导致肿瘤的复发。对于晚期恶病质、严重消瘦的癌症患者,现代肿瘤营养学反而建议加强上述食品中优质蛋白的摄取,必要时需要给予静脉营养,大量科学证据表明这样对患者更有益。福建医科大学曾经系统观察了近百种食物,没有观察到有导致肿瘤发展的作用。另外,信仰伊斯兰教的人们日常吃的就是牛肉、羊肉,他们患了癌症怎么办? 就不能沾肉了吗? 所以关于"发物引起癌症复发、发展"的论断没有科学证据。只要没有过敏,吃了没有不适反应,这些东西都可以吃。只是要控制一下吃的量,比如一周只吃 1～2 次,每次少吃点,多样化,就没有什么问题。

当然,适合吃哪些食品,也要因人而异。发物中如鸡、蛋类、猪头肉等对人体而言为异体蛋白,可能成为过敏原,而导致人体发病。鱼、虾、蟹类本身含有组织胺,而组织胺可使血管通透性增高、微血管扩张、充血、血浆渗出、水肿、腺体分泌亢进及嗜酸性粒细胞增高等,从而导致了机体变态反应(即过敏反应),可以诱发皮肤病,如出现红斑、丘疹、水疱、发热等。有的高敏患者,甚至对大米、小麦、玉米等都可产生过敏反应。酒、葱、蒜等可通过乙醇或挥发刺激物质直接引起皮肤毛细血管扩张,导致血流加速,会让原有的皮肤病病情加重或病情迁延。所以中医所说的热证、实证忌吃辛辣刺激性发物,也不是完全没有道理。

6 癌症患者需要忌口吗

所谓忌口,就是指人们不应该吃的东西,若吃了会对健康不利。传统医学是非常重视忌口的,一般地说,中医的忌口主要是针对患者而设。是否需要忌口,也不能笼统而论,需要因人、因病具体分析。一方面要注意遵循一些传统的、有科学依据的忌口习惯;另一方面也不要过分苛求,尤其对一些故弄玄虚的说法不必过于认真。

病中的忌口,一方面与服药有密切的关系,也就是药后忌口;另一方面要注意与病情的关系,要针对疾病的寒热虚实、表里上下、五脏六腑等病因、病位、病性诸方面,结合食物的性、味全面加以考虑。凡是对疾病不利的饮食都应该适当禁忌。

不仅古代医学重视忌口,现代医学亦很重视忌口,尤其是对一些常见病、急性病有着非常严格的饮食禁忌。如得了麻疹,须忌食脂肪油腻、香甜黏滞、辛辣、香燥、酸涩的食物,更忌海鲜。若是冠心病,要严格限制高胆固醇、高脂肪食物的摄入,尤其是蛋黄、猪脑、动物内脏。又如肝硬化、肝癌,在伴有腹水时,要进无盐饮食,并控制入水量,严格忌酒和辛辣刺激品、生硬食物,以防引起消化道静脉破裂出血。

当食物易与药物产生不良反应时要忌口。进食食物有可能会减弱、抵消药物疗效,甚至产生不良反应,从而妨碍疾病的治疗。比如,茶水含有约10%的鞣质,在体内易被分解成鞣酸,而鞣酸会沉淀黄连素中的生物碱,降低其药效。因此,服用黄连素前后2小时内不能饮茶;布洛芬(芬必得)对胃黏膜有刺激,咖啡中的咖啡因和可乐中的古柯碱(可卡因)则会刺激胃酸分泌,加重布洛芬对胃黏膜的副作用,甚至诱发胃出血、胃穿孔;服用抗生素前后2小时不要饮用牛奶或果汁,因为牛奶会降低抗生素活性,使药效无法充分发挥;而果汁(尤其是新鲜果汁)富含的果酸会加速抗生素溶解,不仅降低药效,还可能增加不良作用等。

当食物对病后调整康复不利时要忌口。大病初愈,消化力弱,正气未复,饮食失当,可使病情反复或变生他疾。如鱼虾蟹贝、香椿芽、蘑菇以及某些禽畜肉、蛋等,曾患过敏性疾病者,应注意选择避免食用。又如高脂血症、高血压、冠心病、中风等,病后饮食宜清淡,不可过食油腻厚味之物。

下面是一些特定时期或疾病在饮食上的一些禁忌:

(1)放疗、化疗期间:因为放射线为"热毒",所以此时不宜多吃易于上火的辛辣、干硬食物,例如油炸的食物、狗肉、羊肉、鹿肉、坚果、荔枝、龙眼、花椒、胡椒、大料等热性食品,以免加重不良反应。化疗会伤及脾胃,需要多进食清淡、易消化的食品,禁忌辛辣油腻生冷之品。

(2)肝硬化、肝癌患者:因为可能合并有食管胃底静脉曲张,很容易出现曲张静脉破裂出血,危及生命。所以这部分患者忌食坚硬、粗糙之品,如老玉米、铁蚕豆等,吃鱼、排骨也需要仔细挑刺、剔骨,宜细嚼慢咽,以免粗糙、尖锐之物刺破胃、食管黏膜上曲张的静脉血管,导致大出血。

(3)伴水肿的患者:应该少食腌渍食物,少吃盐,否则会加重水肿。

（4）伴腹泻的患者：忌食生冷之品，如冷饮、水果、油腻食物，以及菠菜、萝卜、韭菜、蜂蜜等滑肠食物，否则会加重腹泻。

（5）肾功能衰竭及晚期肝癌患者：此时需要限制蛋白质的摄入量，所以饮食中要少吃蛋白质含量高的食物，包括动物蛋白质与植物蛋白质，如各种肉类、海鲜、豆制品等。

（6）其他传统的禁忌：猪肉反乌梅、桔梗、百合、苍术，猪血忌地黄、何首乌、蜂蜜，羊肉反半夏、菖蒲、铜，狗肉反商陆，忌杏仁，鲫鱼反厚朴，忌麦冬，蒜、萝卜忌地黄、何首乌，醋忌茯苓，薄荷忌鳖肉，天冬忌鲤鱼，白术忌桃、李，人参忌萝卜，土茯苓忌茶，鳖忌苋菜等，大多缺乏科学验证，生活中适当注意即可，不必过于纠结、担心。

7 得了癌症能否吃蜂王浆

> 问：请问医生，患子宫内膜癌手术并做化疗后能不能吃？我是子宫内膜癌。有人说蜂王浆含雌激素，对此部位不好。

确实，蜂王浆中含雌激素。不过中医讲究阴阳平衡，现代营养学也讲营养均衡。饮食多样化的前提下，少量吃些也不碍事的，反而可以提高免疫功能，促进身体恢复。毕竟不是像饭一样大量吃的。

8 得了乳腺癌能喝豆浆吗

乳腺癌患者能不能喝豆浆，吃豆制品会不会影响乳腺疾病等，社会上一直存在争议。我们认为，豆浆还是可以喝的，只是要讲究方法。

> 乳腺癌患者可以喝豆浆，只是要讲究方法。

大家都知道，乳腺癌的发病跟人体内雌激素的水平偏高有关系。而大豆中含的大豆异黄酮，是一类重要的植物雌激素，可能会引起乳腺癌患者体内的雌激素水平升高，产生危害。所以，大家颇多顾忌。但是更应该看到大豆异黄酮具有的积极作用，比如：能抑制引起癌细胞发生的蛋白酪氨酸激酶的活性；能够控制癌细胞赖以生长的血管的增生，减慢它的生长；能够消除氧自由基，起到抗氧化的作用；还能调节细胞的周期、分化和凋亡。它的类雌激素作用还能有效降低体内雌激素水平,从而减少乳腺肿瘤的发生。况且,豆制品含有较高的植物蛋白质,对身体有一定的好处,不能因噎废食,完全拒绝豆制品。

另外,这类植物雌激素要通过消化分解才能吸收利用,在豆制品代谢的过程中到底有多少雌激素能被人体吸收还不好确定,而且人体每天摄入的豆制品不会太多,能吸收的大豆异黄酮也较为有限,所以一般不会对人体的激素水平造成太大的影响。

研究初步显示,人体内起生物作用的异黄酮日摄入量30~50毫克为最好,相当于人每天至少要饮用1杯250毫升的豆浆和进食200~300克豆制品。虽然食用大豆对乳腺癌的预防有好处,但是也要注意摄入方式,比如最好不要以粉末的方式食用。一般来说,除非真的被确诊为蛋白质营养不良或者蛋白质缺乏症,否则只要从日常饮食中补充就够了。

9 吃甲鱼能提升白细胞吗

问:化疗后常出现白细胞不足症状,几乎都要打升白针解决,听说有人因化疗时吃了野生的甲鱼而在验血时白细胞非常充足。不知是否有科学依据?

甲鱼有提升白细胞的作用,不过作用有限。还要注意加工时别太油腻,影响消化。升白针药物升白细胞,因为调动的是周围血中的白细胞,短期内会维持较高水平,对预防白细胞低下引起的感染、保证治疗的正常进行有一定作用。但是调动过度,相当于"老弱残兵"都征调了,作用会降低。

化疗前后配合中药升白药物可能更适合。再配合艾灸相应穴位,许多患者可以免去升白针治疗。

10 网上传的蔬菜抗癌作用排行榜靠谱吗

下面是网上流行的从高到低排出的20种对肿瘤有显著抑制效应的蔬菜名单:

熟甘薯(98.7%),生甘薯(94.4%),芦笋(93.9%),西蓝花(92.8%),卷心菜(91.4%),菜花(90.8%),欧芹(83.7%),茄子皮(74%),甜椒

（55.5%），胡萝卜（46.5%），金针菜（37.6%），荠菜（35.4%），苤蓝（34.7%），芥菜（32.9%），雪里蕻（29.8%），番茄（23.9%），大葱（16.3%），大蒜（15.9%），黄瓜（14.3%），大白菜（7.4%）。

其实，单纯依靠蔬菜抗癌绝对是不靠谱的。多食蔬菜可以提供对身体有好处的维生素、膳食纤维，但是基本没有抗肿瘤效果。脾胃虚弱，容易腹泻的癌症患者，多食蔬菜反而可能增加胃肠负担，加重腹泻症状。

11 如何饮食预防癌症

（1）食品多样化：食谱广，不仅可满足机体所需的各种营养素，而且还能抑制有害致癌物质。

（2）喝含乙醇的饮料一定要适量：喝酒多有损健康，口腔、咽喉、食管和肝脏的癌症与喝酒过量有关。喝酒多同时又抽烟，患癌症的危险性更大。

（3）避免过多胆固醇的摄入：低脂肪饮食可以减少患乳腺癌、前列腺癌、结肠癌和直肠癌的危险性。

（4）食用含有足够淀粉和膳食纤维的食物：应该多吃水果、蔬菜、干豆、全谷类食品、豆类及其制品，以增加淀粉和膳食纤维的摄入量，这样可降低患结肠癌和直肠癌的风险。

（5）养成良好习惯：保持营养的均衡，维持理想体重。避免吃过多的糖。

12 常见的防癌食品

（1）十字花科的植物：包括西蓝花、菜花、卷心菜，都是防癌的食物。很多研究显示，常吃上述蔬菜可减少胃癌、乳腺癌、肠癌的威胁。十字花科蔬菜里的有益物质是一系列被称为靛基质的复合物。但靛基质会在煮的时候失去，所以不要煮太长时间。

（2）柑橘类水果：富含维生素 C，能提高细胞的免疫能力。

（3）鱼：寒带、冷水里的鱼，体内含有一种在严寒下仍保持液体状态的脂肪，我们吃下去能防范心脏病和癌症。

（4）蒜和洋葱：大蒜精有抗癌和加强免疫系统之功效，能阻止亚硝胺形成，而亚硝胺留在胃里就很有可能变成酿癌素。此外，大蒜精可帮助身体对抗霉菌和细菌的感染。

(5)绿茶:绿茶含有阻止癌细胞生长、降血压和降胆固醇的成分。绿茶茶叶分解出来的特别复合物表没食子儿茶素没食子酸酯(EGCG),能有效抑制动物的癌细胞生长。

(6)螺:螺含有大量锌,锌是构成免疫细胞的重要元素。

(7)麦芽和全麦面包以及谷物、植物油和果仁:提供丰富的抗氧化剂维生素E。维生素E可保护细胞免受氧化破坏,对癌细胞有较强的抵抗能力。另外,维生素E可以加速白细胞的生长,进一步提高免疫力。

(8)甜瓜类和蔬菜:南瓜、葫芦属甜瓜类,连同黄色和绿叶类蔬菜都含有丰富的β胡萝卜素,这是一种像维生素E那样的抗氧化剂,能减少几种癌症(子宫癌、肺癌、胃癌)的发病率。β胡萝卜素一被消化,便会转化成维生素A,维持一个健全的免疫系统。

当热,癌症的发生,是多种因素长期作用的结果。单纯依靠食品防癌,作用非常有限,而且不切合实际。健康的心态,良好的生活习惯,结合定期体检,及时纠治慢性病或癌前病变,才是防癌的根本。

第三章　常见癌症的治疗

一、肺癌

1　什么是肺癌

问:我父亲是个石头加工工人,戒烟十多年了,但常年暴露在石粉飞扬的环境里。去年春开始咳嗽不止,去医院检查一下发现右肺上侧有个阴影。4月住了一阵院。医院通过CT和纤维支气管镜(纤支镜)都没确诊。涂片分析也没发现癌细胞,癌胚抗原指数也在正常参考值范围。最后得出的结论是右肺恶性肿瘤。因为经济和其他方面的原因,我父亲选择了放弃治疗。5~10月父亲风平浪静地度过,并且比以前胖了许多。我们一家人都松了口气,以为没事了。不料11月20日左右父亲连续吐血一周左右,好不容易治疗后止住。一个多月平静无事。今年1月18日左右再次出血至今,无论怎么输液止血都没什么效果。以前误以为是肿瘤破裂。最近医生认为是肿瘤增大,侵犯到了气管,一咳嗽就会导致创口复裂。经过治疗,出血算是止住了。

从去年11月至今年2月两次出血,到现在我父亲又恢复了正常,除了天气变化时会咳嗽外,没有别的症状。

请问这是癌症吗?而他开始有咳嗽是从前年年底开始的。我现在在想,也许他并非是肺癌,而是气管扩张,可在胸透片里却又清晰地看到有阴影……

那么,究竟是不是肺癌,又该怎样诊治呢?

一般把发生在支气管黏膜上皮的肿瘤称为肺癌。但是,根据细胞类型的不同又分成小细胞肺癌、非小细胞肺癌两大类,非小细胞肺癌中又细分成腺癌、鳞癌以及大细胞肺癌等;近年根据表皮生长因子受体、间变性淋巴瘤激酶(ALK)等基因有无突变的不同,又划分出不同的分子类型,治疗方法和效果大不相同。不能以"肺癌、肺部肿瘤"一概而论,盲目治疗。

近50年来肺癌发病率显著增高,在欧美工业发达国家和我国的一些工业大城市中,肺癌发病率、死亡率在男性恶性肿瘤中已居首位,在女性中发病率也迅速增高,占女性常见恶性肿瘤的第二位或第三位。肺癌成为危害生命健康的一种主要疾病。

2 肺癌的病因

肺癌的病因至今还不清楚,大量资料表明肺癌的高危因素包括:

(1)吸烟:长期吸烟可致支气管上皮细胞增生,鳞状上皮增生诱发鳞状上皮癌或未分化小细胞癌。

> 肺癌的高危因素包括:吸烟、职业和环境接触、放射、肺部慢性感染、内在因素。

(2)职业和环境接触:约有高达15%的肺癌患者有环境和职业接触史,有充分的证据证实以下几种工业成分会增加肺癌的发生率:铝制品的副产品、砷、石棉、铬化合物、焦炭炉、芥子气、含镍的杂质、氯乙烯等。长期接触铍、镉、硅、甲醛等物质也会增加肺癌的发病率,另外,空气污染,特别是工业废气、雾霾都是肺癌的高危因素。

(3)放射:铀和氟石矿工接触惰性气体氡气、衰变的铀副产品等,较其他人的肺癌发生率明显增高,但是长期接触电离辐射导致肺癌发病增加的证据不足。

(4)肺部慢性感染:如肺结核、支气管扩张症等患者,支气管上皮在慢性感染过程中可能化生为鳞状上皮,终致癌变,但这类情况较为少见。

(5)内在因素:家族、遗传和先天性因素以及免疫功能降低,代谢、内分泌功能失调等也可能是肺癌的高危因素。

3 肺癌的症状和表现

> 警惕：门诊上先后有几个患者分别是因为腿疼、反复"感冒发热"、声音嘶哑、肺结核长时间治疗不能缓解而来医院就诊，最终被确诊为肺癌。所以不仅要注意肺癌的常见症状，对于一些肺外症状也要警惕。

肺癌的临床表现包括肺部和肺外两方面的症状和表现。

肺部主要有六大症状：

● 咳嗽。阵发性刺激性呛咳，无痰或仅有少量白色泡沫样黏痰。

● 咳血。间断性反复少量血痰，往往血多于痰，色泽鲜，痰、血不相混，偶见大咯血。

● 发热。中、低度发热。

● 胸痛。持续性尖锐而剧烈地疼痛。

● 胸闷气急。或突然出现，数日后渐轻；或缓慢出现渐趋加重。

● 喘鸣。局限性、吸气性哮鸣，咳嗽后并不消失。

肺外表现主要是，由于肿块压迫、侵犯邻近的组织、器官，远处转移，副癌综合征（如上腔静脉综合征可以出现头昏、眼花、头颈部浮肿，胸颈部浅静脉怒张；霍纳征表现为患侧眼球凹陷，上眼睑下垂，瞳孔缩小，声音嘶哑，吞咽困难，胸闷，心悸，消瘦，杵状指、趾等）以及其他远处部位转移引起的胸水、疼痛、黄疸等相应症状和体征。

4 诊断肺癌需要哪些相关检查

（1）影像学诊断：包括胸部 X 线检查、平片以及 CT 检查。主要观察肺部肿块特征，肺门是否增宽以及是否伴有肺不张、局限性肺气肿、阻塞性肺炎等。

（2）细胞学诊断：痰液、胸水及纤维支气管镜获得细胞学标本，以证实为肺癌细胞。

（3）病理学诊断：通过活检取得病灶、转移灶的组织标本，证实为原发性肺癌。主要有 4 种：①小细胞癌。淋巴细胞样（燕麦细胞）、中间型细胞(梭形、多角形和其他)。②鳞状细胞癌(表皮样癌)。高分化、中分化、低分化。③腺癌。高分化、中分化、低分化、细支气管肺泡性/乳头状。④大细胞癌。伴有黏液分泌,伴有多层结构,巨细胞性和透明细胞性等。

(4)生化学诊断:癌胚抗原测定 > 2.5 纳克/毫升,肺癌患者有 61% ~ 77% 阳性,其水平与病情轻重及预后有一定的关系。

(5)分子生物学诊断:近年研究表明,肺癌的发生与驱动基因密切相关,每类肺癌的驱动基因都不同,可以根据不同的驱动基因,采用合适的药物进行治疗。如果找到驱动基因,治疗就事半功倍;如果没有找到驱动基因而盲目治疗,有可能治疗效果连安慰剂都不如。*EGFR*、*KRAS*、*ALK* 等驱动基因的检测已经在大多数三级甲等医院开展。

5 怎样分辨肺癌的期别

确诊肺癌后,医生分辨病程的早晚主要参考国际抗癌联盟(UICC)制订的 TNM 肺癌分期原则(其他肿瘤的分期原则和肺癌的 TNM 分期原则基本相同)。

(1)非小细胞肺癌(包括鳞状细胞癌、腺癌和大细胞癌等):癌症的治疗和预后与癌症处在哪一期密切相关。癌症的分期基于原发肿瘤的大小(用 T 来代表),是否有淋巴结转移(用 N 来代表)和远处转移(用 M 来代表)。通常癌症分为 4 期(Ⅰ、Ⅱ、Ⅲ、Ⅳ期),Ⅰ期为最早期癌,Ⅳ期为晚期扩散癌。

(2)小细胞肺癌:小细胞肺癌只分为两期,局限期和广泛期。局限期指肺癌局限于一侧胸腔;广泛期指肺癌扩散到一侧胸腔以外。

6 肺癌的分型

根据肿瘤发生的部位不同可以分为中心型肺癌和周围型肺癌。中心型肺癌主要发生在段以上的支气管,而周围型肺癌多发生在段以下的支气管。根据组织细胞学分类可分为鳞状细胞癌、腺癌、小细胞癌和大细胞癌等。

7 肺癌需要和哪些疾病鉴别

（1）肺结核：多见于30岁以下青年人，病灶圆形，直径<4厘米，多见于上叶，边缘光整，无毛刺，很少有分叶，病程长，发展慢，抗结核治疗有效。目前相对少见。

（2）肺脓肿：常有急性期表现，高热，脓性痰量多，多见于下叶或上叶尖后段，有包膜，边缘光整，无毛刺，消炎治疗有效。

（3）肺部良性肿瘤：多无症状，病灶密度均匀，光整无毛刺，少见分叶，病程长，增长缓慢。

8 中医对肺癌的认识

目前中医有关肺癌的诊断和西医基本一致，诊为"肺癌病"或"肺积"。古医籍中多在肺积、息贲、痰饮、咯血、胸痛、喘证等病症中有所记述。

9 中医治疗肺癌常见的辨证论治分型

中医治疗肺癌的方法包括辨证治疗、中成药以及其他治疗措施。中医辨证一般分为以下5型。

（1）肺脾气虚证：久嗽痰稀，胸闷气短，腹胀纳呆，浮肿便溏，四肢无力，脉沉细或濡，舌质淡，苔薄，边有齿痕。

治法：补脾益肺。

方药：四君子汤合桔梗汤加减。

党参15克，白术15克，茯苓15克，清半夏9克，陈皮9克，桔梗9克，苇茎12克，生薏苡仁30克，草河车9克，生黄芪30克，甘草6克。

（2）肺阴虚证：咳嗽气短，干咳痰少，食少纳差，神疲乏力，潮热盗汗，口干口渴，舌赤少苔或舌体瘦小，苔薄。

治法：滋阴润肺。

方药：麦味地黄汤加减。

麦冬9克，生地黄9克，牡丹皮9克，山萸肉9克，五味子6克，山药12克，泽泻9克，全瓜蒌15克，夏枯草9克，白英9克，白花蛇舌草15克。

(3)气滞血瘀证:气促胸闷,心胸刺痛或胀痛,心烦口渴,大便秘结,失眠,唇暗,脉弦或涩,舌紫或有瘀血斑,苔薄。

治法:行气活血,化瘀解毒。

方药:柴胡疏肝散合桃红四物汤加减。

柴胡 10 克,枳壳 6 克,白芍 12 克,陈皮 9 克,香附 6 克,甘草 6 克,桃仁 9 克,红花 6 克,当归 6 克,赤芍 9 克,生地黄 9 克,川芎 9 克,仙鹤草 15 克。

(4)痰热内阻证:咳黄痰嗽重,纳呆,口干口渴,神疲乏力,胸闷发憋,舌质暗或红,苔黄腻,脉细滑或滑数。

治法:化痰利湿,清热散结。

方药:千金苇茎汤合二陈汤加减。

苇茎 30 克,桃仁 9 克,冬瓜仁 30 克,陈皮 9 克,半夏 12 克,茯苓 12 克,白术 12 克,党参 12 克,生薏苡仁 30 克,杏仁 6 克,瓜蒌 10 克,黄芩 10 克,半枝莲 15 克,白花蛇舌草 30 克。

(5)气阴两虚证:咳嗽痰少,神疲无力,汗出气短,口干烦热,午后潮热,手足心热,有时心悸,纳呆脘胀,尿少便干,舌质红,苔薄,或舌质胖有齿痕,脉细。

治法:益气养阴。

方药:沙参麦冬汤加减。

沙参 20 克,麦冬 15 克,玉竹 12 克,桑叶 10 克,天花粉 24 克,扁豆 30 克,生甘草 6 克,浙贝母 6 克,生黄芪 30 克,杏仁 6 克,半枝莲 15 克,白花蛇舌草 30 克。

10 肺癌的艾灸治疗

艾灸疗法因为疗效确切,被国家中医药管理局列为中医适宜技术推广项目,用于癌症体弱患者或化疗后的日常调理(除了有明显口干、手足心热、舌红少苔的阴虚患者外,都可使用)。选取大椎穴、脾俞、胃俞、膈俞、肾俞等 9 个穴位,采用隔姜灸治疗,9～15 天 1 个疗程,对各种原因导致的免疫功能低下、白细胞降低和贫血患者疗效明显。

11 肺癌的气功治疗

我们自 1993 年开展"自控气功快速疗法",有针对性地用于癌症的康复和治疗。该疗法是根据医家、儒家、佛家等养生理论,创编的一种医疗气功。"自控"有三重意思:一为调心、调息、调身;二是对自己的性格、习惯、嗜好做合乎生理卫生的自我调控,来截断病源;三是要发挥主观能动性,进行自我调节。本功法在调整心态、防治癌症和慢性病方面有一定的辅助效果。该功法的基本特点是以中西医理论为指导,有补有泻,辨证施功,术后、放疗、化疗后均可练功。其他如郭林气功、太极拳、八段锦、瑜伽等,患者也可以根据自身体力、兴趣选择使用。

12 肺癌的其他治疗方法

(1)药液熏吸:金银花、白茅根、仙鹤草、夏枯草各 15 克,野菊花、桑叶、板蓝根、山豆根、半枝莲、紫草、胖大海、桔梗各 10 克,薄荷 7 克,冰片 3 克,煮沸后令患者吸入。

(2)心理治疗:医务人员对患者进行"话疗",与其谈心、交朋友,是施行依从性教育的重要手段。

(3)音乐治疗:以我国古典音乐和现代轻音乐为主要内容,使患者身心轻松,情绪平稳。

(4)深部热疗:是目前肿瘤治疗中疗效较肯定的一种物理疗法。通过高频电磁波使组织加热达到能够杀灭癌细胞的温度。

(5)免疫治疗仪治疗:通过极高频声电波对人的免疫器官、免疫细胞、免疫分子实行群体水平调节,全方位、多层次协同刺激免疫系统,以及与免疫相关的神经、内分泌、经络等系统的免疫调控点,强化人体的免疫功能。

(6)粒子植入治疗:将放射性粒子(碘-125)植入肿瘤内部,持续释放 γ 射线杀死肿瘤。这是一种近距离放疗方法,适用于病灶局限的各期肺癌患者。

(7)气管镜下微波治疗:气管镜下可以清除气管、支气管内的痰液、肿块,局部止血,还可以引入微波导丝,消融气管内壁浅表肿瘤。

13 肺癌的现代医学治疗手段

肺癌的综合治疗是肺癌临床研究领域的热门课题,肺癌的治疗有外科治疗、放疗、化学药物疗法、分子靶向治疗和免疫疗法等。外科治疗已被公认为是治疗肺癌的首选方法,主要依据肺癌临床分期选择治疗方案,根治性切除,到目前为止是唯一有可能使肺癌患者获得治愈从而恢复正常生活的治疗手段。

14 肺癌的分子靶向治疗

肺癌的病因及发病机制目前尚不完全明确,肺癌仍是肿瘤治疗中的难点之一。随着新一代化疗药物的出现,肺癌的疗效有了一定程度的提高,但肺癌患者总的生存率仍然较低。近年来,随着肿瘤个体化治疗理念的提倡、分子检测技术的进步和靶向治疗药物的不断推出,肺癌驱动基因检测指导下的个体化治疗引起了众多学者的关注和探讨。

目前认为,分子水平的改变导致半数以上非小细胞肺癌的发生、维持和发展。这一观点也进一步推动了新的致癌基因靶向药物和治疗方案的出现。

大量国际大型临床研究已确认,那些有着 *EGFR* 基因激活突变或 *ALK* 基因重排的肿瘤患者可以分别从 EGFR 和 ALK 酪氨酸激酶抑制剂(TKI)中获益。

15 肺癌的免疫治疗

长期以来,不断有研究探索针对免疫系统来治疗癌症的方法,但是结果令人失望。早期有人尝试研发药物以帮助免疫细胞对抗肿瘤,最后在临床试验中惨败。20 多年以来,肺癌免疫治疗的希望基本都破灭了,肺癌曾一度被认为是无免疫活性的肿瘤。但是,随着近几年新一代癌症疫苗和免疫调节剂的成功研发,肺癌的免疫治疗再次成为国际研究热点。对免疫系统中肿瘤监控认识的增加,有助于新的免疫制剂的研发。尤其是目前广泛认为肿瘤能够通过协同抑制或使检查点信号分子失调而侵入免疫系统。早期对实体瘤,如肺癌中的 CTLA－4、PD－1 和 PD－L1 抑制物等免疫检查点调节物的研究前景光明,会为肺癌的治疗带来新的曙光。2015 年 3 月 4 日美国食品药品管理局正式批准 nivolumab（商品名：Opdivo）用于治疗在以铂类为基础化疗期间或化疗后发生疾病进展的转移性鳞性非小细胞肺癌，治疗效果显著优于化疗。

16 非小细胞肺癌的治疗

非小细胞肺癌对化疗的反应不理想，因此手术是最佳的治疗选择，但除了局限的肿瘤以外，手术疗效较差，或者已不能采用。放疗对少数病例有效，且可姑息治疗多数病例。化疗对晚期病例可以改善生存期，缓解症状。

17 小细胞肺癌的治疗

小细胞肺癌一般不采取手术治疗。

放疗、化疗是小细胞肺癌治疗的核心，适用于所有病例。

（1）局限期小细胞肺癌的治疗：仅 1/3 的患者在诊断时属局限期，化疗是治疗局限期小细胞肺癌的主要手段。现在多选择联合化疗和胸部放疗，完全缓解的患者也应给予预防性颅脑放疗（PCI）以防止脑部转移。

（2）广泛期小细胞肺癌的治疗：广泛期患者的化疗方案，类似于局限期患者所使用的方案。因此期病变已广泛转移，故一般很少采用胸部放疗。

对于小细胞肺癌一般要求常规预防性全脑放疗，来预防可能的脑转移。同时中医药需要全程配合，尤其对于常规放疗、化疗后的患者，中医药更是预防复发和转移的主要治疗手段。我们有多位小细胞肺癌患者，放疗、化疗后长期服用中药，已经生存 10 年以上，而全世界常规治疗平均生存时间仅在 1 年左右。

18 肺癌的预后

尽管在治疗肺癌方面取得了很大的进步，如手术、放疗、化疗的综合治疗，以及新的抗癌药物的问世，但肺癌的预后仍然很差。肺癌的高死亡率主要是由于缺乏早期诊断和有效的治疗方法，即使是早期患者，多数在初诊时已成为全身性疾病。

肺癌预后相对差，与病理性质、基因突变情况、生长部位、发展速度、病期早晚、治疗方法、精神、饮食等因素有关。中心型或侵犯胸膜的早期肺癌,预后较差。目前认为,由于肺癌最常在术后 2～3 年复发,应在此期增加随诊次数,术后头两年内,每年应复查 3～4 次,以后的 2～3 年内,每年复查 2 次。通常血液 CEA 检查、支气管镜、CT 和骨扫描检查可以在有临床指征时采用。

19　如何预防肺癌

应积极治疗肺部慢性疾病(慢性支气管炎、肺结核等),减少或停止吸烟,加强劳动保护,改善环境卫生,畅达情志,调节饮食,积极锻炼身体,增强防病、抗病能力,定期开展肺癌的预防性检查,做到早发现、早诊断、早治疗。

肺癌患者应注意心理、饮食、生活习惯等方面的护理与调摄,首先要调畅情志,增强信心,更多地关心他人,保持乐观向上的心态,有利于疾病的治疗和抗病能力的增强。饮食宜进丰富而易消化的高营养食品,多食新鲜蔬菜,避免辛辣、肥腻之品。生活习惯应劳逸结合,加强锻炼,戒掉烟酒,适当练习各种气功,如五禽戏、八段锦、郭林新气功等功法。

20　肺癌的常用食疗方

(1)甘草雪梨煲猪肺:甘草 10 克,雪梨 2 个,猪肺约 250 克。梨削皮切成块,猪肺洗净切成片,挤去泡沫,与甘草同放砂锅内,加冰糖少许、清水适量,小火熬煮 3 小时后服用,每日 1 次。可以养阴润肺止咳。

(2)冰糖杏仁糊:甜杏仁 15 克,苦杏仁 3 克,粳米 50 克,冰糖适量。将甜杏仁和苦杏仁用清水泡软去皮,捣烂加粳米、清水及冰糖,煮成稠粥,隔日 1 次。可以润肺止咳化痰。

(3)白果枣粥:白果(银杏)10 克,红枣 20 枚,糯米 50 克。将白果、红枣、糯米共同煮粥即成。早、晚空腹温服,有止咳、解毒消肿等作用(白果有小毒,不宜大量服用)。

(4)百合炖燕窝:百合 10 克,白及 9 克,燕窝 9 克,冰糖适量。将百合、白及、燕窝隔水炖至极烂,过滤去渣,加冰糖适量调味后再炖片刻即成,每日 1～2 次。具有补肺养阴、止咳止血的作用。

(5)白果蒸鸭:白果 20 克,白鸭 1 只。鸭子剖开,去骨洗净。白果去壳,开水煮熟后去皮、心,再用开水焯后混入鸭肉中。加清汤,笼蒸 2 小时至鸭肉熟烂后食用。具有补虚平喘,利水退肿的作用。适宜于晚期肺癌,喘息无力、全身虚弱、痰多者。(白果有小毒,不宜大量服用)

(6)五味子炖肉:五味子 30 克,鸭肉或猪瘦肉适量。五味子与肉一起蒸食或炖食,并酌情加入调料。肉、药、汤俱服,补肺益肾,止咳平喘,适宜于肺癌肾虚型患者。

(7)冬瓜皮蚕豆汤:冬瓜皮 60 克,冬瓜子 60 克,蚕豆 60 克。将上述食物放入锅内加水 3 碗煎至 1 碗,再加入适当调料即成,去渣饮用。功效除湿、利水、消肿。适用于肺癌有胸水者。

21 肺癌患者宜吃哪些食物

● 宜多食具有增强机体免疫、抗肺癌作用的食物,如薏苡仁、甜杏仁、菱角、牡蛎、海蜇、黄鱼、海参、茯苓、山药、大枣、香菇、核桃、甲鱼等。

● 咳嗽多痰宜吃萝卜、芥菜、杏仁、橘皮、枇杷、橄榄、橘饼、海蜇、荸荠、海带、紫菜、冬瓜、丝瓜、芝麻、无花果、松子、核桃、淡菜、罗汉果、桃、橙、柚等。

● 发热宜吃黄瓜、冬瓜、苦瓜、莴苣、茄子、发菜、百合、苋菜、荠菜、石花菜、马齿苋、梅、西瓜、菠萝、梨、柠檬、橄榄、桑葚、荸荠、鸭、青鱼等。

● 咯血宜吃青梅、莲藕、甘蔗、梨、白茅根、海蜇、海参、莲子、菱角、海带、荞麦、黑豆、豆腐、荠菜、茄子、牛奶、鲫鱼、龟、鲩鱼、乌贼、黄鱼、甲鱼、牡蛎、淡菜等。

● 减轻放疗、化疗不良作用宜吃鹅血、蘑菇、龙眼、黄鳝、核桃、甲鱼、猕猴桃、莼菜、金针菜、大枣、葵花子、苹果、鲤鱼、绿豆、黄豆、赤豆、虾、蟹、泥鳅、鲩鱼、麻哈鱼、绿茶等。

● 每日进食水果、蔬菜以及粗制谷类。

二、食管癌

1 什么是食管癌

问：小王，25岁，去年大学毕业，刚上班的小白领，工作压力大，最近常感觉右胸有刺痛感，持续时间很短。最近几天吃饭时感觉胸口发噎，下咽时右胸稍有疼痛。后背像肌肉拉伤的感觉，因为亲人2年前食管癌去世，所以非常担心，来门诊询问。这是食管癌的早期症状吗？

答：不必过于担心，25岁的食管癌临床上几乎没有遇到过。目前症状跟心态、情绪紧张有关，还可能有慢性咽炎、食管炎和长期伏案工作、使用电脑导致颈部不适的因素。首先需要放松心情，可以做胸部X线和食管X线钡餐检查，有助于明确诊断，减轻思想负担。

食管癌是人类常见的恶性肿瘤，在我国尤以河南省林州市，河北、新疆等部分地区多发。据估计全世界每年大约有20万人死于食管癌，是对人的生命和健康危害极大的最常见的恶性肿瘤之一。

食管癌中医病名为"噎膈"，属于"风、痨、臌、膈"古代四大难治病症之一（分别相当于现在的中风、肺结核、肝硬化和食管癌等病）。是由于食管狭窄、食管干涩而造成的，以吞咽食物哽噎不顺，甚则食物不能下咽到胃，食入即吐为主要表现的一类病证。

2 食管癌的病因

食管癌的病因尚未完全明了，近年来，国内外对食管癌病因从亚硝胺、营养、微量元素、真菌及病毒、遗传等多方面、多层次进行研究和探索，获得了很有意义的进展。认为食管癌的发生可能是多种因素综合作用的结果，一般认为和以下因素有关：

（1）饮食习惯：随着现代社会生活水平的提高，很多人喜欢吃热烫、油炸、腌制、生冷、刺激性食物，食物过硬而咀嚼不细等会诱发食管癌。

（2）生活习惯：长期吸烟和饮用烈性酒损伤食管黏膜，长期炎症刺激，容易引发食管癌。同时还可以导致心脑血管疾病、呼吸道疾病。喝酒更是直接伤肝，会引起酒精肝、肝炎乃至肝硬化。肝脏受损后，身体解毒能力下降，造成免疫力下降，容易感染其他病和肿瘤。

（3）环境因素：食管癌的发生有地区性。自然地理条件和环境生态特点可能与食管癌的发生有关。长期摄入亚硝胺、霉菌等致癌物质会诱发食管癌。

（4）遗传因素：人群的易感性与遗传有关。食管癌具有比较显著的家庭聚集现象，高发地区连续3代或3代以上出现食管癌患者的家庭屡见不鲜。

（5）癌前病变及其他疾病因素：如慢性食管炎症、食管上皮增生、食管黏膜损伤、食管瘢痕狭窄、裂孔疝、贲门失弛缓症等，均被认为是食管癌的癌前病变或癌前疾病。

（6）营养和微量元素缺乏：缺乏维生素、蛋白质及必需脂肪酸，可以使食管黏膜增生、间变，进一步可引起癌变。微量元素铁、钼、锌等的缺少也和食管癌发生有关。

3　食管癌主要的症状表现

（1）早期食管癌症状：常不明显，可能反复出现，并且持续几年时间。主要特征性症状为胸骨后不适或咽下痛。疼痛呈烧灼样、针刺样或牵拉摩擦样疼痛，尤其是进食粗糙、过热或有刺激性的食物时更加显著。食物通过缓慢并有轻度哽噎感，大部分进展缓慢。少见症状有胸骨后闷胀，咽部干燥发紧等。也有3%~8%的病例可无任何感觉。

（2）典型症状：是进行性吞咽困难，由于食管壁具有良好的弹性及扩张能力，在癌未累及食管全周一半以上时，吞咽困难症状多不显著。咽下困难的程度与病理类型有关，缩窄型和髓质型较其他型为严重。部分患者在吞咽食物时有胸骨后或肩胛间疼痛。

（3）晚期食管癌的症状：食管病变段有溃疡、炎症或是肿瘤外侵，会产生胸骨后或背部持续性隐痛。如疼痛剧烈并伴有发热，应警惕肿瘤是否已经穿孔或将要穿孔。

癌肿淋巴结转移常在锁骨上部胸锁乳突肌的附着部后方，左侧多于右侧，如压迫喉返神经，会出现声音嘶哑；压迫颈交感神经，则产生霍纳综合征。癌肿压迫气管，可以出现咳嗽及呼吸困难，有时由于食管高度梗阻，产生逆蠕动使食管内容物误吸入气管造成感染。癌组织侵犯纵隔、气管、支气管、主动脉，形成纵隔炎、气管食管瘘，发生肺炎、肺脓肿，甚至致命性大出血等。患者因咽下困难出现营养不良、脱水等恶病质。若有骨、肝、脑等重要脏器转移，可出现骨痛、黄疸、腹水、昏迷等症状。

4 食管癌的西医诊断

现代医学诊断食管癌，需要结合症状以及胃镜等相关检查才能确诊。

（1）临床症状及体征：主要是进行性吞咽困难，咽食梗阻，疼痛，进行性消瘦；病情进入中晚期还可以出现声音嘶哑、呼吸困难、锁骨上窝的淋巴结肿大、严重消瘦等症状。早期无明显阳性体征，中晚期可见消瘦、淋巴结肿大、恶病质等。

（2）相关检查：

● 胃镜：可以镜下或者连接屏幕直接看到病变的大小、部位、形态，配合涂片和活体组织检查可以及时明确诊断。

● 食管脱落细胞学检查：此方法简便、安全，患者有一定痛苦，便于普及应用。目前，临床应用逐渐减少，多在普查时使用。

● 钡餐检查：可以确定病变部位、长度和侵犯的程度。

● CT和超声检查：对了解食管和周围组织的关系、有无外侵和转移有一定指导意义，并有助于手术方案的制订。

（3）病理分类：食管癌大多数为鳞状细胞癌，少数为腺癌、未分化癌、癌肉瘤等。我国以鳞癌多见。

5 食管癌需要和哪些疾病鉴别

（1）食管贲门失弛缓症：患者多见于年轻女性，病程长，症状时轻时重。食管钡餐检查可以见到食管下端呈光滑的漏斗形狭窄，应用解痉剂可使之扩张。

（2）食管良性狭窄：可由误吞腐蚀剂、食管灼伤、异物损伤、慢性溃疡等引起的瘢痕狭窄。病程较长,咽下困难发展至一定程度就不再加重。经详细询问病史和 X 线钡餐检查可以鉴别。

(3)反流性食管炎:是指胃十二指肠内容物反流入食管引起的病症,表现为反酸、胃灼热、吞咽性疼痛及吞咽困难。内镜检查可有黏膜炎症、糜烂或溃疡,但无肿瘤证据。

(4)食管周围器官病变:如纵隔肿瘤、主动脉瘤、甲状腺肿大、心脏增大等。如纵隔肿瘤侵入食管,X 线钡餐检查可显示食管有光滑大压迹,黏膜纹正常。

6　食管癌的中医辨证治疗

中医辨证治疗食管癌常分为以下 4 型:

(1)痰气交阻:吞咽梗阻,胸膈痞满或疼痛,嗳气或呃逆,或呕吐痰涎及食物,口干咽燥,大便艰涩,形体日渐消瘦,舌质偏红,苔黄腻,脉沉细而滑。此证型多见于早中期食管癌。

治法:开郁润燥,化痰畅膈。

方药:旋覆代赭汤合四逆散加减。

旋覆花 15 克,代赭石 30 克,党参 10 克,半夏 10 克,生姜 6 克,柴胡 10 克,枳实 9 克,白芍 12 克,甘草 6 克,丹参 9 克。

可以加用二陈汤。如果胸膈满闷较重的话,加全瓜蒌、陈皮;口干咽燥者,加麦冬、玄参、天花粉、白蜜。

(2)津亏热结:吞咽梗阻而痛,饮水不下,食物难进,食后大部分吐出,夹有黏液,形体消瘦,肌肤枯燥,胸背灼痛,口干咽燥,脘中灼热,五心烦热,或潮热盗汗,大便干结,舌红而干,或有裂纹,脉弦细而数。此证型多见于中晚期食管癌,病情较重。

治法:滋养阴液,清热散结。

方药:沙参麦冬汤为主方。

沙参 20 克,麦冬 15 克,玉竹 12 克,桑叶 10 克,天花粉 24 克,扁豆 30 克,生甘草 6 克,地骨皮 12 克,浙贝母 6 克,生黄芪 30 克,杏仁 6 克,半枝莲 15 克,白花蛇舌草 30 克。

大便干结如羊粪者,加当归 15 克、黑芝麻 5 克、玄参 9 克;胃火盛,饮食格拒不入者,加黄连、栀子、竹茹等。

(3)痰瘀互结:吞咽梗阻,胸背后或剑突部疼痛,泛吐黏痰,面色晦暗,形体消瘦,肌肤甲错,舌质暗,舌面上有瘀点或瘀斑,苔腻,脉沉涩。此证型多见于晚期食管癌,病情较重。

治法:化痰软坚,活血化瘀。

方药:二陈汤合血府逐瘀汤加减。

陈皮10克,茯苓12克,柴胡10克,当归15克,桃仁6克,红花6克,川贝母12克,牛膝12克,枳壳9克,郁金15克,昆布15克,海藻15克,丹参9克,急性子15克。

呕吐痰涎者,加莱菔子15克、生姜汁2毫升;气虚者,加党参、黄芪;血瘀甚者,可酌加水蛭、虻虫、土鳖虫等。

(4)气虚阳微:吞咽梗阻,饮食不下,面色苍白,精神疲惫,形寒气短,泛吐涎沫,面浮足肿,腹胀,舌体胖大,色淡白,脉细弱或沉细。此证型见于晚期食管癌临终阶段,多伴其他证型,病情复杂、危重。

治法:温补脾肾,益气回阳。

方药:桂枝人参汤合当归补血汤加减。

党参12克,白芍10克,桂枝9克,黄芪15克,白术15克,茯苓18克,陈皮15克,半夏15克,砂仁6克,甘草6克,大枣5枚,生姜3片。呕吐痰涎,嗳气不止者,加旋覆花、代赭石、韭菜汁;肢体浮肿,便溏者加附子、肉桂、干姜。

7 治疗食管癌的常见中成药

● 管食通丸

主要组成:山豆根、天南星、急性子、黄药子、半夏、沉香、三七、郁金等。

功能:化痰散结,理气活瘀。

主治:中晚期食管癌证属痰气交阻、痰瘀互结者。每丸6克,口服,每次1~2丸,每天3次。

● 通道化噎丸

主要组成:熟地黄、山药、茯苓、山茱萸、泽泻、牡丹皮、山豆根、天南星、半夏、沉香、三七、郁金。

功能:养阴润燥,化痰散结,理气活瘀。

主治:中晚期食管癌、贲门癌证属津亏热结、痰气瘀互结者,或者用于放疗、化疗后的巩固治疗。每丸 6 克,口服,每次 1 ~ 2 丸,每天 3 次。

● 华蟾素注射液

每天 10 ~ 20 毫升,加入生理盐水 500 毫升中静脉滴注,10 ~ 14 天为 1 个疗程。

● 平消片(胶囊)

主要成分:白矾、干漆、马钱子粉、五灵脂、仙鹤草、硝石、郁金、枳壳等。

功能:活血化瘀,止痛散结,清热解毒,扶正祛邪。

主治:对肿瘤具有一定的缓解作用。口服,一次 4 ~ 8 片,每天 3 次。偶有恶心、腹胀等不良反应。

8 食管癌的手术治疗

(1)适应证:男性 65 岁以下,女性 60 岁以下。心、肺、肝等主要脏器功能正常,常规检查未见远处转移的患者。中下段食管癌更为适宜。

(2)禁忌证:患者年龄大,主要脏器功能差,有明确的远处转移。

9 食管癌的放疗

(1)适应证:适用于各期食管癌的治疗。

(2)禁忌证:患有严重慢性支气管肺炎、肺气肿或者严重食管溃疡者,禁用。其他无绝对禁忌证。

10 食管癌的化疗

(1)适应证:不适宜手术和放疗的各期患者;晚期及广泛转移者,骨髓及肝、肾、心、肺功能正常,能进半流质以上饮食;手术和放疗后的巩固治疗,或手术及放疗后复发转移者。

(2)禁忌证:伴有严重并发症者,如食管出血、穿孔、严重感染等;主要脏器功能障碍;年老体弱或恶病质者;骨髓功能低下,不符合化疗标准者;身体体力状况 KS 评分 <60,ZS 评分 ≥3 者。

化疗后出现的不良反应主要有消化道反应、骨髓抑制、肝肾功能损伤、脱发等,可参照相关章节处理。

11 食管癌的内镜下治疗

包括球囊扩张术、激光治疗、微波治疗、局部注射抗癌药物、腔内热疗等,可以减轻或缓解食管癌梗阻的症状,对凸入管腔内的肿瘤有治疗作用。

12 食管癌的主要并发症治疗

(1)食管癌梗阻的治疗:特色药物有,①蓝天丸:麝香、硇砂等,蜜调为丸,噙咽。②开关散:牛黄1.5克,麝香1.5克,海南沉香9克,礞石9克,硇砂9克,共研细粉,装瓶密封备用,每次1克含服,每日5~10次。也可以行胃镜下球囊扩张和胃镜下微波治疗。同时加强营养支持治疗。

(2)食管癌穿孔的治疗:①中药补瘘散。药物组成为黄芪30克,白及30克,生乌贼骨30克,象皮15克,煅珍珠6克,枯矾10克,马勃30克,麝香1克。需要在专科医师指导下使用,防止出现漏入纵隔等处导致炎症迁延难愈。②目前多采取内镜下食管支架留置堵瘘术。③全身加强营养支持及消炎等对症处理。

13 食管癌患者的饮食要求

● 药食同源,部分食品兼具食疗抗癌作用,可有针对性地选择应用。对消化系统肿瘤有益的食物有韭菜、莼菜、卷心菜、百合、刀豆等。日常生活中的食物如大蒜、豆制品、绿茶等,也都是抗癌良药。

● 饮食宜清淡,不偏嗜,多食用富含维生素、微量元素及纤维素类食品,如新鲜的蔬菜、水果、冬菇类、海产品等。

● 当出现吞咽困难时,应该改为流质食品,细嚼慢咽,少食多餐。强行挤压、吞咽可能会刺激癌细胞扩散、转移、出血、疼痛等。

● 当食管癌患者出现恶病质时,应该多补充蛋白质,如牛奶、鸡蛋、鹅肉、鹅血、瘦猪肉、各种水果等。完全性梗阻时,则应该采用静脉补液、胃造瘘手术以便给予高营养食物来维持生命。

● 食管癌患者手术后的饮食调养。手术后7天内以流质、富含锌和钙的食物为主,如牛奶、骨头汤、鸡汤等;手术后第二周(7~14天),

如果进食顺利,则应当选择全营养饮食,如鸡汤、鸭汤、肉汤,米粥加胡萝卜汁、菠菜汁,银耳粥等。2周后,患者可以改为半流质饮食和软饭等。

● 应改变一些不良习惯。

● 少喝或不饮烈性酒,应戒烟。进食时,应细嚼慢咽,不食过烫食物。忌油煎、烧烤、黏滞生痰等食物,不吃霉烂变质食物,少食腌制食品。饮食宜清淡,不偏嗜。忌辛辣刺激性食物,如葱、蒜、韭菜、姜、花椒、辣椒、桂皮等。脂肪摄入勿过多,控制在总热量的30%以下,即每天摄取的动植物性脂肪 50 ~ 80 克;多吃新鲜蔬菜和水果,来补充足够的膳食纤维和维生素。

14 食管癌的食疗

(1)枸杞乌骨鸡:枸杞 30 克,乌骨鸡 100 克,调料适量。将枸杞、乌骨鸡加调料后煮烂,然后打成匀浆,或加适量淀粉或米汤,成薄糊状,煮沸即成,每日多次服用。补虚强身,滋阴退热。适用于食管癌体质虚弱者。

(2)蒜鲫鱼:活鲫鱼 1 条(约 300 克),大蒜适量。鱼去肠杂,留鳞,大蒜切成细块,填入鱼腹,纸包泥封,晒干后炭火烧干,研成细末即成。每日 3 次,每次 3 克,用米汤送服。具有解毒、消肿、补虚作用,适用于食管癌初期。

(3)刀豆梨:大梨 1 个,刀豆 49 粒,红糖 30 克。将梨挖去核,放满刀豆,再封盖好,连同剩余的刀豆同放碗中。入笼 1 小时,去净刀豆后,加红糖,搅匀即成。经常服用,吃梨喝汤。具有利咽消肿功效。

(4)紫苏醋散:紫苏 30 克,醋适量。将紫苏研成细末加水 1 500 毫升,水煮过滤取汁。加等量醋后再煮干。每日 3 次,每次 1.5 克。具有利咽、宽中作用,适用于食管癌吞咽困难者。

(5)阿胶炖肉:阿胶 6 克,瘦猪肉 100 克,调料适量。先加水炖猪肉,熟后加胶炖化,加调料即成,每日 1 次。具有补血活血、滋阴润肺作用。适用于出血日久,身体虚弱,有贫血等症的食管癌患者。

(6)瓜蒌饼:去籽瓜蒌瓤 250 克,白糖 100 克,面粉 800 克。以小火煨熬瓜蒌瓤,拌匀压成馅备用。面粉做成面团,包馅后制成面饼,烙熟或蒸熟食用,经常服食。具有清热、止咳作用,适用于食管癌咳喘不止者。

(7)生芦根粥:鲜芦根 30 克,红米 50 克。用清水 1 500 毫升煎煮芦根,取汁 1 000 毫升,加米于汁中煮粥即成。经常食用,此药粥可清热、生津。

15 如何预防食管癌

(1)改变喜食霉变食物的习惯:目前已有充分证据说明食用霉变食物,特别是酸菜、霉窝窝头和鱼露是食管癌发病的重要因素之一。因此,应大力宣传这类食品对人体健康的危害,使群众少吃或不吃,同时鼓励食用蔬菜和水果,增加新鲜蔬菜和水果的摄入,补充维生素 C。

(2)粮食的防霉:霉变的粮食含有多种致癌的毒素,因此积极开展粮食的防霉去毒工作非常重要,特别是应宣传家庭储粮防霉的重要性。

(3)加强饮用水的卫生管理:现已发现食管癌高发区水中的亚硝胺含量明显高于低发区。因此搞好环境卫生,防止水源污染十分重要,逐渐减少饮用沟塘水的地区,推广自来水。对食用的沟塘水也应进行漂白粉消毒,可明显降低水中亚硝胺含量和杀灭其他传染病菌。

(4)遗传致病因素的预防:食管癌具有较普遍的家族聚集现象,表明有食管癌家族史的患癌易感性确实存在,应加强同代人群的监测工作。定期体检,提供预防性药物或维生素,劝导改变生活习惯等,对降低食管癌发病具有一定的积极意义。

最后强调的是,早期发现、早期诊断并予以及时治疗,特别是阻断癌前病变的继续发展,是当前现实可行的肿瘤预防方法。

16 食管癌的预后

影响食管癌术后转归的因素很多,比较肯定的有关因素是 TNM 分期、淋巴结转移、食管癌外侵程度、切除性质、切缘有无残余癌等。改进早期诊断方法是改善食管癌预后的首要任务,纤维食管镜、胃镜检查基本普及,对于食管癌的早期诊断起到了重要的作用。近年来新的无创性检测技术不

> 影响食管癌预后比较肯定的有关因素是 TNM 分期、淋巴结转移、食管癌外侵程度、切除性质、切缘有无残余癌等。

断出现,如超微量胃液系列筛查法、电子穴位探测法以及吞水音图微机

诊断仪等,均属快速、简便、无痛的筛查方法,虽然不能替代胃镜活检病理确诊,因为无创伤,也可供筛查选用。

17　鹅血真能治食管癌吗

临床多年来,不时可以看到鹅血可以治疗食管癌的报道。如2013年7月21日中国江苏网《抗癌妈妈,这个女人是奇迹!》一文,提到姜氏女子患胃癌、直肠癌等3种癌症,为了早点好起来,减轻家里的经济负担,听医生说新鲜鹅血可以抗癌,她就天天喝。

2004年7月1日的《健康时报》也提到患者的咨询:江苏南京市六合区春和巷读者宋某日前来信说,他看了本报6月3日总第222期第22版《萝卜、大豆真能治癌吗?》一文后,想到了他父亲用偏方治癌的经历。他父亲患胃腺癌,已到中晚期,感觉治疗无望时听说鹅血可以治癌,于是每天生服新鲜鹅血2两、韭菜汁4两,坚持服用4个月后病情大有好转。他希望本报请肿瘤学专家对鹅血治癌的作用和机制进行分析、论证。

那么,鹅血真能抗癌吗?

王士祯《香祖笔记》一则故事堪称传奇:武昌小南门外献花寺僧自究,不幸患上噎膈症,临终吩咐徒弟,在他死后剖视看看是什么东西在作怪。他死后,徒弟遵师嘱剖开尸体,"得一骨如簪",放在经案之上。后来,有一将领借宿寺中。一天,随从杀鹅,偶用此骨挑刺,沾染鹅血,"骨之消"。后来那个徒弟也得了噎膈症,悟出鹅血可以治,就喝了数次,病就好了。他广传此方于人,用了没有不痊愈的。

从清朝开始多家医籍中就有了鹅血治噎膈的记载,如黄宫绣纂修的《本草求真》有"苍鹅血,治噎膈反胃"。张璐纂修的《本经逢源》有"鹅血能涌吐胃中瘀结,开血膈吐逆、食不得入,趁热恣饮"。2002年3月中国中医药出版社出版的《中国百年百名中医临床家丛书·张梦侬》中记载:白鹅血、白鹅毛均有治噎膈反胃、解毒之功,鹅肉甘平无毒,有益气补虚、和胃止渴、暖胃生津之用,鸭与鹅同类功用相同,故可代用之。

鹅,为鸭科动物,以华东、华南地区饲养较多,羽毛白色或灰色,入食以白色为佳。中医认为,本品性味咸、平,入心、肝、肾经,有补血、活血、解毒之功,适用于噎膈、反胃、闭经等症。《名医别录》言其"中射工毒者饮血",《本草纲目》言其"解药毒",《本草从新》言其"愈噎膈反胃"。

张梦依老医师的治疗方法如下:①白鹅血热服。一人将白鹅两翅及两腿紧握,另一人将鹅颈宰断后即令患者口含鹅颈,饮其热血,五七日一次。如无白鹅,白鸭亦可,功用相同(临床经验证明,虽感饮食吞咽作吐的患者,饮白鹅热血多不作吐)。②另将白鹅(或白鸭)尾部毛拔下烧成炭,研极细末,分3次调米汤或稀饭服完。鹅(鸭)肉可煨汤食。

其间忌各种鸡肉、鸽肉、猪头肉、猪蹄、牛肉、羊肉、狗肉、鲤鱼、黄颡鱼、虾、蟹及辣椒、葱、蒜、韭、姜、花椒、胡椒等调料,忌一切发疮动火之物,特别是酒类,更应禁绝房事。

早年上海有厂家开发有鹅血片,但也不见更多的临床推广,可见效果一般。近年有科研人员对小鼠肝癌腹水细胞、纤维肉瘤进行的抑制实验结果显示,生鹅血及冻干鹅血粉确有一定抑癌作用,且后者的作用更佳。对升高患者白细胞、改善症状及延长生存期也有一定的疗效。

但是,这种方法毕竟只属于土单验方,没有经过严格科学设计、系统临床验证。而且,鹅血属于动物药的范畴,如所服鹅血是否洁净,是否被病毒、微生物等有害物质污染。另外,鹅血主要的抗癌途径、机制等问题,都值得我们深入探究。此外,中医治病讲究因人而异,不可能千人一面,一方治百病,所以患者服用鹅血时要慎重,一定要在正规中医肿瘤大夫指导下谨慎试用。

18 老年食管癌的治疗

王师傅81岁了,家住信阳商城县,退休前一直从事乡村邮递员工作,整日里爬山越岭,风餐露宿,没少吃苦,倒是锻炼了一副好身板。身子瘦点,可寻常的感冒、发热都很少得。前年冬至开始,吃馒头经常噎住,非得配点粥才能咽下去。自己想着年纪大了,没有在意,拖到腊月,完全不能吃了,才跟孩子讲。孩子们听了都吓坏了,聚到一起一商量,马上带着老爷子来到我们医院,查胃镜:食管下段3～4厘米的位置基本让肿瘤堵严实了,胃镜通不过去,取了活检,证实是食管鳞癌。马上就住院了。

我们和家属沟通后,他的儿女们认可了放弃手术,采取中医为主的综合治疗方法。首先含服我们特制的含麝香中药蜜丸。因为不能口服药物,把中药汤剂通过直肠滴入的方法来发挥疗效,2天后患者可以少量喝些流食了。结合补充营养支持治疗1周,体力有所恢复,接着,又给患者做了胃镜下微波烧灼治疗,烧死大部分肿瘤组织,同时让吃饭更加顺畅。结合紫杉醇单药化疗,半月过去,患者恢复了正常进食。这时已接近春节了,一家人高高兴兴地出院回家。过了节,我们打电话随访,老爷子一直感觉挺好,让再来住院也不接受,药也不吃了。3个月后,再次堵了,不能吃饭,才又来到医院。用上中药、胃镜下微波、单药化疗,很快就又能大口地吃包子了,人也长胖了。这回老先生听话了,按期做了4个周期的中西医结合治疗,症状完全缓解。现在,一年半过去了,老人定期过来复查、调整药物,身体状况挺好的,肿瘤也一直很稳定,没有再发展。

食管癌古代称为"噎膈",属于四大疑难杂症之一,在河南省的发病率和死亡率都非常高。早期患者首选手术和放疗,化疗有效率大致有40%左右,可以配合使用。对于晚期患者西药治疗效果欠佳,可以采取中医为主的治疗方法。我们从1992年已经开始重点研究,研制了通道化噎丸、管食通丸、蓝天丸等多种有效药物,多项科研成果获得省部级奖励,逐渐形成了一套成熟的治疗方案。对于不能耐受或不接受手术治疗的高龄患者,我们采取三步疗法取得了显著的治疗效果。

治疗特色包括:第一步,打开食管,解决进食。使用管食通、通道化噎丸、蓝天丸等中成药含化,配合消炎解痉口服液含咽。同时结合胃镜下微波治疗或者食管支架置入。第二步,中医药辨证施治。经过多年临床研究,目前已形成独特的、可操作性强、临床疗效确切、符合食管癌病发生、发展规律的中医证型。第三步,中西结合,增强治疗效果。单药紫杉醇化疗,配合艾灸强体升白;或者联合放疗,配合体外热疗等。最近几年来先后收治多名 75 岁以上的老年食管癌患者,均取得了较为满意的效果。

三、乳腺癌

1 什么是乳腺癌

谁害死了陈晓旭

前几年网上热炒,某院士讲:中医治死了陈晓旭。于是引来骂声一片。不排除网站为了聚敛人气的目的,故意制造热点话题,可是,无风不起浪。真是中医治死了陈晓旭吗?

首先,我们看一下乳腺癌是一种什么发病现状,拿西医最发达的美国来说,据美国专业网站 NCCN 的统计,美国妇女患乳腺癌的风险是 12.3%(也就是 1/8)。2015 年预计新确诊侵袭性乳腺癌患者 234 190 例,死亡 40 730 人,占女性肿瘤死亡第一位(据 NCCN 乳腺癌规范 V3.0 2015 版)。看来西医更"恐怖",一年害死了 4 万多名乳腺癌患者。

估计,患者家属与医生打官司时,美国律师会不够用,需紧急从中国引进了!

事实上,乳腺癌在所有肿瘤中预后算好的,治疗手段比较成熟,疗效尚可。美国死亡率高,是因为发病多,在女性肿瘤发病中占第一位,因为人家经济发达,营养好,发育早,接触化学物质也多。乳腺癌公认与家族史、癌基因的存在有关,所以大明星安吉丽娜·朱莉查出家族性 *BRCA1* 基因缺陷易感乳腺癌,医生评估她未来患上乳腺癌的概率高达 87% 时,朱莉选择采取预防性措施切除双侧乳腺,使术后患癌风险降至 5%。不过这还不是正统的手段,目前,国内外治疗癌症都提倡的是综合治疗,具体到乳腺癌,治疗是最为规范的,每年有新的成果出来,治疗手段包括手术、放疗、化疗、生物、内分泌、中医药、基因靶向治疗等。早期首选手术,中后期更强调中西医结合治疗。单纯一种手段疗效肯定不会太满意。即便晚期患者,经中西医结合治疗,长期存活者也不乏其人。

陈晓旭一心向佛,排斥或恐惧手术治疗,也未及时综合施治,此为个人选择,也是个人权利,须尊重,不宜妄加非议。可是因为吃过几剂中药,就归罪于中医,何况也不清楚找的是何种中医,某院士就此归罪于中医,未免太浅薄了吧!

> 乳腺癌发病与遗传有关,40～60岁、绝经期前后的妇女发病率较高。

乳腺癌是女性最常见的恶性肿瘤之一。据资料统计,发病率占全身各种恶性肿瘤的7%～10%,在妇女发病中占第一位,发病与遗传有关,40～60岁、绝经期前后的妇女发病率较高。

乳腺癌的病因尚未完全清楚,研究发现乳腺癌的发病存在一定的规律性,具有乳腺癌高危因素的女性容易患乳腺癌。所谓高危因素是指与乳腺癌发病有关的各种危险因素,而大多数乳腺癌患者都具有的危险因素就称为乳腺癌的高危因素。乳腺癌的早期发现、早期诊断,是提高疗效的关键。

本病属中医"乳岩""乳疳"等病的范畴,主要病因病机归结为:七情太过,肝气郁结;肝郁脾虚失运,气滞痰凝;年高体虚,冲任失调,日久致气滞血瘀,经络阻塞,结于乳房。

2 乳腺癌的常见症状

乳房肿块,泌乳障碍,乳腺癌的远处转移,胸痛,乳房痛,水肿,乳头内陷、溢液、破碎等。

3 怎样自查乳腺癌

自查多在月经干净后,平立在镜子前,首先看双乳是否对称、有无凹陷和乳头溢液等,接着按自己习惯的顺序单手平铺在乳腺上滑动触诊,同时触诊腋下、颈部等处。觉有异常,及时咨询专科医生。

4 乳腺癌有哪些特殊类型

(1)男性乳腺癌:并不多见,发病率只占乳腺癌的1%~2%,占男性恶性肿瘤的0.1%。发病年龄较女性乳腺癌平均高出6~11岁。笔者临床中先后遇到2例,其中一例脾气较为暴躁,不能坚持配合治疗,很快出现肝、骨转移,病情恶化逝去。

(2)炎性乳癌:是一种极为罕见的临床类型,常呈弥漫性变硬、变大,皮肤红、肿、热、痛和水肿明显。发病呈暴发性,十分近似急性炎症,因而又称为癌性乳腺炎。

(3)妊娠期和哺乳期乳腺癌:发生于妊娠期或哺乳期的患者占乳腺癌病例的0.75%~31%。妊娠期及哺乳期由于体内激素水平的改变,可能使肿瘤的生长加快,恶性程度增高。同时在妊娠期及哺乳期乳腺组织的生理性增大、充血,使肿瘤不易早期发现,同时易于播散。

哺乳期乳腺癌的治疗首先应中止哺乳,术后辅助治疗方法与一般乳腺癌相似。

5 乳腺癌是怎样诊断的

乳腺癌的诊断方法很多,常用的是乳腺钼靶摄片,最准确的是病理诊断。一般先进行影像检查,如有怀疑再进行病理检查,随着西医的病理结果与中医证型密切关系的深入研究,乳腺的中医诊断也不可轻视。诊断的最终目的是治疗,中西医联合诊断会对合理的中西医综合治疗起到明显的推动作用。

6 诊断乳腺癌需要检查哪些项目

● 全面的体格检查。

● 可疑肿块且难以临床定性者,做乳腺钼靶、彩超或者核磁共振检查。

● 肿块经皮细针或粗针抽吸活检。

● 穿刺活检不能定性,或虽为阳性但临床有怀疑者,做区段切除活检(或术中快速冰冻切片检查)。

● 肿瘤标志物 CA15 - 3、CA19 - 9、CEA 等检测。

● 标本做雌激素受体(ER)、孕激素受体(PR)、CerbB - 2 和 Ki - 67 等免疫组织化学染色诊断检测。

7 乳腺癌的治疗方法

我姐姐 51 岁,已绝经 3 年。2006 年 8 月 8 日做的左乳房全切除手术。肿块在 12 点的位置,大小约 2.7 厘米×1.2 厘米。

诊断:左乳浸润性导管癌 2 级。

病理:淋巴结 0/30。肩胛下、胸小肌外侧缘、胸廓入口及腋窝均未发现转移淋巴结。

免疫组化 ER(-)、PR(-)、CerbB - 2(+ +)、Ki - 67(+)、p53(-)。

目前治疗方案:前四个周期采用 CAF(阿霉素、环磷酰胺和氟尿嘧啶)化疗,后 4 个周期采用紫杉醇化疗,期间还准备用赫赛汀 9 周。病理切片(CerbB - 2)已经送北京解放军总医院做进一步检测,结果还没出来。现刚化疗一个疗程。

问:(1)病情严重程度如何? 属于哪一期? 存活期大约多长?

(2)这个治疗方案可行吗? 必须用赫赛汀吗?

(3)化疗后,时常恶心,白细胞降至 3 800 个/微升,用什么方法降低化疗不良反应?

答:不必太担心,您姐姐的病属于Ⅰ期,就是早期。化疗一般 6 个周期已经足够。因为免疫组化 ER(-)、PR(-),提示对内分泌治疗效果差;赫赛汀一般建议 CerbB - 2 需要强阳性(+ + +),或者原位杂交检测阳性时使用,可以等复查结果再定。

两种方案都会有脱发、白细胞下降,有对症西药,服用升白和胃类中药可以维持白细胞水平,不下降或轻度下降,减轻消化道不良反应。

乳腺癌的治疗是癌症治疗中最规范的,治疗效果也相对最好。乳腺癌的治疗方法有很多种,包括手术、放疗、化疗、分子靶向、内分泌、中医药治疗等。在乳腺癌中也最早提出"全程管理"的治疗理念,就是从诊断初始,就要根据病理、分期、激素水平等情况,结合循证医学证据和个体特点,制订综合的系列治疗方案,配合护理、饮食、心理调摄,顺序施行,效果最好。

8　外科手术治疗乳腺癌

手术治疗仍然是乳腺癌的主要治疗手段之一。手术方式有很多种,怎样选择还缺乏统一的意见,总的发展趋势是,尽量减少手术破坏,在设备条件允许下对早期乳腺癌患者尽量保留乳房外形。无论选用哪种手术方式,都必须严格掌握以根治为主,保留功能及外形为辅的原则。

9　乳腺癌的化疗

包括术前(习惯称为"新辅助")、术中、术后的化疗,尤以术后的辅助化疗最为常用。有较多的跨国大型临床研究证据,使用目的是消灭手术后残留的微小癌病灶,从而延长无复发生存期,降低死亡率,提高生存率。术后化疗的基本原则是早期、足量、有效、联合。

10　乳腺癌的放疗

放疗是治疗乳腺癌的主要组成部分,是局部治疗手段之一。过去放疗是作为手术后补充治疗或晚期、复发病例的姑息治疗。自 20 世纪末起,开展了缩小手术范围(保乳手术)加放疗早期乳腺癌的研究,结果喜人,目前在欧美国家已普遍应用,成为早期乳腺癌的主要局部治疗方式之一。

11　乳腺癌的内分泌治疗

指通过药物或内分泌腺体的切除,调整乳腺癌患者体内的雌激素水平,抑制癌细胞的分裂,使肿瘤的发展减慢的治疗方法,作用速度比化疗慢。临床是通过检测患者乳腺癌细胞的雌激素受体和孕激素受体,如果两者都是阳性或者任一个为阳性,目前认为,不论年龄、月经状况,术后都应该接受内分泌治疗,并能取得更好疗效。目前最常应用的药物是三苯氧胺、来曲唑(仅限绝经后患者服用)等。如果两者都是阴性,那么,内分泌药物无效或者疗效较差,手术后应该以化疗为主,不推荐辅助内分泌治疗。

12　乳腺癌的分子靶向药物治疗

这种治疗方法是在细胞分子水平上,针对已经明确的致癌位点来设计相应的治疗药物,药物进入体内以后特异性地选择与这些致癌位点相结合并产生治疗效果,最大限度地杀伤肿瘤细胞。但需要注意的是,并不是所有的乳腺癌患者都适用靶向药物治疗。目前最成熟的、最经典的是 HER2 作为乳腺癌治疗的靶点,主要是针对 CerbB - 2(HER2)过度表达的治疗。此外,新的靶向药物也正在不断研制,不断应用于临床。

13　乳腺癌的中医分型施治

中医辨证治疗乳腺癌,常分为以下 5 型:

(1)肝郁气滞:乳房结块,皮色如常,质地坚硬,精神抑郁,胸闷不适,舌苔薄白,脉弦缓或弦滑。

治法:疏肝解郁,化痰散结。

方药:逍遥散加减。

柴胡 10 克,白术 10 克,薄荷 10 克,陈皮 10 克,当归 10 克,白芍 20 克,茯苓 20 克,制香附 15 克,金铃子 15 克,甘草 10 克,瓜蒌 30 克,夏枯草 30 克,山慈姑 30 克。

(2)痰瘀互结:乳房结块,皮色青紫,形体多肥,面色晦暗,舌质紫暗或淡暗,有瘀斑,苔厚而白,脉弦而滑。

治法:化痰散瘀,消肿散结。

方药:二陈汤合血府逐瘀汤加减。

陈皮 10 克,茯苓 12 克,柴胡 10 克,当归 15 克,桃仁 6 克,红花 6 克,川贝母 12 克,牛膝 12 克,枳壳 9 克,郁金 15 克,穿山甲 10 克,乳香 10 克,没药 10 克,白花蛇舌草 30 克,山慈姑 10 克。

(3)冲任不调:乳房肿块坚硬,伴有月经不调,婚后未生育或生育过多,舌质淡红,苔薄白,脉沉细。

治法:调摄冲任,软坚散结。

方药:二至丸合二仙汤加减。

女贞子30克,墨旱莲20克,仙茅10克,仙灵脾10克,当归10克,菟丝子20克,黄柏15克,知母15克,生地黄20克,鹿角胶15克,甘草10克,夏枯草30克,山慈姑15克。

(4)热毒蕴结:红肿溃烂,血水淋漓,臭秽不堪,色紫剧痛,舌质红,苔黄,脉弦数。

治法:清热解毒,化瘀消肿。

方药:仙方活命饮加减。

金银花30克,当归20克,贝母10克,白芷9克,皂刺15克,穿山甲6克,天花粉20克,乳香10克,没药10克,桃仁10克,生甘草10克,夏枯草30克。

(5)气血两虚:晚期乳岩,破溃外翻如菜花,不断渗流血水,疼痛难忍,舌淡红,苔薄白,脉沉细无力。

治法:调补气血。

方药:八珍汤加减。

党参15克,白术15克,茯苓15克,当归20克,川芎9克,熟地黄15克,白芍20克,仙鹤草30克,生甘草15克,黄芪20克,陈皮6克。

14 中医分期的论治原则

● 术前
治疗方法:顾护正气,益肾健脾,疏肝解郁。
方药:六味地黄丸合逍遥散加减。
● 术后
治疗方法:补益气血。
方药:十全大补汤加减。
● 放疗期间
治疗方法:滋阴潜阳,清心养肝。
方药:大补阴丸合黄连阿胶汤加减,天王补心丹加减,生脉饮加减等。
● 化疗期间
热毒甚者清血热,解毒邪。清营汤加沙参麦冬汤。

血象下降明显者补气血,益肝肾。四物汤加二至丸或当归补血汤加二仙汤。

呃逆、呕吐明显者降逆止呕。选用温胆汤、旋覆代赭汤。

15 其他中医治疗方法

(1)中成药及制剂:可选用凋瘤丸、十二味抑瘤胶囊、参芪扶正注射液、生脉注射液、艾迪注射液、康莱特注射液、鸦胆子乳注射液等。

(2)外治法:消瘤止痛膏外敷局部肿块;鲜蟾皮外敷局部肿块。溃破后用海浮散干掺,外敷藤黄膏等。

(3)单验方:

● 当归、夏枯草各45克,橘核12克,白芷、僵蚕各6克,丹参15克,每日1剂,煎2次分服。

● 鲜天冬30~90克,榨汁内服,每日3剂。

● 山慈姑、露蜂房各15克,雄黄6克,现分别研末,和匀共研,装胶囊内服。每服1.5克,每日2次。

(4)针灸疗法:常取乳根、肩井、膻中、三阴交等穴。根据具体病症,可增补穴位和采用补泻手法,每日1次。

16 哪些人容易患乳腺癌

乳腺癌家族史是乳腺癌发生的危险因素。所谓家族史是指一级亲属(母亲,女儿,姐妹)中有乳腺癌患者。近年发现乳腺腺体致密也成为乳腺癌的危险因素。

乳腺癌的危险因素还有月经初潮早(<12岁),绝经迟(>55岁);未婚、未育、晚育、未哺乳;患乳腺良性疾病没有及时诊治;经医院活检证实患有乳腺非典型增生;胸部接受过高剂量放射线的照射;长期服用外源性雌激素;绝经后肥胖;口服避孕药;高脂肪饮食;长期过量饮酒;以及携带与乳腺癌相关的突变基因等。

乳腺癌的易感基因,国际上做了大量研究,现已知的有 *BRCA1*、*BRCA2*,还有 *P53*、*PTEN* 等,与这些基因突变相关的乳腺癌称为遗传性乳腺癌,占全部乳腺癌的5%~10%。具有以上若干项高危因素的女性患乳腺癌的风险大大增加。

17　哪些情况影响乳腺癌的治疗效果

与乳腺癌预后相关的因素很多,其中主要的有肿瘤侵犯范围及病理生物学特性。激素受体测定不仅可作为选择激素治疗的参考,也可作为估计预后的一个指标,受体阳性的预后较阴性者好。

18　乳腺癌饮食上的宜忌

● 宜多吃具有一定抗乳腺癌作用的食物,如海马、蟹、文蛤、牡蛎、海带、芦笋、石花菜等。

● 宜多吃具有增强免疫力、防止复发的食物,包括桑葚、猕猴桃、芦笋、南瓜、薏苡仁、菜豆、山药、香菇、虾皮、蟹、青鱼、对虾等。

● 肿胀宜吃薏苡仁、丝瓜、赤豆、芋艿、葡萄、荔枝、荸荠、鲫鱼、鲛鱼、海带、泥鳅、黄颡鱼、田螺等。

● 胀痛、乳头回缩宜吃茴香、葱花、虾、海龙、橘饼、柚子、鲎。

● 忌烟、酒、咖啡、可可。

● 忌辣椒、姜、桂皮等辛辣刺激性食物。

● 忌肥腻、油煎、霉变、腌制食物。

19　怎样预防乳腺癌

可以适当关注以下几个方面:

● 建立良好的生活方式,调整好生活节奏,保持心情舒畅。

● 坚持体育锻炼,积极参加社交活动,避免和减少精神、心理紧张因素,保持心态平和。

● 养成良好的饮食习惯。婴幼儿时期注意营养均衡,提倡母乳喂养;儿童发育期减少摄入过量的高蛋白质和低膳食纤维饮食;青春期不要大量摄入脂肪和动物蛋白质,加强身体锻炼;绝经后控制总热量的摄入,避免肥胖。平时养成不过量摄入肉类、煎蛋、黄油、奶酪、甜食等的饮食习惯,少食腌、熏、炸、烤食品,增加食用新鲜蔬菜、水果、维生素、胡萝卜素、橄榄油、鱼、豆类制品等。

● 积极治疗乳腺疾病。

● 不乱用外源性雌激素。

- 不长期过量饮酒。
- 在乳腺癌高危人群中开展药物性预防。

建议女性朋友了解一些乳腺疾病的科普知识,掌握乳腺自检方法,养成定期乳腺自查习惯,积极参加乳腺癌筛查,防患于未然。

20 乳腺纤维腺瘤的治疗

乳腺纤维腺瘤是最多见的乳腺良性肿瘤,好发于 20 ~ 39 岁的育龄女性,因为这个年龄的女性卵巢功能旺盛,性激素也处于活动期。一般认为乳腺纤维腺瘤的产生与雌激素的刺激有关,由于一部分人的乳腺组织对雌激素比较敏感,所以受雌激素的刺激,乳腺的上皮组织和纤维组织会发生不同程度的增生,我们就称之为纤维腺瘤。

乳腺纤维腺瘤多属良性,一般单发较多见,也有多发的病例。平常患者可以没感觉,因为它不痛或者仅有轻微的胀痛、钝痛,这种疼痛和大小与月经周期无关,肿块生长缓慢,表面光滑。由于瘤的外面有一层包膜,所以与周围组织的边界很清楚,而且摸上去韧性也比较好。

治疗方法包括:

(1)手术治疗:虽然手术治疗是乳腺纤维腺瘤最有效的治疗方法,但并不是说一发现纤维腺瘤就需要立即手术,而是应掌握手术时机及手术适应证,不能一概而论。妊娠、哺乳前乳腺纤维腺瘤直径在 1 厘米以上者,单发或多发纤维腺瘤发现时超过 2 厘米者,患者年龄超过 35 岁首选手术治疗。但对于 20 岁左右未婚女性,瘤体不大的,或多发性乳腺纤维腺瘤,瘤体不大者,可先采用中药治疗,暂不手术。

(2)中医中药治疗:乳腺纤维腺瘤属中医"乳癖""乳中结核"范畴,根据不同的临床表现辨证施治,内服药与外用药相结合,可达到标本兼治的效果。

四、肝癌

1 什么是肝癌

问:我有个朋友才30岁,得了肝癌。听说手术、化疗、放疗不良反应太大,又怕吃药有副作用,如何延长存活时间?

答:肿瘤治疗方案的确定,根据肿瘤大小、有无转移、年龄和肿瘤病理决定。肝癌早期首选手术,化疗因为不太敏感,较少采用。存活时间也要参考上面因素来定。

原发性肝癌是我国常见的恶性肿瘤之一。据20世纪90年代统计,我国肝癌的年死亡率为20.37/10万,在恶性肿瘤死亡顺位中占第二位,在城市中仅次于肺癌,农村中仅次于胃癌。由于血清甲胎蛋白的临床应用和各种影像学技术的进步,特别是血清甲胎蛋白和超声显像用于肝癌高危人群的监测,使肝癌能够在无症状和体征的亚临床期做出诊断。加之外科手术技术的成熟以及各种局部治疗等非手术治疗方法的发展,使肝癌的预后较过去有了明显提高。

2 肝癌的主要表现

肝癌患者多数有长期慢性乙型肝炎、丙型肝炎、肝硬化病史或长期大量饮酒史。

原发性肝癌的症状一般多不明显,特别是在病程早期。症状一旦出现,说明肿瘤已经较大,其病势的进展一般很迅速,通常在数周内即呈现恶病质,往往在几个月至1年内即衰竭死亡,所以民间有时把它称为"癌症之王"。

临床主要是两个方面的病变:①肝硬化的表现,如腹水,侧支循环的发生,呕血及肢体的水肿等。②肿瘤本身所产生的症状,如体重减轻、周身乏力、肝区疼痛以及肝大等。

　　肝癌患者虽有上述各种不同的临床表现,但其症状则主要表现在全身和消化系统两个方面。如有身体消瘦、食欲减退、肝区疼痛及局部肿块等症状。其次如乏力、腹胀、发热、腹泻等亦较常见;而黄疸和腹水则较国外报道者少,仅约20%的患者有此症状。此外还可以有恶心、呕吐、水肿、皮肤或黏膜出血、呕血及便血等症状。

3　肝癌的主要体征

　　患者入院时约半数有明显的慢性病容(面色萎黄或晦暗)。阳性体征中以肝大最具特征。肝大、质地坚硬、伴或不伴结节、压痛明显,腹水,黄疸,脾大及肝硬化表现为肝癌的五大体征。其中黄疸、腹水、恶病质、锁骨上淋巴结肿大及其他远处转移灶的出现是肝癌晚期的表现。上述症状和体征不是每例原发性肝癌患者都具有,相反有些病例常以某几个征象为其主要表现,因而于入院时往往被误诊为其他疾病。了解肝癌有不同类型的表现,可以减少诊断上的错误。

> 肝大、质地坚硬、伴或不伴结节、压痛明显,腹水,黄疸,脾大及肝硬化表现为肝癌的五大体征。

4　需要警惕肝癌的化验检查

　　(1)免疫学检查:①甲胎蛋白对肝癌的诊断特异性较强,高于400微克/升,持续4周,在除外妊娠、生殖腺胚胎源性肿瘤及活动性肝炎的情况下,或甲胎蛋白200~400微克/升,持续8周,结合肝脏定位检查,即可做出肝癌的诊断。②癌胚抗原肝癌患者可轻度增高,但无特异性。

　　(2)酶学检查:特异性不强,但对诊断有参考价值,并可作为疗效和预后的观察指标。

　　(3)肝功能:不是特异性诊断指标,为疗效观察、预后及手术的指标。

　　(4)细胞学检查:可通过细针穿刺或腹水脱落细胞学检查取得。

5　肝癌筛查推荐的影像学检查

　　B超、CT、放射性核素、MRI检查都可以为肝癌的诊断提供有益帮助。

　　选择性肝动脉造影是有创伤性检查,目前仅在一些甲胎蛋白阳性的患者,且 B 超和 CT 又未能清楚显示肝内病灶时才考虑选用。

6 肝癌的病理诊断

病理诊断往往是诊断癌症的金标准。不过因为肝穿刺有风险,医学界也普遍认可通过症状、肝炎病史,结合甲胎蛋白、影像检查等来诊断肝癌。如果有可能,推荐通过肝穿刺、剖腹探查、转移灶活检等手段,取得病理组织做出诊断。其病理组织学分型有 3 种:即肝细胞肝癌、胆管细胞癌、混合性(肝细胞、胆管细胞)癌,其中最多见肝细胞肝癌,占 70% ~ 95%。肝细胞肝癌大体分型如下:①巨块型。②结节型。③弥漫型。④小癌型:单个癌结节直径≤3 厘米,或相邻两个癌结节直径之和≤3 厘米者均属此型,小癌边界清楚,常有明显包膜。

7 肝癌有哪些主要治疗手段

传统治疗肝癌的首选方法是手术切除,但不是所有的肝癌患者都适合手术。只有心肺功能较好,肝脏肿瘤较局限、没有转移情况的患者才适宜手术。加上我国肝癌患者多数有肝炎、肝硬化的病史,临床有 80% 左右的患者因各种原因不能手术。

肝癌的非手术治疗方法多种多样,每一种治疗方法都有各自的适应证,只有适合患者的方法才是最好的方法。应该根据患者的身体状况、肝功能状态、肿瘤的情况来选择适合的治疗方法。

早期治疗应尽量采取手术切除,对不能切除的大肝癌亦可采用多模式的综合治疗。患者手术后属于术后康复期,要加强巩固治疗,以防止复发和转移。肝脏移植适合于肝功能尚可、没有远处转移的患者。

8 原发性肝癌的介入治疗

放射介入治疗可以作为非手术治疗中的首选方法,适用于:①不能手术切除的中晚期原发性肝癌患者。②能手术切除,但由于其他原因(例如高龄、严重肝硬化等)不能或不愿接受手术的患者。

国内临床经验表明,放射介入治疗对于包膜比较完整的巨块型肝癌、大肝癌比较有效。对于可切除肝癌,优先选择外科切除或介入治疗。影响预后的因素包括:①血清甲胎蛋白水平。②肿瘤病灶是否包膜完整、边界清楚。③门静脉有无癌栓等。

9 原发性肝癌的消融治疗

消融治疗是指在影像技术引导下进行的局部直接杀灭肿瘤细胞的一类治疗手段,目前以射频消融、微波消融及无水乙醇注射最为常见。

适应证:对于直径≤5厘米的单发肿瘤或最大直径≤3厘米的多发结节(3个以内),无血管、胆管侵犯或远处转移,肝功能好的早期肝癌患者,射频消融是外科手术以外的最好选择。对于单发肿瘤直径≤3厘米的小肝癌多可获得根治性消融,乙醇消融也可能达到同样的目的。

禁忌证:①位于肝脏脏面,其中1/3以上外裸的肿瘤。②肝功能差,晚期或肿瘤呈浸润状。③肝脏显著萎缩,肿瘤过大,需消融范围达1/3肝脏体积者。④近期有食管胃底静脉曲张破裂出血。⑤弥漫性肝癌,合并门脉主干至二级分支癌栓或肝静脉癌栓。⑥主要脏器严重的功能衰竭。⑦活动性感染,尤其是胆系炎症等。⑧不可纠正的凝血功能障碍及血象严重异常的血液病。⑨顽固性大量腹水。⑩意识障碍或恶病质等。

10 肝癌的放疗

随着现代放疗技术的进展,很多早期不能手术的小肝癌采用放疗可获得根治,且肝功能损伤较小。以体部伽马刀为例,治疗肝癌的原理与放大镜的聚焦过程类似,把放大镜置于阳光下,放大镜下面会成一个耀眼的光斑,光斑以外的地方,温度没多大变化,而光斑处灼热得可以点燃一些物体。同理,放射剂量集中到肿瘤区域,使肿瘤接受足以致癌细胞死亡的剂量,从而达到理想的治疗效果。

11 分子靶向药物治疗肝癌

目前有索拉菲尼等靶向药物用于治疗无法手术或远处转移的原发肝细胞癌。该药属于多靶点多激酶抑制剂,抑制肿瘤细胞增殖,抑制肿瘤血管生成。有一定疗效,但是价格昂贵。

12 肝癌的全身化疗

因为效果差、副作用大,一般不推荐使用。南京军区总医院秦叔逵教授使用 FOLFOX4 方案化疗取得了一定疗效,受到国际上的关注,身体状况、肝肾功能较好的患者可在专家指导下试用。

13 肝癌的中医分型治疗

针对肝癌的临床特点,中医常以疏肝理气、健脾化湿、化瘀解毒、软坚散结等为治疗大法,分型论治。

(1)气滞血瘀:两胁胀满作痛,或胁下有癥块,脘腹胀满,嗳气泛酸,恶心纳呆,大便失调,舌质暗或舌质红有瘀斑,苔薄白,脉弦或涩。

治法:疏肝理气,活血化瘀。

方药:逍遥散合膈下逐瘀汤加减。

柴胡 9 克,当归 12 克,赤芍、白芍各 30 克,桃仁 10 克,郁金 15 克,香附 10 克,夏枯草 30 克,焦白术 15 克,猪苓、茯苓各 20 克,干蟾皮 8 克等加减。

(2)湿热瘀毒:胁下癥块,痛如锥刺,脘腹胀满或腹大如鼓,肌肤黄疸,口苦咽干,大便不调,舌质红有瘀斑,苔黄腻,脉弦滑而数。

治法:清热利湿,活血解毒。

方药:龙胆泻肝汤合膈下逐瘀汤加减。

龙胆草 10 克,栀子 6 克,当归 15 克,生地黄 15 克,车前子 10 克,泽泻 15 克,柴胡 10 克,赤芍、白芍各 30 克,郁金 15 克,五灵脂 9 克,延胡索 12 克,土鳖虫 10 克,半枝莲 30 克,地龙 15 克等加减。

(3)肝郁脾虚:形体消瘦,腹大如鼓,腹胀纳差,大便溏泻,神疲乏力,胁下癥块,疼痛,舌淡暗,边有齿痕,苔薄白,脉濡。

治法:健脾益气,舒肝解郁。

方药:参苓白术散合逍遥散加减。

党参 10 克,焦白术 15 克,猪苓、茯苓各 30 克,山药 15 克,生薏苡仁 30 克,砂仁 6 克,柴胡 9 克,当归 9 克,莪术 30 克,夏枯草 30 克,炙甘草 6 克等加减。

(4)肝肾阴亏:癥块膨隆,形体羸瘦,腹大如鼓,潮热盗汗或高热烦渴,鼻衄,头晕耳鸣,纳差,呃逆,舌红少津,苔花剥或光亮无苔,脉弦细数。

治法:滋阴清热解毒。

方药:知柏地黄汤合一贯煎加减。

知母 15 克,盐黄柏 10 克,生、熟地黄各 15 克,山茱萸 12 克,茯苓 30 克,牡丹皮 15 克,泽泻 10 克,沙参 30 克,当归 15 克,川楝子 6 克,女贞子 30 克,墨旱莲 15 克,赤芍、白芍各 30 克,半枝莲 30 克,炙鳖甲 30 克,夏枯草 30 克等加减。

14 手术前后及化疗期间的中医辨证治疗

(1)术前治疗:以健脾柔肝为则,选药如炒白术、生薏苡仁、茯苓、黄芪、当归、柴胡、白芍、郁金、炙甘草、鸡内金、焦三仙等。

(2)术后治疗:主要为防复发,一方面以增强机体免疫功能为目的,采用健脾益肾之法,选药如党参、白术、女贞子、枸杞子、菟丝子、生地黄、生黄芪、茯苓、猪苓等;另一方面从改善肝脏内环境入手,理气化瘀,健脾导滞,选药如香附、莪术、生黄芪、生薏苡仁、柴胡、枳壳、女贞子、猪苓、茯苓、当归、鸡内金、焦三仙等。

(3)化疗期间:人体气阴受损,血热盛,治当益气养阴,凉血活血,选药如沙参、生地黄、黄精、生黄芪、女贞子、太子参、天冬、麦冬、紫草、牡丹皮、赤芍等。呕吐重者加和胃降逆之品,如茅根、芦根、竹茹、代赭石等。骨髓抑制,血象降低,则以补肾、养血活血为则,选药如补骨脂、女贞子、丹参、夏枯草、地龙、当归、蜂房、何首乌、仙鹤草、熟地黄等。

(4)对证用药:肝区疼痛较重者,加延胡索、制乳香、制没药;腹胀纳差重者,加枳实、焦山楂、乌药;黄疸甚者,阳黄加茵陈、垂盆草、田基黄,阴黄加熟附片、黄芪;腹水甚者,合用五苓散加商陆、赤小豆等;发热较重者,加地骨皮、银柴胡、水牛角、生石膏;有出血症状时,加仙鹤草、三七、茜草、侧柏叶等;肝癌并发上消化道出血时,服大黄粉、白及粉、三七粉等;脾虚腹泻较重时,用补中益气汤或真人养脏汤加减。

15　肝癌的其他中医疗法

（1）单方、验方：

● 十二味抑瘤胶囊：主要组成为红参、黄芪、桂枝、当归、丹参、赤芍、川芎、延胡索、水蛭、壁虎、鳖甲、山楂。口服，一次 3～5 粒，一日 3 次。具有益气养血、活血化瘀、通络止痛之功，适用于肝癌等实体肿瘤辅助治疗。

● 龙葵 120 克，去根，首次煎煮，取汁 100 毫升，复煎 1 次，两煎混合，分早、晚服，适用于肝癌腹水者。

● 藤梨根 60 克，虎杖 30 克，共煮水 100 毫升，分 2 次内服。

● 抗肝癌方：当归、赤芍、白芍、桃仁、漏芦、丹参、八月札、郁金、川楝子、香附各 9 克，夏枯草、海藻、海带各 15 克，白花蛇舌草 30 克，水煎服，每日 1 剂，分早、晚服。

（2）外治疗法：

● 以缩瘤为主要目的者，可选阳和解凝膏或阿魏化坚膏掺黑退消贴敷。

● 以止癌痛为主要目的者，可选珍宝膏经烘热软化后，以白酒 1 份、冰片 2 份调匀，外敷肝区。亦可选活血解毒镇痛之品，如蟾酥、冰片、生半夏、生南星、全蝎、蜈蚣、水红花子、土鳖虫、木鳖子、地龙、大蒜等研末调膏外敷。

（3）针灸疗法：一般取肝俞、内关、外关、足三里、公孙、三阴交、肾俞、大椎等穴，可针刺，手法多用抑制法，亦可穴位注射。

（4）气功疗法：肝癌患者多为太阳、少阳体质，情绪易波动、易焦虑。练功旨在稳定情绪，减轻焦虑，舒畅气机，缓解疼痛，宜选坐功、卧功。肝癌术后体质恢复时，可选站功、十二段锦、太极拳及郭林气功等。

16　肝癌有哪些食疗方法

（1）枸杞甲鱼：枸杞 30 克，甲鱼 1 只，共蒸至熟烂即可，枸杞、甲鱼、汤均可食用。每周 1 次，不宜多食，尤其是消化不良者，失眠者不宜食。忌饮白酒，忌食辣椒、母猪肉、韭菜、肥肉、油煎炸、坚硬的食物及刺激性调味品。可滋阴清热，散结凉血，提高机体免疫功能。

（2）蓟菜鲫鱼汤：蓟菜 50 克，鲫鱼 1 条，共同煮汤，加适当调料即成。经常食用，消瘀血，止吐利水。但脾胃虚寒、无瘀滞者忌服。

（3）芡实炖肉：芡实 50 克，猪瘦肉 250 克，合放砂锅中，加水适量炖熟后去药渣，吃肉喝汤。经常食用，益气健脾利水，有腹泻、腹水者可用此方。

（4）猕猴桃根炖肉：鲜猕猴桃根 50 克，猪瘦肉 250 克，在锅内加水同煮，炖熟后去药渣即成。经常食用，清热解毒，利湿活血。

（5）藕汁炖鸡蛋：藕汁 150 毫升，鸡蛋 1 个，冰糖少许。鸡蛋打开搅匀后加入藕汁拌匀，加少许冰糖，稍蒸熟即可。经常服食，止血止痛散瘀，肝癌有出血者宜用。

（6）山药扁豆粥：怀山药 30 克，扁豆 30 克，粳米 150 克。山药洗净去皮切片，扁豆煮半熟加粳米、山药煮成粥。每日 2 次，早、晚餐食用，健脾化湿，用于晚期肝癌脾虚、泄泻等症。

17　肝癌患者饮食宜忌

● 宜多吃银耳、香菇、菠菜、胡萝卜、卷心菜、冬瓜、西瓜、绿豆、薏苡仁、甲鱼、牛奶等。

● 宜多吃含硒的食物，如海鲜、蘑菇、大蒜、银杏。

● 饮食应容易消化，富含营养，水分充足，无刺激。少食多餐。

● 忌食油腻、煎炸、辛辣类食物。

● 少喝酒。

● 少吃伤肝的药物。

18　肝癌的预防

我国肝癌患者中约 90% 有乙型肝炎病毒感染背景。我国人群中 HBsAg（乙肝表面抗原）的携带率大约为 10%，全国约有 1.2 亿乙型肝炎病毒携带者，每年尚有约 100 万新生儿因其母亲为携带者而感染乙型肝炎病毒。其他危险因素包括酒精性肝硬化、肝腺瘤、长期摄入黄曲霉素、其他类型的慢性活动性肝炎、Wilson 病、酪氨酸血症和糖原累积病等。

积极防治病毒性肝炎，对降低肝癌发病率有重要意义。我国新生儿普遍进行的乙肝病毒灭活疫苗预防注射,不仅对防治肝炎有效果,对肝癌预防也起到了很好的作用。避免不必要的输血和应用血制品,预防粮食霉变,改进饮水水质,戒除饮酒嗜好也是预防肝癌的重要措施。

> 积极防治病毒性肝炎,对降低肝癌发病率有重要意义。避免不必要的输血和应用血制品,预防粮食霉变,改进饮水水质,戒除饮酒嗜好也是预防肝癌的重要措施。

19　肝癌的预后

首先,可以根据患者肝癌的病变程度来判断。一般来讲,如果是小肝癌,没有癌栓,没有肝脏内的转移,也没有淋巴转移和远处的转移,预后就好。反之,如果是巨大的肝癌,已经发生肝脏内或远处的转移,那么预后就差。

其次,看患者可以接受什么样的治疗方法。一般情况下根治性的治疗如手术切除等,预后较好。当然,能否接受手术切除是有适应证的,不适合手术切除的勉强手术,反而效果更差。

再者,由于肝癌多数发生在肝硬化基础上,如果肝硬化严重,甚至到了失代偿的地步,即便是小肝癌,患者也可能因肝硬化出现并发症而危及生命,因而预后就差。

最后,要看患者身体的一般状况。如果患者一般状况良好,活动能力基本上和正常人一样,能耐受各种治疗,治疗的效果也好;反之,如果一般状况差,白天也要经常卧床,不能耐受各种肿瘤治疗,预后也就差。

同时,良好的心态,良好的生活调理,加上积极配合治疗,也是取得良好治疗效果的重要因素。(因为肝癌肝硬化患者,消化道静脉曲张明显,勿吃过硬、带刺食物,以及保持大便通畅,防治消化道出血非常关键。)

五、大肠癌

1　什么是大肠癌

问：我父亲48岁，3周前查出的直肠腺癌，做了改道手术。医生把切下的直肠周围的淋巴结做了病理学检查，中分化、无转移。大夫说要做3个疗程的化疗。我想问问专家，我父亲的病还会不会复发？日常生活需要注意什么？大夫说做完改道手术后最少能活5年，我想问下改道患者到最后还有可能得什么病？

还有，我父亲得这样的病是不是和工作有关？他是银行内勤坐班主任，几乎天天坐在椅子上，而且还经常上火……

大肠癌是指原发于大肠黏膜上皮的恶性肿瘤，包括结肠、直肠等部位的肿瘤。临床表现以腹痛，腹部包块，血便或黏液脓血便，大便习惯及性状改变，进行性肠梗阻等为主。根据大肠癌的病理形态可分为肿块型、溃疡型与浸润型。组织学分型为腺癌、黏液癌、未分化癌和鳞状上皮细胞癌等，其中以腺癌最多，约占80%。好发部位依次为直肠、乙状结肠、盲肠、升结肠、降结肠、横结肠。

> 大肠癌临床表现以腹痛，腹部包块，血便或黏液脓血便，大便习惯及性状改变，进行性肠梗阻等为主。

中医最早记载见于《黄帝内经》，散见在"肠覃""伏梁""积聚""脏毒""肠瘤"等篇章中，目前多以"肠覃"名之。中医认为大肠癌的形成多是素体脾肾阳虚，运化不足，痰湿内生，气化不足，大肠传导失司，糟粕内停，蕴久化毒；加之饮食所伤，情志不遂，外受寒邪等因素，使局部气血凝滞，湿热蕴结，聚而成块，发为本病。

2　大肠癌的主要表现

排便习惯及性状改变、腹部肿块、腹胀、腹痛、脓血便等是本病的主要表现。大肠癌的临床表现与部位有关，例如右半结肠癌主要表现是右侧腹痛,腹部包块和贫血、消瘦、乏力、纳差等;如果肿瘤发生在左半结肠,主要症状是大便习惯的改变,黏液血便和不完全性肠梗阻。大便习惯改变,包括大便次数及形状的改变。直肠癌表现大便次数增多,大便量少,或仅少量血便,有明显里急后重感觉。

3　现代医学是如何诊断大肠癌的

(1)诊断依据:

A.病史:对有大肠腺瘤、大肠息肉、大肠憩室及溃疡性结肠炎等病史者,要想到有继发本病的可能。对嗜食肥甘、长期便秘者以及生活在血吸虫病流行地区的人群,本病亦相对高发。

B.症状与体征:本病由于发病部位的不同,其临床表现亦各有侧重。

C.实验室检查:

● 大便潜血:素食 3 天后查,大便潜血阳性者,应考虑有本病的可能。吃鸭血等血液制品、动物肝脏和菠菜的话,会干扰检查结果。

● 血红蛋白:肿瘤出血可以引起贫血,对原因不明的贫血,应建议做肠道检查。

● 血清癌胚抗原:超过 2.5 微克/升为阳性,有一定的临床意义,但不具有特异性诊断价值,多用于估计预后,监察疗效和复发情况。结肠癌患者大约有 70% 阳性。

D.内窥镜检查:包括乙状结肠镜、纤维结肠镜两种,可以在直视下发现病变的部位、形态大小,并可取病变组织做病理学检查。

E.直肠指检诊断:是诊断直肠癌的首选检查方法,其检出率可达 90%。表现为触及包块或溃疡,表面不平,质硬,肠腔常有狭窄感,指套上可染有血、脓或黏液。

F.影像学检查:

● 气钡双重对比灌肠检查,准确率达90%以上。肿块型多表现为不规则的充盈缺损。溃疡型表现为不规则龛影,受累肠管是局限性僵硬。浸润型表现为肠壁增厚、僵硬、局限性狭窄。病变多数局限,与正常部分分界清楚。

● CT 检查表现为局部肠壁增厚,呈环状或半环状,或肿块向腔内生长,边界锐利,肿块表面常有溃疡形成,肠腔狭窄。如与周围脏器间脂肪层消失,则提示癌瘤可能已侵犯邻近器官。CT 检查对结肠癌分期有重要意义,一般用于手术前后的检查。

● 超声检查。对腹部能触及的包块,可行超声检查,其影像图特征是内含强回声核心的低回声肿块,也可表现为"假肾征"。另外超声检查还能发现其淋巴结转移、肝转移等情况。

(2)大肠癌的分期诊断:大肠癌有着不同的分期标准。现在通用国际 TNM 分期,外科更倾向于使用 Dukes 分期。

● Dukes 分期。

A 期　癌灶未穿出肌层,无淋巴结转移。

B 期　癌灶已穿出深肌层并侵入浆膜层、浆膜外或直肠周围组织,但无淋巴结转移。

C 期　癌灶伴有淋巴结转移。C_1 期,癌灶邻近淋巴结转移(肠旁及系膜淋巴结);C_2 期,癌灶伴有肠系膜动脉结扎处淋巴结转移。

D 期　癌灶伴有远处器官转移,或因局部广泛浸润或淋巴结广泛转移而切除后无法治愈或无法切除者。

4　大肠癌的常见分型

根据 1991 年中华人民共和国卫生部医政司所编写的《中国常见恶性肿瘤诊治规范》,大肠癌的病理分型为:

(1)早期大肠癌的大体分型:①息肉隆起型。②扁平隆起型。③扁平隆起伴溃疡型。

(2)进展期大肠癌的大体分型:①隆起型。②溃疡型。③浸润型。④胶样型。

(3)大肠癌的组织学分型:以管状腺癌及乳头状腺癌多见,其他如未分化癌、鳞腺癌等比较罕见。

5　大肠癌需要和哪些常见病鉴别

(1)大肠腺瘤:好发于直肠和乙状结肠,常见症状为大便带血,低位腺瘤可能随大便脱出肛外,乳头状腺瘤发生癌变的可能性颇大。一般认为腺瘤直径 > 1.5 厘米,不规则,基底有紧缩凹陷表现的话,有恶变的可能。

（2）血吸虫病结肠炎：好发于直肠、乙状结肠和降结肠，临床症见腹痛、腹泻、便血、肠梗阻等。本病产生的肠黏膜增厚、肉芽肿、息肉及肠腔狭窄，有时难以与结肠癌相鉴别，而且两者可以同时存在，所以诊断还需经病理学活检以明确。

（3）肠结核：患者多数是青年人，主要表现为全腹隐痛，而且以右下腹和脐周较重，腹泻与便秘交替出现，偶有黏液便和血便。全身症状明显，如低热、消瘦、乏力等。多伴有肺结核，结核菌素试验阳性，有些可以在腹部摸到包块。必要时可以通过纤维结肠镜活检来明确诊断。

（4）阿米巴肠炎：慢性阿米巴肠炎形成肉芽肿时，可出现局部包块、肠梗阻，钡灌肠可见充盈缺损，易与癌肿误诊。如有阿米巴痢疾病史，或粪便中发现阿米巴滋养体或包囊，对诊断有一定帮助，但要明确诊断还需内窥镜取活检。

（5）肉芽肿性肠炎：又称克罗恩病，急性期以腹痛、腹泻、便血、发热为主要表现，慢性期表现为肠梗阻和营养不良。好发于青年，初次发病平均年龄约25岁。X线检查见病变为多发，呈节段性分布，溃疡深浅不一，伴假性憩室、息肉、"碎石路"样黏膜面及内瘘等，一般不难鉴别。

6 大肠癌的手术治疗

大肠癌首选治疗方法是手术。Dukes A 期，可单独手术治疗，可选择局部切除术或根治术。Dukes B 期、C 期及部分 D 期患者，据肿瘤位置可选择右半结肠切除术、横结肠切除术、乙状结肠切除术、全结肠或次全结肠切除术以及直肠、肛管完全切除并行永久性人工肛门或保留肛门括约肌功能的直肠部分切除术。

手术中应该注意：①手术切除缘应有足够的无肿瘤侵犯的安全范围。②周围淋巴结的广泛切除，以减少复发机会。③注意探查肝脏，如有转移灶应一并切除。

7 大肠癌的放疗

（1）术前放疗：可提高手术切除率，减少局部术后复发率，2～4 周剂量一般为 20～40 戈瑞(Gy)。

（2）术后放疗：除早期患者外，术后均应行局部放疗，5～6 周总剂量可达 50~60 戈瑞。

(3)姑息性放疗:适于不能手术的晚期患者或术后复发者,可明显改善便血、疼痛、便闭等症状。

(4)根治性放疗:应严格筛选病例,肿瘤在距肛门 12 厘米以内,直径≤3 厘米,外生型,高分化肿瘤,无淋巴转移者,5~6 周照射剂量可达 50~60 戈瑞。

8 大肠癌的化疗

化疗用于大肠癌术后的辅助治疗及晚期大肠癌、大肠癌术后复发转移患者的治疗。结肠癌术后辅助化疗,一般手术后 2~4 周开始,目前常用的化疗药物有氟尿嘧啶、替吉奥胶囊、伊立替康(CPT-11)、卡培他滨片,铂类包括奥沙利铂(L-OHP)、顺铂(DDP)等。

9 大肠癌的常见中医分型治疗

依据患者的症状、体征和舌苔脉象等,中医把大肠癌分为以下 5 型:

(1)湿热内蕴:腹痛隐隐,便溏腹泻或大便不爽,大便带黏液或脓血便,纳差恶心,乏力倦怠,溲黄,舌质红,苔黄而腻,脉滑数。

治法:清热利湿,健脾解毒。

方药:葛根芩连汤合白头翁汤加减。

葛根 15 克,黄芩 10 克,黄连 6 克,黄柏 10 克,白头翁 10 克,炒白术 15 克,猪苓、茯苓各 20 克,生薏苡仁 30 克,败酱草 20 克,半枝莲 30 克,椿皮 30 克,炙甘草 10 克,厚朴 10 克。

还可辨证使用中成药四妙丸、槐角丸、黄连解毒丸等。远离湿热环境,住处宜清爽干燥。饮食宜清淡,禁食油腻食物,禁酒、戒烟。

(2)瘀毒内阻:腹痛较重,固定不移,甚则绞痛,腹部可触及包块;大便困难伴脓血,气味恶臭;心烦口渴,纳差恶心,面色晦暗,舌质暗红,有瘀斑或瘀点,苔黄,脉弦滑或弦细。

治法:活血化瘀,解毒通腑。

方药:膈下逐瘀汤合大柴胡汤加减。

当归 15 克,赤芍、白芍各 15 克,桃仁 10 克,红花 10 克,川芎 10 克,枳实 10 克,柴胡 9 克,黄芩 10 克,半夏 10 克,大黄 10 克,生薏苡仁 30

克,莪术 15 克,半枝莲 30 克,白屈菜 30 克。

临证还可参考用椿皮、葛根、虎杖、墓头回、皂荚等,也可辨证使用以下中成药。

● 十二味抑瘤胶囊:院内制剂,通络止痛,适用于肿瘤证属气血亏虚,瘀血内结型者。一次 3～5 粒,一日 3 次。

● 复方斑蝥胶囊:清热解毒,活血化瘀,软坚散结,用于由气滞血瘀、热毒内阻而致的中晚期癌。

另外,还要适量运动,呼吸新鲜空气。饮食清淡,以蔬菜和富含维生素食物为主,禁酒及油腻食物。

(3)脾肾阳虚:倦怠乏力,形寒肢冷,纳差腹胀,腹痛绵绵,便溏或黏液血便,舌淡而胖,边有齿痕,苔薄白,脉沉细。

治法:温补脾肾,解毒化湿。

方药:参苓白术散合四神丸加减。

党参 15 克,焦白术 15 克,茯苓 30 克,生薏苡仁 30 克,白扁豆 15 克,山药 10 克,半枝莲 30 克,葛根 30 克,补骨脂 15 克,五味子 10 克,吴茱萸 6 克,肉豆蔻 4 克,菝葜 30 克。

临证参考用药如荔枝核、山茱萸、生地黄、熟地黄、泽泻、椿皮、黄芪、益智仁、肉苁蓉、鹿茸、人参、陈皮等。辨证使用中成药健脾补肾丸、归脾丸、金匮肾气丸等。也可使用参附注射液 20～40 毫升,加液体 500 毫升,静脉滴注,14 日为 1 个疗程。

还要避风寒,适寒暑,慎起居,远房事。日常服用煲汤,以食补为主,增强体质。

(4)肝肾阴虚:头晕耳鸣,口苦咽干,烦热盗汗,腰背酸痛,失眠多梦,腹部疼痛,大便不爽,时有脓血及黏液便,舌质红或红绛,苔花剥或无苔,脉细弦。

治法:滋补肝肾,泻火解毒。

方药:大补阴丸和六味地黄汤加减。

黄柏 10 克,知母 15 克,生、熟地黄各 15 克,龟板 15 克,山茱萸 12 克,牡丹皮 15 克,茯苓 20 克,泽泻 5 克,刀豆子 10 克,半枝莲 30 克,椿皮 30 克,红藤 30 克,女贞子 15 克。

临证参考用药如砂仁、阿胶、当归、枸杞子、赤白芍、川楝子、鹿角胶、鳖甲等。辨证使用中成药六味地黄丸、知柏地黄丸、杞菊地黄丸等。

日常注意远房事,适情怡性。注意服用滋补肝肾类食品,如煲汤等。

(5)气血双亏:面色㿠白,消瘦乏力,心悸气短,口淡无味,纳呆腹胀,便下脓血腐臭,舌质淡,苔白或无苔,脉沉细无力。

治法:益气养血,厚肠解毒。

方药:十全大补汤加减。

党参15克,焦白术20克,生黄芪30克,茯苓30克,肉桂6克,当归10克,赤芍、白芍各15克,熟地黄10克,葛根30克,半枝莲30克,藤梨根30克,莱菔子15克,仙鹤草30克,生薏苡仁30克。

临证参考用药如砂仁、补骨脂、阿胶、鹿角胶、龟板等。辨证使用中成药归脾丸、九圣升血胶囊等。也可使用参芪扶正注射液,250毫升/次,15~21日为1个疗程。

日常注意服用补气养血类食品。避风寒,适寒暑。

腹痛重者,重用芍药、甘草或加土木鳖;大便不爽者,加厚朴、枳壳、木香;肠梗阻者,加生大黄、枳实;便血者,加地榆、荷叶炭、芍药炭、仙鹤草、血余炭等;气虚发热者,用补中益气汤;阴虚发热者,加青蒿鳖甲汤。

10　大肠癌的其他疗法

(1)针灸疗法:大肠癌术后,可选脾俞、肾俞、足三里等,采用隔姜灸法,每日或隔日一次,尤其适于脾肾阳虚者。

(2)外治法:热毒较盛或者局部肿胀疼痛者,可用如意金黄散外敷。

(3)饮食疗法:对结肠癌有不全肠梗阻及出血的患者,饮食应以细粮为主,如薏米粥、莲藕粥、山药粥等;对气虚血瘀、便下脓血者,可常服赤小豆鲤鱼汤、马齿苋槐花粥;对术后恢复良好的患者,要多吃含膳食纤维多的食物,保持大便通畅,如芹菜、苦瓜、菠菜、核桃、香蕉等。

(4)气功疗法:大肠癌患者可选择郭林气功、太极拳、八段锦等功法,根据个人体质适当锻炼,以不过分增加身心负担为原则。

11　大肠癌的预后

由于人们对大肠肿瘤的认识逐步加深,通过各类检查,对大肠癌及癌前病变的检出率较高,从而达到早期发现、早期诊断,并通过手术切除取得了满意的疗效。然而,大肠癌 5 年生存率仍仅在 50% 左右。影响预后的因素有年龄、病理分型、肿瘤部位、临床分期、癌胚抗原含量、治疗情况等。一般年龄越小,肿瘤恶性程度越高,预后越差,病理分型中印戒细胞癌、未分化癌、小细胞癌恶性程度较高,预后较差,而乳头状腺癌、管状腺癌预后较好;临床分期中病期越早,预后越好,Ⅰ期和Ⅱ期术后 5 年生存率为 60% ~ 90%,而Ⅲ期仅 30% ~ 40%,有症状者较无症状者预后差。大肠癌肝转移极为常见,60% ~ 70% 的大肠癌患者死于肝转移。

12 大肠癌的日常调理和复查

大肠癌患者应保持心情舒畅,避免精神紧张及过分焦虑。术后第一年应每隔 3 个月复查一次,需做化疗的就做化疗。术后第二年应每半年复查一次,此后每年复查 1 次,如发现情况,则随时复查治疗。

六、胃癌

1 什么是胃癌

已故央视著名主持人方静,于 2015 年 11 月 18 日因胃癌晚期肝转移医治无效去世。当时她去世的消息,被各大媒体转发以及微博、微信刷屏,人们在惋惜其英年早逝之余,也对胃癌深感畏惧。我们在临床上也遇到过多例青年胃癌患者,最小的不足 20 岁,文献报道甚至有不到 10 岁罹患胃癌的小患者。他们共同的特点是恶性程度高,发展快,预后很差。

胃癌指原发于胃黏膜上皮的恶性肿瘤,占全部恶性肿瘤的第三位,占消化道恶性肿瘤的首位,占胃恶性肿瘤的95%。可见胃癌是威胁人类健康的一种常见病。

它的临床表现为消化不良、胃脘疼痛及包块、呕吐、黑便等。

2 胃癌的病因

长期食用熏烤、盐腌食品的人群中胃远端癌发病率高，吸烟者的胃癌发病危险较不吸烟者高50%。

（1）地域与饮食：胃癌发病有明显的地域性差别，在我国的西北与东部沿海地区胃癌发病率比南方地区明显为高。长期食用熏烤、盐腌食品的人群中胃远端癌发病率高，吸烟者的胃癌发病危险较不吸烟者高50%。

（2）幽门螺杆菌感染：幽门螺杆菌感染胃部会导致胃炎、胃溃疡、十二指肠溃疡和胃淋巴瘤甚至胃癌。1994年，世界卫生组织将幽门螺杆菌列为第一类高危致恶变因子。我国胃癌高发区成人感染率在60%以上。

（3）癌前病变：胃疾病包括胃息肉、慢性萎缩性胃及胃部分切除后的残胃，这些病变都可能伴有不同程度的慢性炎症过程、胃黏膜肠上皮化生或非典型增生，有可能转变为癌。

（4）遗传和基因：胃癌患者有明显的家族聚集性。调查发现，胃癌患者的一级亲属（即父母和亲兄弟姐妹）得胃癌的危险性比一般人群平均高出3倍。比较著名的如拿破仑家族，他的祖父、父亲以及3个妹妹都因胃癌去世，整个家族包括他本人在内共有7人患了胃癌。

胃癌的分子分型与患者的复发、转移密切相关，可为临床治疗提供合理的路线图。

3 如何早期发现并治疗胃癌

早期胃癌的治疗效果很好，那么我们如何才能早期发现呢？答案就是症状结合必要的检查，其中最为合适的筛查手段就是胃镜。

2014年《中国早期胃癌筛查及内镜诊治共识意见》根据血清（血清胃蛋白酶原PG）检测和 *H. pylori*（幽门螺杆菌）抗体检测对患者的患病风险进行分级，并提出了进一步的检查策略。

A级，PG（-），*H. pylori*（-），患者可不行内镜检查。

B级，PG（-），*H. pylori*（+），患者至少每3年行1次内镜检查。

C级，PG（+），*H. pylori*（+），患者至少每2年行1次内镜检查。

D级，PG（+），*H. pylori*（-），患者应每年行1次内镜检查。

胃癌的治疗提倡集外科、放疗、化疗等为一体的多学科治疗,特别在胃癌进展期。强调首次手术的规范性与根治性,确保切缘无肿瘤残留,足够范围的淋巴结清扫,整块切除。

当然随着内镜技术的提高和对疾病的认识,目前在早期胃癌中,我们也可以运用内镜下治疗,从而达到根治和保留胃功能的目的。

4　胃癌的主要表现

(1)胃癌早期的表现:

● 上腹痛。早期多为隐痛或不适感,晚期可有剧痛。疼痛多无规律性,餐后反而加重,但也有些患者疼痛类似溃疡病,用抗酸剂可缓解。

● 上腹部饱胀不适。

● 食欲减退,厌食油腻肉类,但给予喜爱饮食,仍能照常进食,晚期则呈厌食。

● 贲门部癌可表现为吞咽时剑突下梗阻感。

● 病情发展至晚期可出现厌食、体重减轻、进行性贫血、幽门梗阻、持续黑便、腹水、上腹肿块、恶病质等症状。

(2)胃癌晚期的表现:

● 腹块多位于上腹部,质坚硬,有时酷似肝之左叶,而易误为肝癌或肝硬化。

● 转移表现:左锁骨上可摸到质硬的淋巴结;癌性腹水;癌肿转移至肝、肺、卵巢等出现相应的症状和体征。

5　怀疑得了胃癌需要做哪些检查

(1)上消化道钡餐检查:阳性率可达90%以上。常见者为:①充盈缺损。②腔内龛影,溃疡直径通常大于2.5厘米,外围并见新月形暗影,边缘不齐,附近黏膜皱襞粗乱、中断或消失。③狭窄与梗阻。近年来由于X线检查方法改进,使用双重摄影法等可以观察到黏膜皱襞间隙所存在的细微病变,因而能够发现多数的早期胃癌。

(2)胃镜及胃黏膜活体细胞学检查:无论纤维胃镜或电子胃镜都是胃癌诊断的重要依据,活体病理检查更是胃癌诊断的唯一最直接的指标。

(3)其他:腹部 CT、血癌胚抗原、CA72 – 4 等肿瘤标志物检查。

6 胃癌的分期和分型

(1)分期:采用国际 TNM 临床分期(UICC,1997)。

(2)分型:

A.大体分型:分为早期、中晚期胃癌。早期胃癌包括隆起型、平坦型和溃疡型。中晚期胃癌包括息肉样癌、溃疡型癌、溃疡浸润型癌、弥漫浸润型癌等。

B.组织学分型:腺癌、黏液腺癌、低分化腺癌、未分化癌、黏液细胞癌,其他还有腺鳞癌、鳞状细胞癌和类癌等。

7 胃癌需要和哪些疾病鉴别

(1)胃溃疡:胃癌极易误诊为胃溃疡,尤其是年轻人。二者在症状及体征上相似,其鉴别主要靠 X 线及胃镜检查。

(2)胃息肉:为良性肿瘤,小的息肉可以没有任何临床表现,较大的息肉常引起上腹部饱胀、隐痛、恶心等症状。带蒂的腺瘤还可脱垂,进入十二指肠引起间歇发作性幽门梗阻。腺瘤黏膜糜烂溃疡,还可引起黑便等类似胃癌的临床表现。明确病理需活检。

(3)胃平滑肌瘤:好发于胃窦及胃体部,多为单发,圆形或椭圆形,按肿瘤的部位及形态分为黏膜下型、浆膜下型及哑铃型。黏膜下型 X 线表现为圆形或椭圆形充盈缺损,周围黏膜及胃蠕动正常。表现有溃疡时可见龛影,浆膜下型仅见胃受压或推移现象。

(4)胃巨皱襞症:好发于胃大弯,X 线下胃黏膜呈环状或迂曲弯形,似浸润型胃癌的改变,但胃壁无僵硬,胃腔仍具伸展性,患者一般状况好。

8 胃癌的现代医学治疗

目前胃癌治疗仍以手术为主。Ⅰ、Ⅱ期胃癌以根治性手术切除为主,Ⅱ期患者视情况可做术后化疗。Ⅲ期行根治性手术后应做化疗及中药治疗。Ⅳ期患者应争取做姑息性切除手术,术后辅以中药及化疗。对于 *HER2* 基因阳性的患者也可以化疗合用分子靶向药物治疗。

胃癌早期以手术切除为主,中晚期病例采用手术、化疗、免疫治疗、放疗和中医中药的综合治疗是提高疗效的较好方法。

9 胃癌的中医分型及治疗

依据患者的症状、体征和舌苔脉象等,中医把胃癌分成以下6型:

(1)肝胃不和:胃脘胀满,疼痛时作,牵及两胁,纳食减少,呃逆频频,嗳气吞酸,甚则呕吐,舌质淡暗,苔薄白,脉弦细或沉。

治法:疏肝和胃,降逆止痛。

方药:逍遥散合参赭培气汤加减。

柴胡12克,当归12克,赤芍、白芍各15克,焦白术15克,茯苓20克,炙甘草15克,生姜6克,党参12克,天冬15克,代赭石30克,清半夏10克,半枝莲30克等。

(2)胃热阴伤:胃内灼热,嘈杂不舒,食后疼痛,纳食不香,口干欲饮,便干溲黄,五心烦热,舌质红或有裂纹,苔薄黄或花剥,脉弦细。

治法:清热解毒,益阴生津。

方药:麦门冬汤合玉女煎加减。

麦冬20克,半夏10克,党参10克,炙甘草15克,海螵蛸10克,煅瓦楞15克,刺猬皮15克,延胡索10克,菝葜30克,白屈菜30克,半枝莲30克,干蟾皮8克等。

(3)痰湿凝结:胃脘痞满,隐隐作痛,呕吐痰涎,食少纳呆,腹胀便溏,面色苍黄,喜卧懒言,舌质淡,苔厚腻,脉沉缓或濡。

治法:健脾燥湿,化痰散结。

方药:平胃散合苓桂术甘汤加减。

苍术15克,厚朴10克,陈皮12克,甘草10克,茯苓20克,桂枝10克,白术15克,半夏10克,生薏苡仁30克,龙葵15克,野葡萄藤30克,急性子15克,莱菔子15克,黄药子15克,硇砂0.6克,藿香15克,砂仁6克等。

(4)瘀毒内阻:胃脘刺痛,心下痞硬,恶心纳呆,大便色黑,甚则呕血,肌肤甲错,面色晦暗,舌质紫暗或有瘀斑,脉沉细涩。

治法:活血化瘀,解毒止痛。

方药:失笑散合膈下逐瘀汤加减。

五灵脂 10 克,蒲黄 6 克,当归 15 克,桃仁 10 克,红花 15 克,延胡索 12 克,香附 12 克,甘草 10 克,枳壳 10 克,莪术 15 克,水蛭 3 克,陈皮 12 克,香橼 10 克,夏枯草 30 克,八月札 15 克,干蟾皮 8 克,鸡内金 10 克等。

(5)气血双亏:腹痛绵绵,纳差,恶心,乏力,懒言,心悸、气短,头晕目眩,自汗盗汗,虚烦不寐,舌质淡,苔薄或光剥,脉沉细无力。

治法:补气养血。

方药:十全大补汤加减。

人参 6 克,茯苓 20 克,焦白术 15 克,炙甘草 10 克,当归 12 克,白芍 15 克,熟地黄 12 克,川芎 10 克,黄芪 15 克,肉桂 6 克,生姜 3 克,鸡血藤 30 克,生薏苡仁 30 克,菝葜 30 克,白花蛇舌草 30 克,焦三仙各 10 克等。

(6)脾胃虚寒:胃脘疼痛,喜温喜按,呕吐频频,或朝食暮吐,便溏,神疲乏力,畏寒肢冷,腰膝酸软,面色㿠白,浮肿,舌淡而胖,苔白而滑,脉沉细缓。

治法:健脾和胃,温中散寒。

方药:附子理中汤合旋覆代赭汤加减。

附子 6 克,干姜 9 克,焦白术 15 克,党参 15 克,甘草 10 克,旋覆花 10 克,代赭石 30 克,茯苓 20 克,半夏 10 克,陈皮 12 克,补骨脂 15 克,生薏苡仁 30 克,土贝母 30 克,菝葜 30 克,藤梨根 30 克,半枝莲 30 克等。

10　胃癌的针灸治疗

(1)艾灸疗法:取中脘、梁门、关元、气海等穴,以助温中健脾,鼓舞胃气。取背部俞穴如胃俞、脾俞及足三里等以强身健体,益气扶正。每穴给予艾灸 6～8 壮。

(2)针刺疗法:呕吐者,膈俞配内关,脾俞配足三里。胃脘疼痛者,合谷配内关。幽门梗阻者,针刺脾俞、胃俞、关元、足三里、中渚、中脘等。胃癌疼痛者,取中脘、下脘、章门、脾俞、胃俞、三阴交、足三里,配丰隆、公孙、肾俞等。

(3)穴位封闭:用胃复安 20 毫克或维生素 B_1、维生素 B_6 各 2 毫升,取双侧足三里作穴位封闭,用于恶心、呃逆等。

11 胃癌的中医外治法

可用丁香开胃贴外贴脐部,行气和胃。用栀黄止痛散外敷,缓解疼痛。

12 胃癌的气功治疗

可选择郭林气功、太极拳、十二段锦等功法,就个人体质适当锻炼,以不过分增加身心负担为原则。

13 胃癌的饮食疗法

许多日常食用的肉禽类、粮食类都具有一定的防癌、抗癌作用,如动物的内脏、香菇、蘑菇、杏仁、大蒜、胡萝卜等。在诸多防癌、抗癌营养物质中,尤以维生素 A、维生素 C 为重要,因此,患者要多吃新鲜蔬菜、水果等。

14 胃癌的食疗方

(1)陈皮红枣饮:橘子皮 1 块,红枣 3 枚。红枣去核与橘子皮共煎水。每日 1 次,行气健脾,降逆止呕,适用于虚寒呕吐。

(2)莱菔粥:莱菔子 30 克,粳米适量。先将莱菔子炒熟,与粳米共煮成粥。每日 1 次,早餐服食,消积除胀,腹胀明显者可选用。

(3)陈皮瘦肉粥:陈皮 9 克,乌贼骨 12 克,猪瘦肉 50 克,粳米适量。用陈皮、鱼骨与米煮粥,煮熟后去陈皮和乌贼骨,加入瘦肉片再煮,食盐少许调味食用。每日 2 次,早、晚餐服用,降逆止呕,健脾顺气,腹胀者可首选此膳。

(4)芡实六珍糕:芡实、山药、茯苓、莲肉、薏苡仁、扁豆各 30 克加工成粉,与米粉 500 克混匀。每日 2 ~ 3 次,每次 6 克,加糖调味,开水冲服,也可做糕点食用,健脾止泻,效果良好。

(5)龙眼花生汤:花生(连红衣)250 克,大枣 5 枚,龙眼肉 12 克。大枣去核,与花生、龙眼一起加水煮熟即可。每日 1 次,养血补脾,贫血明显者可用此方。

(6)健胃防癌茶:向日葵秆芯或向日葵盘 30 克,煎汤代茶。长期饮用,有防癌、抗癌消炎之功效,胃癌术后吻合口有炎症者可选此膳。

15　胃癌吃哪些食物对身体好

● 宜多吃能增强免疫力、有抗胃癌作用的食物,如山药、扁豆、薏苡仁、菱角、金针菜、香菇、蘑菇、葵花子、猕猴桃、无花果、苹果、沙丁鱼、蜂蜜、鸽蛋、牛奶、猪肝、猴头菌、海参、牡蛎、乌贼、黄鱼鳔、海马、甲鱼等。

● 宜多吃高营养食物,防治恶病质,如乌骨鸡、鸽子、鹌鹑、牛肉、猪肉、兔肉、蛋、鸭、豆豉、豆腐、鲢鱼、鲩鱼、刀鱼、青鱼、黄鱼、乌贼、鲫鱼、鳗鱼、鲮鱼、鲳鱼、泥鳅、虾、淡菜、猪肝等。

● 恶心、呕吐宜吃莼菜、柚子、橘子、枇杷、粟米、核桃、玫瑰、阳桃、无花果、姜、莲藕、梨、冬菜、杧果、乌梅、莲子。

● 贫血宜吃淡菜、龟、马兰头、黄花菜、猴头菌、蜂蜜、荠菜、香蕉、橄榄、乌梅、木耳、羊血、蚕豆衣、芝麻、柿饼、螺等。

● 腹泻宜吃扁豆、杨梅、芋艿、栗子、石榴、莲子、芡实、青鱼、白槿花等。

● 腹痛宜吃金橘、卷心菜、比目鱼、海参、乌贼、黄芽菜、芋头花等。

● 防治化疗副作用的食物:猕猴桃、芦笋、龙眼、核桃、鲫鱼、虾、蟹、山羊血、鹅血、海蜇、菇类、黑木耳、鹌鹑、薏苡仁、泥螺、绿豆、黄花菜、苹果、丝瓜、龟、甲鱼、乌梅、杏饼、无花果等。

16　胃癌的术后饮食

● 加强营养,提高抗病能力。少食多餐,每天4~5次,从流质、半流质到软食,开始时每次量约小半碗,以后慢慢增加。饮食宜清淡、高维生素、高蛋白质,富于营养、易消化,如面片、面条、各种粥、牛奶、豆浆、藕粉、肉汤等,并给予足量的维生素C,如鲜橘汁等。

● 可适当补充一些铁剂,经常多吃新鲜水果、蔬菜,保持大便通畅。

● 禁烟酒、禁吃霉变食物,禁食生硬、粗糙刺激之物。

● 养成定时、定量的饮食习惯。食物应细嚼慢咽,减轻胃的负担。

● 为防止胃切除后倾倒综合征的发生,要控制每餐汤水的摄入量、食物的总量和进食的速度,不要让较多的水或食物一下子进入残留的胃内,很快通过吻合口而进入肠道,一般以进食少量易消化的碱性食物较好。进食后应躺下休息 15 分钟左右。避免进食较多的甜流汁或汤水。若出现头昏心慌、汗出、腹部不适、恶心等症状，不必惊慌，躺下休息 15 ~ 30 分钟，会慢慢自行好转。

● 适当慢走、散步，每天轻揉腹部 15 分钟左右，早晚各一次，可帮助胃吸收和消化，有助于身体的康复。

17 胃癌最好不要吃哪些食物

● 禁食霉变、腌菜或腐烂变质的食物。霉菌中有些是产毒真菌，是毒性很强的致癌物质，同时食物在产毒真菌作用下会产生大量的亚硝酸盐和仲胺，而腌菜中含有大量此类物质，在机体内可合成亚硝胺类化合物而致癌。

● 禁高盐饮食。忌食辛香走窜的食品，如香菜、孜然、胡椒、辣椒、葱、芥末、蒜等。

● 禁烟。吸烟与胃癌有一定的关系，因为烟雾中含有苯并芘、多环芳香烃、二苯并卡唑等多种致癌和促癌物质，可导致食管癌和胃癌的发生。乙醇本身虽不是致癌物质，但烈性酒会刺激胃黏膜，损伤黏膜组织，促进致癌物质的吸收。如果饮酒同时吸烟，其危害性更大，因为乙醇可增强细胞膜的通透性，从而加强对烟雾中致癌物质的吸收。

● 手术以后的患者适当忌食牛奶、糖和高碳水化合物饮食，以防发生倾倒综合征。

● 少吃或不吃熏烤的食品。熏鱼和熏肉中含有大量的致癌物质，如 3－4 苯并芘和环芳烃。油炸、烘烤、烧焦食物和重复使用的高温食油中也含有此类致癌物质，所以应尽少食用。

● 忌肥腻生痰食品，如肥肉、肥鸡、肥鸭，各种甜食（含糖量较高的）、奶油、奶酪等。

● 少食发物，如羊肉、无鳞鱼、猪头肉、动物内脏，虾蟹等海产品，公鸡、狗肉、蚕蛹等。

18 胃癌的预防

胃癌预防的关键在于早期发现。普查是早期发现胃癌的一个重要措施，凡年龄在 40 岁以上，有较长时间胃病史者，或近几个月出现明显胃部症状者,应列为普查对象。

> 避免暴饮暴食,少吃刺激性食物及熏制品,可能对胃癌的预防也有些帮助。

避免暴饮暴食,少吃刺激性食物及熏制品,可能对胃癌的预防也有些帮助。对长期治疗无效的胃溃疡或大于 2 厘米的胃息肉的患者均应及时手术治疗,积极控制幽门螺杆菌感染,萎缩性胃炎的患者应定期随访做胃镜检查,都具有一定的预防意义。

19 胃癌的预后

胃癌预后差,在我国占恶性肿瘤死亡的第二位,术后 5 年生存率 20%~30%。早期胃癌由于缺乏特异性症状和体征,故容易误诊,发现时 90% 左右的患者均已为进展期。进展期胃癌自然病程一般不到 1 年,其发展快慢主要取决于癌瘤的生物学行为和患者的免疫状态。未分化癌、低分化癌一般进展快,而乳头状腺癌、管状腺癌则相对进展慢。肿瘤呈膨胀性生长者较浸润性生长者预后为好;胃癌术后 5 年生存率与胃癌的浸润深度密切相关,另外淋巴结转移情况也对预后有重要影响。大量临床资料证明,术后长期服用以健脾补肾为主的中药可延长生存期,提高 5 年生存率。晚期胃癌患者多死于本病造成的衰竭,也可死于本病造成的出血、穿孔、梗阻、内瘘等并发症。

20 胃癌的康复指导

应适量饮食,忌进食过快、过寒、过热,少食辛辣刺激及油腻食物。胃癌手术后 1 年内,每隔 3 个月门诊复查胃镜或影像学检查,第二年每隔半年 1 次,以后每年 1 次。化疗患者定期检查血常规,定期治疗。不适随诊。

七、甲状腺癌

1 甲状腺是什么

甲状腺是人体重要的内分泌器官,位于颈部前下方气管两侧,分左右两叶,中间有峡部相连。正常人的甲状腺重约 25 克。甲状腺分泌的甲状腺素对人体的物质合成、新陈代谢、生长及智力发育起着重要的作用。幼儿时期如果甲状腺功能低下,甲状腺素分泌不足,患儿会出现呆小症。不同于脑垂体分泌生长激素不足引起的侏儒症,呆小症会出现身材矮小的同时,还存在智力障碍。

随着人们健康意识的不断提高以及健康体检人群的不断增多,近年来甲状腺结节的发病率也呈上升趋势。在正常人群体检中,甲状腺结节的发病率可达 6% ~7%,其中 80% ~90% 的甲状腺结节是良性的,恶性只占 5% ~10%。

甲状腺癌是最常见的甲状腺恶性肿瘤,约占恶性肿瘤的 1%。病理学上分为乳头状癌、滤泡状腺癌、髓样癌和未分化癌 4 类。

2　甲状腺结节有哪些类型

根据甲状腺结节的性质可以分为以下 4 类。
- 增生性结节(结节性甲状腺肿)。
- 肿瘤性结节。

A. 良性结节(甲状腺腺瘤)。

B. 恶性结节(甲状腺癌):①乳头状癌。②滤泡状癌。③髓样癌。④未分化癌。其中乳头状癌、滤泡状癌、髓样癌属于分化型甲状腺癌。
- 炎症性结节(桥本甲状腺炎)。
- 囊肿(绝大多数由甲状腺结节内出血或退行性变形成)。

根据甲状腺结节的物理形态又可分为实性结节、囊实性结节、囊性结节 3 类。

3　甲状腺结节的超声检查与良恶性鉴别

超声检查因其方便和无创性,在甲状腺疾病的诊断中得到了广泛的应用。其中对于甲状腺结节的良恶性判断也颇有意义。超声检查发现的甲状腺结节如果表现为以下特点的话,一般倾向于恶性。
- 单发结节。
- 结节形态不规则。
- 结节边界模糊。

- 结节内部回声不均匀。
- 结节呈低回声,后方回声衰减。
- 结节内伴有微钙化(表现为针尖样或细沙粒样)。
- 结节的硬度大。
- 结节纵横比≥1。
- 结节呈垂直性生长。
- 低回声结节侵犯到甲状腺包膜外或甲状腺周围的肌肉中。
- 颈部淋巴结肿大、淋巴结呈圆形或椭圆形,淋巴结门结构消失、淋巴结发生囊性变,或淋巴结内出现微小钙化,或血流信号紊乱。

> 甲状腺结节的大小、血流情况与结节的良恶性的关系不密切。

需要注意的是,甲状腺结节的大小、血流情况与结节的良恶性的关系不密切。

4 甲状腺结节的细针穿刺细胞学检查

甲状腺结节直径≤1 厘米,无可疑癌征象的结节不需进行其他检查和处理。

直径 >1 厘米结节的处理以细针穿刺活检的结果决定,细胞学结果良性者,不需进一步检查和治疗;恶性或可疑恶性者手术治疗;不能诊断者应重复细针穿刺细胞学检查,仍不能诊断时,严密观察或手术切除。

5 甲状腺癌的病因

甲状腺癌发生的原因至今不明,有人认为其发生与慢性促甲状腺激素刺激有关。头颈部放射线照射史、碘过量、基因遗传、不良情绪、激素水平等都可能是甲状腺癌的诱因。

6 吃碘盐会引起甲状腺癌吗

近年来甲状腺癌的发病率的确是大大升高了。据北京市肿瘤研究所统计,2010 年,北京市共报告甲状腺癌新发病例 1 099 例,占恶性肿瘤的 2.9% ,发病率为 8.78/10 万,相比 2001 年的 2.70/10 万,约增长 225.2% ,年平均增长 14.2%。而且,其他肿瘤多在 50 岁后为高发年龄,甲状腺癌高发年龄要提前 10 ~20 年。值得注意的是,甲状腺癌发病的男女性别比为30：100，甲状腺癌更"青睐"女性。笔者所在医院每年职工体检都会发现至少两例患甲状腺癌，大学同学中也有两位做过甲状腺癌手术。

放射线、碘过量、基因遗传、不良情绪、激素水平等都可能是甲状腺癌的诱因，目前并没有直接证据证明碘过量可导致甲状腺癌。因为甲状腺癌是一种比较常见的低度恶性的疾病，越来越多的人群被早期发现患有甲状腺癌，也可能与现代人们更加关注个人健康，彩超技术应用的普及、超声专业医生检查水平的提高以及仪器的准确度、灵敏度的提高有关。

> 放射线、碘过量、基因遗传、不良情绪、激素水平等都可能是甲状腺癌的诱因，目前没有直接证据证明碘过量可导致甲状腺癌。

人体摄入碘应该因人而异，合理摄入。正常人要避免完全不摄入碘和大量摄入碘两个极端。碘超标与碘缺乏都有危害，国际权威学术组织于2001年首次提出了碘过量的定义（尿碘大于300微克/升），认为碘过量或可导致甲状腺功能减退、脑发育受损、自身免疫甲状腺病和乳头状甲状腺癌的发病率显著增加。而碘摄入量过低易引起孕妇死胎、自然流产和早产，还会影响婴幼儿脑发育，严重的碘缺乏会得"大脖子病"（在医学上称为地方性甲状腺肿）。

生活在北方地区的人，因为水中碘的含量很少，应该在日常生活中注意碘的摄入，但是北方也散在分布着高碘区，要因人、因地而异。沿海地区的人因为所处环境及食物中本来就不缺碘，因此可以适当减少碘的摄入。孕妇则需要在怀孕期多摄入一些含碘的食物，因碘对于腹中胎儿的甲状腺细胞发育有着重要的作用，关系着孩子未来的智力发展。

市面上的无碘盐主要是针对一些不适合食用碘盐的人群供应的，如甲状腺功能亢进、甲状腺炎等甲状腺疾病患者。普通市民不应该在没有医生指导的情况下随意食用无碘盐。担心碘摄入过量的市民，可以从减少食物加盐量来控制碘的摄入。如果市民对自身的碘营养状况存在疑虑，还可以进行尿碘监测。

7　甲状腺癌有哪些症状

发病初期多无明显自觉症状，只是在甲状腺组织内出现一质硬而高低不平的结节。晚期常压迫邻近神经、气管、食管而产生相应症状。局部转移常在颈部出现硬而固定的淋巴结。远处转移多见于扁骨（如颅骨、椎骨和骨盆)和肺。

有些患者的甲状腺肿块不明显,而以颈、肺、骨骼的转移癌为突出症状。

髓样癌患者可同时有嗜铬细胞瘤和(或)甲状旁腺增生或肿瘤,临床上可出现腹泻、心悸、脸面潮红和血钙降低等症状。

8　怎样诊断甲状腺癌

儿童及男性发现甲状腺结节,应高度怀疑有癌症可能。如甲状腺结节增长较快,检查肿物的表面不光滑,质地坚硬,吞咽时活动度减小,或多年存在的甲状腺结节短期内明显增大。甲状腺肿物侵犯到周围组织可出现相应症状,如声音嘶哑、呼吸困难、霍纳综合征等,有时出现颈部淋巴结肿大。

甲状腺同位素扫描,如果为冷结节,则10%～20%为癌肿。为配合同位素检查,近年多应用超声探测区别甲状腺结节是囊性,还是实性包块。如果是实性包块,并呈强烈不规则反射,则多有甲状腺癌的可能。

颈部 X 线平片检查除观察气管有无移位和受压情况外,主要观察甲状腺内有无钙化。

穿刺细胞学检查不但有助于鉴别肿瘤的良恶性,而且可进一步明确恶性肿瘤的病理类型。

最后确诊应由病理切片检查来确定。

9　甲状腺癌的手术治疗

各病理类型的甲状腺癌的恶性程度与转移途径不同,故治疗原则也各不相同。

依据2006年美国甲状腺协会制定的《甲状腺结节和分化型甲状腺癌诊治指南》,甲状腺结节是否需要手术治疗,主要依靠超声检查和细针穿刺活检的结果判断。病理提示为恶性结节,则需要手术;若为可疑恶性但患者心理压力巨大,也可以考虑手术,且术中需根据冰冻病理结果指导手术切除的范围。

恶性甲状腺结节的手术是甲状腺全切术,对于微小癌至少也需行一侧腺叶加峡部切除加同侧Ⅵ区淋巴结清扫。如果对侧甲状腺腺体有结节,则行甲状腺全切除术。此外还应行患侧颈Ⅲ区或Ⅳ区淋巴结探查活检,如冰冻病理证实淋巴转移,则行功能性颈部淋巴结清扫术。

良性甲状腺结节一般不需要手术治疗,但如果出现压迫症状,则需手术切除。此外良性结节也有一定的恶变率,需要定期观察。

未分化癌生长迅速,恶性程度高,通常是浸润性生长,手术切除的可能性小。为防止癌发展引起的呼吸困难,可做气管切开处理,采用手术、化疗和放疗综合治疗。鳞状细胞癌同样发展快,恶性程度高,较早侵犯其他重要器官,目前的治疗方法是尽可能行瘤体切除,而后给予根治性放疗,亦可在明确诊断的情况下先行术前根治放疗,再行手术治疗。

10 甲状腺癌手术的风险和并发症

(1)术中喉返神经损伤:术中损伤一侧喉返神经可导致声音嘶哑;术中损伤双侧喉返神经可导致失音、呼吸困难,甚至窒息。一侧喉返神经损伤可由对侧声带代偿性内收而恢复正常发音;而双侧喉返神经损伤,则必须做气管切开处理,且恢复的可能性极小,所以术中一定要避免喉返神经的损伤。而避免损伤喉返神经的最有效方法就是全程暴露喉返神经,在直视喉返神经的情况下做甲状腺叶的切除。

(2)术中喉上神经损伤:喉上神经分内、外两支,术中损伤内支容易因误咽而发生呛咳,尤其是饮水时。术中损伤外支会因声带松弛而导致音调降低,所以术中要避免损伤喉上神经。而避免损伤的有效方法,要么是解剖暴露喉上神经,要么是在处理甲状腺上极血管时紧贴上极、远离甲状软骨来处理血管。

(3)术中甲状旁腺损伤:甲状旁腺分泌甲状旁腺素,甲状旁腺素能升高血钙。若术中误伤甲状旁腺或其供血血管,术后会因低钙而出现面部、唇部或手足部的麻木感,严重时可出现手足抽搐。而要避免损伤甲状旁腺就必须熟悉甲状旁腺的解剖结构,知道它的位置、大小、颜色、血供等情况。尤其是时刻要有保护甲状旁腺的意识,要把每一个甲状旁腺当成最后一个甲状旁腺来对待。做一侧腺叶切除时,要先把甲状旁腺游离下来,保护好甲状旁腺及其供血血管后,再做甲状腺叶的切除。

(4)术中、术后大出血:甲状腺血供丰富,有多支血管供血且位置深在,在处理血管时一定要结扎牢靠,动作轻柔,避免用力牵拉血管,必要时可结扎并缝扎血管。有条件时可用超声刀来处理血管。

　　(5)术后甲状腺功能低下:因甲状腺结节至少需行一侧腺叶切除,故术后有出现甲状腺功能低下的可能,但只需补充优甲乐即可。一定要摒弃结节剜除或腺叶部分切除的手术方式,因为其既有导致甲状腺功能低下,又有出现甲状腺结节复发的可能。

　　(6)术后淋巴瘘:恶性甲状腺结节行淋巴结清扫术后,有出现淋巴瘘的可能,表现为术后有洗米水样液体引出。避免的方法是术中牢记胸导管的走行位置,不能损伤胸导管;其次是对于一些大的淋巴管要给予结扎。

11　甲状腺癌的内分泌治疗

　　分化较好的甲状腺癌的肿瘤细胞存在促甲状腺激素(TSH)受体,对垂体分泌的促甲状腺激素有一定依赖性。抑制垂体产生促甲状腺激素,降低血中促甲状腺激素的浓度,就可能抑制乳头状癌和滤泡状癌的生长。因此,内分泌治疗成为甲状腺癌非手术患者和术后辅助治疗的有效治疗手段。

　　常用的甲状腺素有:①甲状腺片,提取自动物(猪或牛)的新鲜甲状腺。常用剂量80～120毫克/天。②左甲状腺素钠,家畜中提取或人工合成。主要成分为T4左旋体,常用剂量75～150微克/天。甲状腺癌术后应用甲状腺素比较安全,副作用较少,但当剂量过大时可出现甲状腺功能亢进症状,如心悸、多汗、神经兴奋、性欲增高及失眠等。严重者可有呕吐、腹泻及发热,甚至发生心绞痛、心力衰竭等。一旦产生,须立即停药至少2周,再从小剂量开始应用。近年研究发现,老年人长期补充外源性甲状腺素可导致骨质疏松症,股骨颈及腰椎骨折发生率增加2～3倍。但甲状腺素本身与骨折的关系不大,可能为促甲状腺激素水平下降所致。此外,患者长期在亚临床甲状腺功能亢进情况下,对心脏形态及功能亦有影响,并影响生活质量。

　　服用甲状腺素治疗期间应重点监测以下方面:①促甲状腺激素检测。对应用甲状腺素治疗的甲状腺癌患者,促甲状腺激素血浓度可维持在0.1～0.5摩/升。对于大多数能够耐受的患者,促甲状腺激素维持在0.1摩/升以下,能够达到理想的治疗效果。对于癌肿复发可能性高的患者,促甲状腺激素浓度可维持在0.01摩/升以下。②甲状腺球蛋白的监测。甲状腺球蛋白是甲状腺癌随访中的重要肿瘤标志物。它在甲状腺滤泡内是合成甲状腺素的原料。甲状腺切除及用放射性碘治疗后,甲状腺球蛋白处于甲状腺功能减退范围。高于此水平说明残留甲状腺组织或癌组织存在。

12 甲状腺癌的放疗

未分化癌以外放疗为主,放疗通常宜早进行。碘－131放疗主要用于治疗可浓集碘的转移性病灶,也可用于治疗不能手术和(或)手术切除不完全的原发癌。

13 甲状腺癌的中医药治疗

甲状腺癌的中医中药治疗主要涉及肝、脾两脏,辨证应首先辨明邪正盛衰关系,分清气滞与痰结,辨明肝郁与脾虚。治疗上应注意扶正祛邪、健脾益气、攻补兼施的原则。

依据患者的症状、体征和舌苔脉象等,中医把甲状腺癌分成以下4型:

(1)气滞血瘀:颈前肿块活动受限且质硬,胸闷气憋,心烦易怒,头痛目眩,舌质紫暗,脉弦数。

治法:理气化痰,散瘀破结。

方药:通气散结汤加减。

党参15克,当归15克,天花粉20克,黄芩12克,贝母12克,川芎15克,胆南星12克,炮山甲6克,海藻30克,莪术12克,丹参12克,夏枯草18克,蜀羊泉15克,龙葵15克,猪苓、茯苓各20克,石菖蒲15克。

或四海舒郁汤加减。

(2)痰凝毒聚:颈前肿块有时胀痛,甚则筋骨疼痛,咳嗽多痰,瘰疬丛生,大便干,舌质灰暗,苔厚腻,脉弦滑。

治法:化痰软坚,消瘿解毒。

方药:海藻玉壶汤加减。

海藻30克,夏枯草18克,昆布15克,陈皮12克,川芎12克,黄药子6克,海浮石15克,海螵蛸15克,忍冬藤30克,黄芩12克,黄连6克,黄芪30克,猫爪草15克等。

黄药子有肝毒性,应注意不可长期大量服用。

(3)肝气郁滞:颈前肿块增大较快,常伴瘰疬丛生,咳唾黄痰,声音嘶哑,咳喘,面红,有时腹泻,小便黄,舌质红绛,舌苔黄,脉滑数。

治法:疏肝泻火,软坚消瘿。

方药:清肝芦荟丸加减。

川芎15克,当归12克,熟地黄15克,芦荟9克,白芍15克,昆布15克,海蛤粉30克,猪牙皂6克,青皮12克,天花粉20克,瓜蒌15克,鱼腥草30克,草河车6克,野菊花18克,土贝母20克。

或用龙胆泻肝汤加减。

(4)心肾两虚:患者多为老年,或患地方性甲状腺病多年,突然甲状腺增大,声音嘶哑,憋气,吞咽困难。或因手术、放疗、化疗后而心肾阴虚。

治法:滋阴补肾,养心安神。

方药:补心丹与都气丸加减。

天冬20克,麦冬20克,丹参12克,沙参12克,党参15克,柏子仁15克,枣仁15克,猪苓、茯苓各15克,山萸肉12克,牡丹皮12克,泽泻15克,熟地黄15克,山药20克,女贞子15克,仙灵脾15克,墨旱莲10克。

有头痛,眩晕,烦热,盗汗,腰膝酸软等肝肾阴虚证候者,用镇肝熄风汤加减。

14 甲状腺癌的药膳疗法

● 夏枯草60克,瘦猪肉100克。加水炖服,可加盐等调料。

● 海带30克,薏苡仁30克,鸡蛋3个,油、盐、胡椒粉各适量。将海带用清水浸泡洗去咸味,切成条状,薏苡仁淘洗干净,然后一起放入锅内加水同煮至海带、薏苡仁烂透,打入鸡蛋,调以油、盐、胡椒粉即可食用。

● 牡蛎肉210克,海带50克。将海带用水发胀,洗净,切细丝,放水中煮至熟软后再放入牡蛎肉同煮,以食盐、猪油调味即成。

● 蛤肉带壳60克,紫菜30克。煮熟后,吃肉、菜并喝汤。

15 甲状腺癌的饮食调护

饮食营养均衡,进食高蛋白、低脂肪、低糖、高维生素食物,由少吃多餐到定时定量。多吃新鲜蔬菜、水果和海带、紫菜等。

手术后在放疗时因为有恶心、呕吐、食量减少,可用旋覆花、桂皮、薏苡仁、沙参、芦根、玉竹、茯苓,每日 1 剂,水煎,分 2 次服,至症状消失或基本控制。同时,术后要在床上坚持活动,下床后坚持全身锻炼,提高抗病能力,增强免疫功能。

坚持服用甲状腺片,长期服用维生素 A、维生素 B_6、维生素 C、维生素 E 等。

特别注意应保持心情舒畅、乐观,学会放松,劳逸结合。

16 甲状腺癌的预后

在所有癌症中,甲状腺癌的预后总的说来是好的,不少甲状腺癌已有转移,但患者仍能存活十余年。涉及预后的因素很多,例如年龄、性别、病理类型、病变的范围、转移情况和手术方式等,其中以病理类型最为重要。分化良好的甲状腺癌患者,95% 能较长期存活,特别是乳头状腺癌的预后最好,但少数也可间变为恶性程度极高的未分化癌,未分化癌的预后最差。肿瘤体积越大,浸润的机会越多,其预后也越差。据有关统计学资料,有无淋巴结转移并不影响患者的生存率,原发肿瘤未获控制或出现局部复发可致死亡率增高,肿瘤直接蔓延或浸润的程度比淋巴结转移更加重要。

八、前列腺癌

1 什么是前列腺癌

十多年过去了,笔者仍然清楚地记得,读博士时所在科室的老主任,国内外知名的中西医结合治疗肿瘤大家,已经退休多年,还一直坚持出门诊、院内外会诊。平时没有小便不利、身上疼痛等不适,偶然发现下肢浮肿,进一步检查确诊为前列腺癌多处骨转移。遗憾的是,因为发现较晚,虽然经过手术、内分泌治疗以及中医药治疗,一年后还是故去了。

> 早些年,国外的研究资料证实,高龄男性去世后,解剖发现50%以上的前列腺有癌变现象,但是生前没有症状,死亡原因也不是癌症。这就是前列腺癌,发病比较隐匿,预后也不错,但是随着经济的发展,国内的发病率逐年提高。

前列腺癌是人类特有的疾病,在欧美是男性最常见的恶性肿瘤之一,在美国前列腺癌发病率占第一位,死亡率仅次于肺癌。中国、日本、印度等亚洲国家前列腺癌发病率远低于欧美,但有增长趋势。

> 前列腺癌发病比较隐匿,预后也不错。

病因尚未完全查明,可能与种族、遗传、性激素、食物、环境等有关。

2 前列腺癌的主要症状

前列腺癌98%是腺癌,2%左右为鳞癌。75%起源于外周带,20%起源于移行带,5%起源于中央带。

早期,由于大多数前列腺癌患者无明显症状,随着肿瘤不断发展,前列腺癌会出现多种不同症状,主要有三方面的表现:

(1)阻塞症状:可以有排尿困难、尿潴留、疼痛、血尿或尿失禁等。

(2)局部浸润性症状:如肿瘤侵犯并压迫输精管,会引起患者腰痛以及患侧睾丸疼痛,部分患者还诉说射精痛。

(3)其他转移症状:前列腺癌容易发生骨转移。开始可以没有症状,后续因为骨转移可以引起神经压迫或病理骨折。

3 怎样诊断前列腺癌

主要是临床症状结合血前列腺特异性抗原(PSA)、影像检查等来明确诊断。

(1)血液检查:前列腺癌血清前列腺特异性抗原升高,但是约有30%的患者前列腺特异性抗原可能不升高,只是在正常范围内波动(正常范围<4.0纳克/毫升)。如果将前列腺特异性抗原测定和直肠指诊结合使用会明显提高检出率。

(2)影像检查:超声检查可以发现前列腺内低回声结节,但须与炎症或结石相鉴别。核素骨扫描较 X 线片常能显示早期骨转移病灶。CT 或 MRI 检查可显示前列腺形态改变、肿瘤及转移。前列腺穿刺活检,可作为确诊前列腺癌的方法,不过,未能穿刺取出肿瘤组织也不能否定诊断。

4 前列腺癌的治疗

前列腺癌的治疗方法包括随访观察、经尿道前列腺切除(TURP)、根治性前列腺切除、放疗、冷冻治疗、内分泌治疗、中医药治疗等。具体治疗方案的选择应根据患者的年龄、全身状况、各项检查以及所预测的前列腺癌临床分期、穿刺活检标本获得的肿瘤组织学分级、Gleason 评分以及有无盆腔淋巴结转移灶和远处转移灶等因素决定。

5 观察、等待有时也是前列腺癌一种好的治疗手段

早期局限性的前列腺癌患者中,有相当一部分可以采取临床随访观察而不需立即处理。因为这部分患者观察期间的长期生存率与同年龄的无前列腺癌人群的生存率基本相同。选择随访观察的前列腺癌患者多为年龄较大、预期寿命短、可能为隐匿性肿瘤、无明显临床表现的患者。另外,由于移行带的肿瘤侵犯至直肠膀胱间隙的机会较小,发生远处转移的可能性较小,随访观察也是其可行的选择之一。适合于随访观察的理想患者应为血清前列腺特异性抗原<4 纳克/毫升、患者预期寿命短、肿瘤病理分级低的患者。该"疗法"最吸引人之处就在于其没有与各种治疗有关的死亡率问题。但是患者经常意识到自己身上存在着未经治疗的癌肿,会产生严重的思想包袱和心理负担,这也是人们很少选择随访观察的原因。

6 前列腺癌的放疗

放疗可以有效地控制前列腺癌,局部控制率达65% ~88%。以往放疗失败的主要原因有放疗剂量不足,肿瘤细胞对射线有耐受性,肿瘤体积计算过小、错误以及照射有效边界不够等。前列腺间质内种植,即短距离内照射放疗治疗局限性前列腺癌,相对于传统的外照射放疗,具有在以大剂量放射线照射局限于前列腺内的癌肿的同时,对其周围正常组织放射毒性损害最小的优点。

现代放疗的副作用有限,包括直肠刺激症状、腹泻、尿频、排尿困难

等。持续性严重并发症的发生率仅为1%,包括勃起功能障碍、尿失禁性膀胱炎及直肠炎等病变。

7　前列腺癌的冷冻治疗

冷冻治疗是前列腺癌的一种局部治疗方法,首先在治疗前列腺增生和前列腺癌引起的尿道梗阻方面,取得了满意的疗效。适用于一般情况较差或年龄较大,不能耐受根治手术或放疗的前列腺癌患者,或可作为前列腺癌患者放疗或内分泌治疗失败后的补救治疗。

8　前列腺癌的内分泌治疗

目前,前列腺癌的内分泌治疗方法有睾丸切除术、雌激素类药物、促性腺激素释放激素类似物以及类固醇类或非类固醇类抗雄激素药物等。这些治疗的目的都是减少雄激素对前列腺的作用,但是在作用原理及疗效、副作用方面各有不同。

9　前列腺癌的基因疗法

目前,基因疗法在前列腺癌的治疗上还没有突破性的进展,真正成为前列腺癌的常规治疗方法,还有非常漫长的道路要走,还有许许多多的困难和障碍有待克服。

10　前列腺癌的食疗方

(1)湿热下注型:

方一:炒车前子10克,韭菜籽6克,核桃仁3个,薏苡仁30克。韭菜籽炒黄与核桃仁、薏苡仁、炒车前子加水煮成粥,待温饮服。每天1次,连服10~15天。

方二:槐树菌6~10克水煎服,每天1剂。

(2)肝肾阴虚型:

方一:怀山药15克,山萸肉9克,女贞子15克,龟板30克,槐树菌6克,瘦猪肉60克。前5味煎汤去渣,加瘦肉煮熟服食,每天1剂。

方二:生地黄15克,墨旱莲15克,怀山药15克,白花蛇舌草30克,重楼30克,蔗糖适量。前5味药煎水去渣,入蔗糖冲服,每天1剂,连服

20～30 剂为 1 个疗程。

(3)气血两虚型：

方一：当归、黄芪各 30 克,羊肉 250 克,生姜 15 克。将羊肉洗净切块,当归、黄芪用布包好,同放砂锅内加水适量炖至烂熟,去药渣调味服食。每天 1 次,连服 4～5 天。

方二：黄花鱼鳔适量,党参 9 克,北黄芪 15 克,紫河车适量。黄花鱼鳔、紫河车用香油炸酥,研成细末。每次 6 克,用北黄芪、党参煎汤冲服,每天 3 次,连续服用。

11 前列腺癌吃哪些食物对身体好

为了减少饮食中脂肪的摄入,应该吃低脂食物,食物中少加油,吃瘦肉。

多吃豆类和蔬菜。大豆中的异黄酮能降低雄性激素的破坏作用,并抑制和杀死癌细胞。花菜、西蓝花等也有防治前列腺癌的功效。另外,每天还可以吃点亚麻籽、番茄。番茄含有番茄红素,对前列腺癌有防治作用。

喝绿茶也对防治前列腺疾病起到一定作用。随着喝茶的数量和时间递增,作用就表现得越明显。喝酒容易使前列腺充血,不宜饮酒。

每天摄入 2 000 毫克以上的钙可导致前列腺癌的风险增加 3 倍。但为了骨骼健康和预防骨质疏松,每天适量的钙是必要的,建议每天摄入 1 000～1 200 毫克钙。

12 前列腺癌最好不要吃哪些食物

● 减少脂肪和饱和脂肪酸的摄入。

● 红色肉类危险大。前列腺疾病的发病率与男性的雄性激素、脂肪和胆固醇的摄入量以及生活方式有关,其中最关键的因素是饮食习惯。

> 前列腺疾病的发病率与男性的雄性激素、脂肪和胆固醇的摄入量以及生活方式有关。

13 预防前列腺癌

(1)普查:目前普遍接受的有效方法是用直肠指诊加血清前列腺特异性抗原浓度测定。用血清前列腺特异性抗原水平检测 40～45 岁以上男性公民,并每年随访测定一次。这一普查方法经济有效,如前列腺特异性抗原超过4.0纳克/毫升,再做直肠指诊或超声波检查,如果阳性或可疑再做针刺活检。这一方法能有效地查出早期局限性前列腺癌。

(2)避免危险因素:虽然遗传、年龄等因素是无法避免的,但是潜在的环境危险因子如高脂饮食、镉、除草剂及其他未能确定的因子则应该尽量避免。另外坚持低脂肪饮食,多食富含植物蛋白质的大豆类食物,长期饮用绿茶,适当提高饮食中微量元素硒和维生素 E 的含量等措施,也可以预防前列腺癌的发生。

(3)化学预防:根据药物的干涉方式,化学预防可分为以下几种主要类别,如使用肿瘤发生抑制剂、抗肿瘤生长的药物以及肿瘤进展抑制剂等。目前仍在临床研究观察中,有待证实。

14　前列腺癌的预后

前列腺癌是老年男性常见的恶性肿瘤,由于早期症状轻,确诊时年龄较大(平均年龄为 72 岁),故疾病发展至晚期或已转移的可能性加大。如早期诊断和治疗,预后尚可,晚期则预后不佳。

九、卵巢癌

1　什么是卵巢癌

那朵凋零的紫罗兰

每次打开 QQ 软件,总会不自主地看一眼联系人栏的那个位置,好友紫罗兰的图标毫无例外地总是灰色的,再没有上线,也没有抖动提醒。个人资料显示:女,42 岁,属牛,生日:6 月 6 日(阳历),双子座,A 型血。然而,空间最后一次更新是 2013 年 8 月 4 日 12:55,转发的是:当妈的必须存的育儿常识;相册里满眼是儿子帅气的笑。

这只是我看到的一位年轻的卵巢癌母亲生活的一角，开始每次门诊都是妈妈陪着过来，在西医院化疗的同时，配合着服用中药，化疗常见的白细胞低、恶心、呕吐、大便干结等症状都能够很好地缓解。一次次的化疗，然后是化疗药物耐药，病情逐渐恶化。接着，只是妈妈过来开药，为了省钱，这边开了药方，再拿到住院医院誊方、煎药。然后就没有消息了。

她在2012年3月的"说说"里提到：又熬过了一关；2013年说了一句：春天到了……

这些或能折射出少许患者的抗癌心路，对我的影响是：每次打开QQ，都会小纠结一下，慢慢较少登陆了。可能像电影《滚蛋吧！肿瘤君》里，医生对熊顿说的："你不是我，所以你不会明白你对我的意义。"无关男女情感，只是那种难以名状的被信任的痛。

卵巢癌在女性常见恶性肿瘤中占2.4%～6.5%，在女性生殖系统癌瘤中占第三位，次于子宫颈癌和宫体癌。在女性生殖系统癌瘤中，卵巢癌是死亡率最高的一种肿瘤。该病死亡率居高不下的原因是由于卵巢恶性肿瘤生长部位隐蔽，无法直接看到，早期卵巢恶性肿瘤症状不明显，仍缺乏简便实用的诊断方法。卵巢癌中，不论是国内或国外的资料，均以上皮性癌最为多见。中医把卵巢癌归到"癥瘕""积聚""肠覃""石瘕"的范畴。

> 在女性生殖系统癌瘤中，卵巢癌是死亡率最高的一种肿瘤。

2 卵巢癌主要有哪些临床表现

早期可以没有症状，多数在手术中及病理检查时确诊。

晚期常有腹胀、腹大或下腹部包块，或包块长大迅速，往往病程短。可以有膀胱或直肠压迫症状，可伴有疼痛、发热、贫血、无力及消瘦等恶病质的表现。如果肿瘤破裂或扭转可以出现急性腹痛导致急腹症。某些卵巢肿瘤可以分泌雌激素或睾丸素，可以发生异常阴道出血、绝经后出血、青春期前幼女性早熟、生育年龄妇女继发闭经、男性化等内分泌症状。

3 卵巢癌的检查需要注意什么

(1)全身检查:特别注意浅表淋巴结、乳腺、腹部(膨隆、腹水、肿块)、肝、脾及直肠等有无异常及肿块。

(2)盆腔检查:应行双合诊和三合诊检查子宫和附件,注意肿块的部位、侧别、大小、形状、质地、活动度、表面情况、压痛及子宫后陷窝结节等。应特别注意提示恶性可能的体征,如双侧性、实性或囊实性、肿瘤表面有结节或外形不规则、活动度差或不活动、后陷窝结节、肿块增长快、腹水、晚期恶病质、肝脾大、大网膜肿块以及肠梗阻等临床表现。

4 卵巢癌的病因

卵巢癌的病因目前尚不清楚,其发病可能与年龄、生育、精神因素、基因突变及环境等有关。卵巢癌可发生在任何年龄,年龄越高发病越多,一般多见于更年期和绝经期妇女。不同类型的卵巢癌年龄分布不同。卵巢上皮癌大多数发生于 40～60 岁;性素间质肿瘤类似卵巢上皮癌,随年龄增长而上升;生殖细胞肿瘤多见于 20 岁以前的年轻女性。独身或未生育的妇女卵巢癌发病率高。卵巢对香烟也很敏感,每天吸 20 支香烟的妇女,闭经早,卵巢癌发病率高。经常接触滑石粉、石棉的人患卵巢癌的机会较多。

5 中医是怎样认识卵巢癌的

中医认为外感邪毒、内伤饮食以及情志抑郁都是卵巢癌的致病因素,而脏腑阴阳气血失调、正气虚损则是致病基础。各种因素常常互为因果,最终导致痰、湿、气、血瘀滞于冲任、胞脉,久之则导致卵巢癌的发生。本病的病理性质总体上属于本虚标实。

6 怎样诊断卵巢癌

卵巢癌的诊断需要结合临床诊断和病理判定。

(1)临床诊断:

● 不规则的子宫旁肿块,双侧者居多。

● 肿瘤多为实性,表面结节状,边界不清,与周围组织或脏器粘连而固定。

● 肿瘤在短期内迅速增大,出现腹水和恶病质,或有转移灶。

● 超声或 CT 检查提示卵巢肿块。实验室检查肿瘤标志物 CA125 等增高。

(2)病理诊断:通过手术或活检标本进行病理诊断,可明确肿瘤的性质,以估计预后,制订治疗方案。

7 卵巢癌的临床分期

有国际妇产科学会(FIGO)的卵巢肿瘤分期和国际 TNM 分期可以使用。

8 卵巢癌需要和哪些疾病进行鉴别

(1)盆腔子宫内膜异位症:形成的粘连性卵巢包块及子宫直肠陷凹结节与卵巢癌相似,患者常常处于生育期,有进行性痛经,随月经周期加重和不孕等特征可以鉴别。必要时需要行腹腔或剖腹探查确诊。

(2)盆腔炎性包块:盆腔炎可形成实质性、不规则固定包块,或宫旁结缔组织炎呈炎性浸润达盆壁(冰冻骨盆)与卵巢癌相似。盆腔炎性包块患者往往有人工流产术、上环、取环、产后感染史。表现发热,下腹痛,病程长,双合诊检查触痛明显,应用消炎治疗包块缩小。必要时可行包块针刺细胞学或病理学检查。

(3)附件结核或腹膜结核:常有结核病史,并有消瘦、低热、盗汗、月经稀发、闭经等症状。腹膜结核腹水时出现粘连性肿块,特点是位置高,超声、X 线胃肠造影等可帮助确诊。

(4)肝硬化腹水:根据肝硬化病史,肝功能检查结果,盆腔检查有无包块、腹水的性状(查找癌细胞)等不难鉴别。必要时做超声、CT 等检查。

(5)卵巢良性肿瘤:卵巢良性肿瘤病程长,肿块逐渐增大,常发生于单侧,活动度较好,质软,表面光滑,包膜完整,囊性多见,患者一般状况较好。卵巢癌病程短,肿块生长迅速,活动度差,质硬,表面不光滑,经三合诊检查,可触知肿瘤存在乳头状结节,并伴有全身或下肢浮肿、恶病质、血性腹水等表现。如有腹水可抽水做细胞学检查,有条件可做腹腔镜及剖腹探查明确诊断。

9 卵巢癌的基本治疗原则

卵巢癌一经确诊,不论是早期、晚期,都应尽早手术治疗,并辅以化疗、放疗及中医药治疗。若为晚期,癌瘤较大,有广泛转移,粘连严重病例,先化疗及中医药治疗以缩小肿块,提高机体免疫力,为手术治疗准备条件,可提高手术成功率。

10 卵巢癌的西医治疗方法

● 根治性手术,力求使残余瘤灶的直径<2厘米。

● 保守性手术,要求保留生育功能的年轻患者在下述条件下可行患侧附件切除术:临床期;为交界性低度癌;瘤细胞分化良好;无腹水,腹腔冲洗液细胞学检查阴性;术中剖检对侧卵巢未发现肿瘤;术后有条件严密随访。

● 大剂量间歇用药化疗较小剂量用药化疗效果为佳。

● 联合化疗比单一化疗的疗效为佳。

● 按肿瘤不同的组织学类型选择不同的化疗方案。

● 卵巢无性细胞瘤、颗粒细胞瘤和无法手术切除的转移病变,可以选用放疗。

11 卵巢癌的手术治疗

(1)手术适应证:诊断一旦成立,无明显手术禁忌证的话,应该首先考虑手术治疗。

(2)手术禁忌证:大量胸水或腹水,身体极度衰弱,心、肺、肝、肾等器官衰竭,高度恶病质、严重骨髓抑制及体积较大的腹主动脉旁转移灶不适宜手术治疗。

12 卵巢癌手术如何与中医药配合

(1)手术前:应用扶正祛邪的中药,可以改善患者的一般状况,提高患者的免疫功能,缩小肿块,有利于手术的顺利进行以及增强患者术后抗感染能力。方选八珍汤或六味地黄汤加减。

（2）手术后:用中药治疗,可以提高患者的机体抵抗力,促进身体早日康复,巩固手术的治疗效果。中药应以扶正祛邪为主。扶正药一般用黄芪、党参(或人参)、白术、茯苓、甘草、黄精、枸杞、当归、生地黄、熟地黄等;祛邪药用夏枯草、猫爪草、三棱、莪术、土茯苓、薏苡仁、石见穿、半枝莲、白花蛇舌草、龙葵等。

13 卵巢癌的放疗

放疗是综合治疗卵巢癌的手段之一,可使瘤体缩小,改善临床症状,为其他治疗创造条件。放疗用于早期患者手术后的预防性治疗,主要用于Ⅰb～Ⅰc期及Ⅰa期肿瘤组织分化差的患者。对晚期患者,放疗可以进一步消除手术未能切净的病灶以及淋巴结和腹腔内的转移灶,来提高手术的治疗效果。只用于术后辅助治疗或姑息治疗,一般不做术前放疗。以无性细胞瘤对放疗最敏感,颗粒细胞瘤中度敏感,上皮癌有一定的敏感性。

14 卵巢癌的化疗

卵巢癌对化疗较敏感,即使广泛转移的也能取得一定疗效,术后应用可预防复发。可以使手术时无法切净的肿瘤缩小到消失,对于广泛转移、无法进行手术的患者,化疗可以使肿瘤缩小,为手术创造条件。化疗是目前被广泛采用的主要辅助治疗手段。

15 卵巢癌的中医治疗原则

卵巢癌目前以综合治疗为主,中医药治疗是其治疗手段之一,而且越来越被人们所重视。中医药可以解决手术、放疗、化疗难以解决的问题,如有的患者不能行手术治疗,或手术不能把瘤体切净,或手术后复发、转移,放疗、化疗不良反应较大,患者不能耐受等。对于这类患者应用中医药扶正祛邪辨证论治,可以减轻症状,延长生存期,提高生活质量。

16 卵巢癌的中医分型施治

根据症状、舌苔、脉象等综合分析,中医把卵巢癌分为以下4型。

（1）气血瘀滞：腹部肿块，质坚硬，推之不移，按之不散，小腹疼痛，坠胀不适，面色晦暗，形体消瘦，肌肤甲错，神疲乏力，纳呆，二便不畅，舌质暗紫有瘀斑，脉细涩或弦细。多为中晚期患者。

治法：活血化瘀，理气止痛，兼扶正固本。

方药：桂枝茯苓丸化裁。

桂枝 15 克，茯苓 20 克，牡丹皮 12 克，三棱 15 克，莪术 15 克，桃仁 10 克，赤芍 15 克，川楝子 15 克，重楼 20 克，石见穿 30 克，延胡索 15 克，乌药 10 克，木香 10 克，党参 15 克，黄芪 50 克，鸡内金 15 克。

（2）痰湿凝聚：腹部肿块，腹大（腹水）如怀子状，腹胀胃满，身倦无力，纳呆，舌质暗淡，苔白腻，脉滑。多为中晚期伴有腹水。

治法：健脾利湿，化痰软坚。

方药：实脾饮化裁。

苍术 15 克，茯苓 15 克，半夏 10 克，附子 15 克（先煎），胆南星 10 克，陈皮 10 克，薏苡仁 30 克，三棱 15 克，莪术 15 克，枳壳 15 克，香附 10 克，黄芪 40 克，党参 15 克，绞股蓝 40 克。水煎服，每日 1 剂。

（3）湿热瘀毒：腹部肿块，腹胀，口苦咽干不欲饮，大便干燥，小便灼热，或伴有不规则阴道出血，舌质暗红或红紫，苔厚腻或黄腻，脉弦滑或滑数。多见于卵巢癌晚期。

治法：清热利湿，解毒散结。

方药：白术 15 克，泽泻 15 克，猪苓 20 克，桂枝 10 克，龙葵 15 克，半枝莲 20 克，白花蛇舌草 20 克，大腹皮 15 克，车前子 10 克，蜀羊泉 15 克，瞿麦 15 克，薏苡仁 30 克，黄芪 30 克，莪术 10 克。

（4）气阴两虚：腹中积块日久，消瘦困倦，面色苍白，神淡，气短懒言，时有低热，或腹大如鼓，食欲不振，口干不多饮，舌质红或淡，少苔，脉弦细或沉细弱。

治法：滋补肝肾，软坚消癥。

方药：熟地黄 20 克，山药 20 克，山萸肉 15 克，茯苓 20 克，牡丹皮 15 克，泽泻 15 克，鳖甲 30 克，巴戟天 10 克，补骨脂 10 克，党参 15 克，黄芪 30 克，女贞子 20 克，白花蛇舌草 20 克，龙葵 15 克，鸡内金 15 克，三棱 10 克。

17 卵巢癌的针灸治疗

大椎、足三里、血海、关元等穴,用补泻结合手法,每天 1 次,每次 15～30 分钟。能提高白细胞及血小板数目,提高机体免疫功能,维持化疗的顺利进行。如腹痛,可以针刺阳陵泉、三阴交、气海、关元、足三里。腹水严重者,腹部穴位不宜针刺,适当应用灸法也有效。

18 卵巢癌的中医外治方法

(1)薏苡附子败酱散:生薏苡仁 30～60 克,熟附子 5～10 克,败酱草 15～30 克,加水煎 2 次,分 3 次用药液湿敷。药渣加青葱、食盐各 30 克,加酒炒热,乘热布包,外敷患处,加热水袋,使药气透入膜内。每次熨 1 小时,每天 2 次。

热象重,附子减半量,加红藤 30 克,蒲公英、紫花地丁各 10 克,炙大黄 10 克(后下);发热加柴胡、黄芩各 10 克;湿象重,加土茯苓 30 克,泽兰、苍术各 10 克;血瘀重,加三棱、莪术、失笑散各 12 克;痰湿重,加天南星 10 克,海藻 15 克,生牡蛎 20 克;包块硬,加王不留行 10 克,水蛭 5 克,蜈蚣 2 条。适用于各种卵巢肿瘤。

(2)独角莲敷剂:鲜独角莲(去皮)捣成糊状,敷于肿瘤部位,上盖玻璃纸,包扎固定,24 小时更换一次。(独角莲研细末,温水调敷也可。)

(3)中药外敷:大黄 20 克,芒硝 20 克,乳香 15 克,没药 15 克,细辛 5 克,白芷 15 克。共研细末,用开水调敷患处,包扎固定,24 小时更换一次。适用于癥瘕,腹胀疼痛。

19 卵巢癌的气功治疗

患者可根据自己的爱好、体质、病情、环境来选择一些气功疗法进行锻炼,如八段锦、太极拳、练功十八法、二十四节坐功法等。

20 卵巢癌的穴位埋药法

可使用穴位埋入麝香的方法,治疗晚期卵巢癌腹水。在局部麻醉下切开双侧足三里或三阴交、关元穴处皮肤至皮下,稍微分离后,埋入麝香 0.1～0.3 克,严密包扎伤口。隔 15～90 天交替埋入一次。

21 卵巢癌的饮食调理

肿瘤患者手术后,临床多见气血两虚,脾胃不振。既有营养物质缺乏,又有机体功能障碍的因素。因而在饮食调治上,既要适当补充营养、热量,给予高蛋白质、高维生素食物,又要调理脾胃功能,振奋胃气,恢复生化气血之源,强化后天之本。可适当选用牛奶、鸡蛋、新鲜蔬菜、石榴、无花果、枸杞、罗汉果、香蕉、柠檬、龙眼、葡萄、核桃、桑葚、黑芝麻、西瓜、冬瓜、黑木耳、薏苡仁、怀山药、莲藕、菱角、绿豆、赤小豆、胎盘、鲤鱼、鲫鱼等。

22 卵巢癌的药膳疗法

(1)花旗参三七汤:花旗参 7 克,三七 20 克,怀山药 25 克,枸杞子 20 克,龙眼肉 15 克,猪瘦肉 300 克,清水 4 大碗。食盐、胡椒适量。花旗参等中药放入布袋扎紧,和肉放在一起,加入清水,先大火后小火,煮 2 小时,加入食盐、胡椒即可。捞出布袋,吃肉喝汤,每次 1 小碗。每天 1 次。活血益气,生血养阴,适用于气虚血瘀型的患者。一般可见有全身乏力,头晕目眩,形体消瘦,舌质青紫等症状。

(2)黑豆海参老鸭汤:黑豆 60 克,海参 60 克,老鸭 1 只。海参用清水反复浸泡 1 天洗净(或再用少许食用碱水,煮沸海参,去灰味后再用清水浸泡)。老鸭杀后去内脏,切成块,加水与黑豆、海参炖烂,盐调味服食。适用于卵巢癌患者体虚者。

23 如何减少卵巢癌的发生机会

这两年最受人关注的就是好莱坞明星安吉丽娜·朱莉(Angelina Jolie)先后切除双侧乳房和卵巢的新闻。

朱莉 2013 年 5 月 14 日在《纽约时报》上发文称,她遗传了母亲的基因缺陷,罹患乳腺癌的风险高达 87%,她已经接受了双侧乳腺切除术以降低患癌风险。

根据基因检测结果,朱莉患有先天性 BRCA1 基因缺陷,该缺陷会显著增加罹患乳腺癌的概率。朱莉的母亲就是在与癌症搏斗了近 10 年后于 56 岁那年去世的。由于遗传,其家中还有 3 位女性都因此离世。2013 年 2 月 2 日,37 岁的朱莉在完成了近 3 个月的医学检查之后,接受了为期 9 周的双侧乳腺切除手术,于 4 月 27 日完成。

有 *BRCA1* 基因缺陷的人罹患乳腺癌的平均概率是 65%。该基因缺陷也增加了患卵巢癌的风险,朱莉罹患卵巢癌的风险测试为 50%。医生告诉她,切除乳腺后,她个人患乳腺癌的概率将从 87% 降至 5%。

2015 年 3 月 23 日,39 岁的朱莉宣布在前一周进行了切除卵巢及输卵管的手术,主刀医生曾是她母亲的主治医生。朱莉有此番勇敢的决定,也是鉴于母亲因卵巢癌而去世。她表示她在 2 周前的一次体检得知自己有患卵巢癌的风险,医生建议她进一步进行卵巢检查,之后便决定进行腹腔镜两边输卵管、卵巢切除手术。术后检查发现一侧卵巢上有一个小小的良性肿瘤,但病理显示没有癌症迹象。

● 预防性卵巢切除:在妇科手术中,一般仅限于患侧的卵巢。预防性切除卵巢应该局限于:①有卵巢癌家庭史或基因突变等高危患者。②盆腔炎。③严重子宫内膜异位症等。

● 放宽子宫肌瘤及慢性盆腔炎的手术指征。

● 患卵巢癌已切除单侧附件,需保留生育功能的等完成生育后,及早切除对侧附件及子宫。

● 鉴于卵巢包涵囊肿可能是上皮性肿瘤的前驱病变,用抗垂体功能药物抑制排卵,以避免卵巢表面上皮的损伤。

> 有 BRCA1 基因缺陷的人罹患乳腺癌的平均概率是 65%。该基因缺陷也增加了患卵巢癌的风险。

24　怎样做到卵巢癌的早诊早治

(1)定期普查:凡 35 岁以上,尤其是绝经后妇女,每半年做妇科检查或超声检查 1 次。

（2）剖腹探查：①绝经后有卵巢综合征（PMPO），即双合诊触之卵巢直径大于10厘米，或直径5厘米左右进行性增大者。②青春前期的附件包块。③任何年龄的卵巢实性肿瘤；生育期大于10厘米的附件囊性包块或4~8厘米大小的肿瘤，持续2~3个月以上者。④附件炎或子宫内膜异位包块，必要时行剖腹探查。

（3）活检：手术中对保留的卵巢在必要时做切开检查或楔形切除活检。

（4）注意高危因素：对有卵巢癌高危患者，如有妇科癌家族史，青春期前后患过风疹，患有不孕症或经前期紧张综合征等，要提高警惕，以便早期发现卵巢癌，及时治疗。

25 卵巢癌的预后

卵巢癌的预后和临床分期、组织学类别、病理分级、分化程度及生物学特性等有直接关系，直接影响到生存率与生存时间。年龄因素与预后的关系亦较密切，治疗方法的选择，是不是合理和彻底，也直接影响到卵巢癌的预后。

无论是交界性卵巢上皮癌或是其他类型的卵巢癌，治疗后需要密切追踪，如能及时发现有复发迹象，再次手术或化疗，可能延长患者生命，甚至治愈。肿瘤标志物的连续定期检测也很关键。

26 卵巢囊肿该如何治疗

李女士，35岁。2007年9月在一次排卵期有点腹痛，去做B超，查出有卵巢囊肿。断断续续吃过一段时间中药，没有多大效果，非常担心，询问到底该怎么办？吃药能行吗？会不会是输卵管积水？不想做手术，听说手术后容易复发。

其实李女士这种情况不必过分担心。卵巢囊肿是指卵巢上长出的囊性肿物，通常可分为两大类：一类是生理性的，可随卵巢周期性变化而自行消失。正常情况下卵巢是实质的组织，少数情况下，滤泡囊肿及黄体囊肿生长过速，造成卵巢的组织牵扯而裂开流血。这些血液因没有出口而包裹在卵巢内，形成血肿。但无论是囊肿还是血肿，均可在数个月内逐渐缩小并自行消失。

如果肿瘤属于病理性的话,就比较麻烦了,需要重视。早期卵巢囊肿可以无任何症状,仅在常规体检中经妇科检查或影像学检查时被发现,也可以由于患者出现症状如腹胀、腹痛、呼吸困难,甚至自己摸到腹部包块,

> 绝大多数卵巢囊肿为生理性囊肿或良性卵巢肿瘤。

在就医时被检出。值得庆幸的是,绝大多数卵巢囊肿为生理性囊肿或良性卵巢肿瘤。卵巢肿瘤治疗越早,效果越好。对于育龄妇女,如囊肿直径小于6厘米且无症状者可不必过于积极处理,此时需要做的是定期找医生复查。也可以采取中医保守治疗。如果卵巢囊肿经过随诊没有缩小,或者反而增大(直径大于6厘米),以及青春期前的女孩和绝经后的妇女出现的囊肿,应怀疑恶性卵巢肿瘤的可能,往往需要进一步检查甚至手术来诊断和治疗。

十、子宫颈癌

1　什么是子宫颈癌

小徐姑娘是一个媒体行业的年轻白领,思想较为前卫,已经32岁,还未成家,也没有固定的男朋友。这几年听说较为频繁的性活动,会增加子宫颈癌的风险,心中惴惴不安,来医院咨询。

笔者一小学女同学,3年前40岁刚出头,因为夫妻性生活过程中接触性出血,检查确诊子宫颈癌。可惜发现时已经是晚期,盆腔广泛转移。虽然经过多个疗程的全身化疗和局部放疗,肿瘤控制不满意,最后出现下腹疼痛、双下肢严重淋巴水肿,好像大象腿(也称象皮肿),采用中西药治疗,效果不佳,最终不治,令人扼腕。

子宫颈癌临床上多见于老年患者,绝经多年后,出现少量阴道下血,俗名叫"倒开花"。但是,老年人往往因为不了解病情的严重性;或者自认为"丑病",秘不告人;或者不愿麻烦子女们,怕增加孩子们的经济和生

活负担。拖延日久的后果就是,确诊时多数已经是晚期,治疗效果很差,生存时间短,生活质量也很差。

那么,子宫颈癌到底是怎样引起的? 能不能预防和早期发现呢?

子宫颈癌是人体最常见的癌症之一,不但在女性生殖器官癌症中占首位,而且是女性各种癌中最多见的癌症,它的发病率有着明显的地区差异。我国子宫颈癌的发生,在地理分布上的特点是高发区常连接成片,各省子宫颈癌相对高发区的市、县也常有互相连接现象。总的趋势是农村高于城市,山区高于平原。

2　子宫颈癌的病因

可能与以下因素相关:

(1)病毒感染:高危型人乳头瘤病毒持续感染是子宫颈癌的主要危险因素。90%以上的子宫颈癌伴有高危型人乳头瘤病毒感染。

(2)性行为及分娩次数:多个性伴侣、初次性生活低于16岁、初产年龄小、多孕多产等与子宫颈癌的发生密切相关。

(3)其他生物学因素:沙眼衣原体、单纯疱疹病毒Ⅱ型、滴虫等病原体的感染在高危型人乳头瘤病毒感染导致子宫颈癌的发病过程中,有协同作用。

(4)其他行为因素:吸烟作为人乳头瘤病毒感染的协同因素可以增加子宫颈癌的患病风险。另外,营养不良、卫生条件差也可影响疾病的发生。

3　子宫颈癌主要有哪些症状

(1)阴道流血:年轻患者常表现为接触性出血,发生在性生活、妇科检查及便后出血。年轻患者也可表现为经期延长,周期缩短,经量增多等;老年患者常主诉绝经后不规则阴道流血,需要高度警惕。

(2)阴道排液:患者常诉阴道排液增多,白色或血性,稀薄如水样或米汤样,有腥臭味。晚期因癌组织破溃,组织坏死,继发感染等,有大量脓性或米汤样恶臭白带排出。

(3)晚期癌的症状:根据病灶侵犯范围出现继发性症状,病灶波及盆腔结缔组织、骨盆壁,压迫输尿管或直肠、坐骨神经时,患者常诉尿频、尿急、肛门坠胀、大便秘结、里急后重、下肢肿痛等，严重时导致输尿管梗阻、肾盂积水，最后引起尿毒症。到了疾病末期，患者可出现消瘦、贫血、发热及全身衰竭。

4　哪些常见特征需要警惕子宫颈癌

子宫颈上皮内瘤样病变、镜下早期浸润癌和极早期的子宫颈浸润癌，局部可以无明显病灶，子宫颈光滑或轻度糜烂如一般宫颈炎表现。

随着子宫颈浸润癌的生长发展，不同类型局部体征亦不同。外生型见子宫颈赘生物向外生长，呈息肉状或乳头状突起，继而向阴道突起形成菜花状赘生物，表面不规则，合并感染时表面覆有灰白色渗出物，触之易出血。内生型则见宫颈肥大、质硬，宫颈管膨大如桶状，宫颈表面光滑或有浅表溃疡。

晚期由于癌组织坏死脱落，形成凹陷性溃疡，整个子宫颈有时被空洞替代，并覆有灰褐色坏死组织，恶臭。癌灶浸润阴道壁可见阴道壁有赘生物，向两侧旁组织侵犯，妇科检查可以扪及两侧增厚，结节状，质地与癌组织相似，有时浸润达盆壁，形成冰冻骨盆。

5　宫颈糜烂是怎么回事？会导致子宫颈癌吗

我们在网络上常常会看到这样的说法：

● 宫颈糜烂，号称"红颜杀手"。

● 早期轻度的宫颈糜烂并无明显症状，不易被发现，但由于长期的忽视，从而绝大多数女性一经发现便已是重度宫颈糜烂。

● 宫颈糜烂是常见妇科疾病，严重影响女性夫妻生活质量，也可导致女性不孕。长期不治疗，不仅加重了宫颈糜烂的治疗难度，也很有可能会导致子宫颈癌变。

● 宫颈糜烂需要用先进的治疗设备，以及冷冻、基因疗法等来治疗。

宫颈糜烂真的有那么可怕吗？

其实，多位妇科专家已经反复多次辟谣，原协和医院妇科专家龚晓宫颈糜烂——一个过时的疾病。

明医师早在 2013 年 2 月就发表文字详细科普过：宫颈糜烂——一个过时的疾病。

　　宫颈糜烂曾经是一种困扰了很多女性的疾病，去做体检，几乎是十有八九会被诊断为宫颈糜烂。

　　在中国，2008 年之前的《妇产科学》，宫颈糜烂一直是作为一个标准的疾病存在的，甚至有谈到它的临床表现、诊断和治疗。但是实际上，那是一个错误的认识。中国的妇产科学，和国际脱轨了多年，妇产科大夫，把子宫颈生理期出现的柱状上皮外翻当作一种病理现象了，所以加以诊断。在 2008 年，本科生的第 7 版《妇产科学》教材，已经取消"宫颈糜烂"病名，以"宫颈柱状上皮异位"生理现象取代。所以从那个时候开始，国内就应该取消"宫颈糜烂"这一诊断的，但是由于不少医师知识更新缓慢，哪怕是在本科生教材修订这个诊断以后 5 年，仍然有很多医师在诊断"宫颈糜烂"。

　　宫颈糜烂，说到底，实际上是过去对宫颈的一种正常表现的错误认识。本质上来说，所谓的宫颈糜烂，实际上是柱状上皮外翻。

　　在过去的医学教科书上，还有宫颈糜烂的所谓分度诊断，分为轻度、中度和重度，认为范围的大小是炎症程度的轻重，面积小于 1/3 是轻度，1/3～2/3 是中度，超过 2/3 是重度。这个其实就是受雌激素影响后柱状上皮外翻的程度不同，都是正常的生理现象。

所谓的"宫颈糜烂"，其实是正常的生理现象，不需要进行任何的治疗！也不会对生育造成影响。

所谓的"宫颈糜烂"，其实是正常的生理现象，不需要进行任何的治疗！也不会对生育造成影响。现在如果一上网，还能查询到诸多治疗宫颈糜烂的方法，这些都是错误的。

　　同时，对于有症状的宫颈炎，也是需要进行治疗的。具体的治疗方法需要根据不同的医院来定，但是通常情况下，急性的炎症用栓剂药物治疗就可以了，慢性的炎症可以采用激光或者冷冻等物理治疗的方法。

　　还应注意：子宫颈的定期检查是必要的，这个不是为了预防宫颈糜烂，而是为了预防子宫颈癌。

　　子宫颈癌的发生和人乳头瘤病毒感染有关，高危型人乳头瘤病毒在子宫颈鳞状与柱状上皮交界区持续感染的时候，容易发生癌前病变和子宫颈癌。自从有了宫颈刮片以后，子宫颈癌死亡率大幅下降，关键就是提前预防和治疗。目前推荐21岁以后的女性应该每年进行一次宫颈刮片的检查，在30岁以后，可以联合人乳头瘤病毒进行检查，如果连续3次人乳头瘤病毒和宫颈刮片检查阴性，可以将间隔时间延长到3年一次检查，到65岁以后可以停止筛查。（部分资料引自龚晓明医师微信）

6 子宫颈癌的诊断及常见的检查方法

根据病史、症状、妇科检查和（或）阴道镜检查，并进行宫颈组织活检可以确诊。

（1）宫颈刮片细胞学检查：是子宫颈癌筛查的主要方法，应在宫颈转化区取材。

（2）宫颈碘试验：正常宫颈阴道部鳞状上皮含有丰富的糖原，碘溶液涂染后呈棕色或深褐色。不染色区说明该处上皮缺乏糖原，可能有病变。在碘不染色区取材活检可提高诊断率。

（3）阴道镜检查：宫颈刮片细胞学检查巴氏Ⅲ级或者Ⅲ级以上、TBS分类为鳞状上皮内瘤变的，都应该在阴道镜观察下选择可疑癌变区行宫颈活组织检查。

（4）宫颈和宫颈管活组织检查：为确诊子宫颈癌及子宫颈癌前病变的可靠依据。所取组织应包括间质及邻近正常组织。宫颈刮片阳性，但宫颈光滑或宫颈活检阴性，应用小刮匙搔刮宫颈管，刮出物送病理检查。

（5）宫颈锥切术：适用于宫颈刮片检查多次阳性而宫颈活检阴性者；或宫颈活检为宫颈上皮内瘤变需排除浸润癌者。可采用冷刀切除、环形电切除或者冷凝电刀切除。

确诊子宫颈癌后，根据具体情况，进行胸部X线摄片、淋巴造影、膀胱镜、直肠镜检查等，以确定其临床分期。

7 子宫颈癌需要和哪些疾病鉴别

确诊主要依据子宫颈活组织病理检查，应注意与有类似临床症状或体征的各种子宫颈病变鉴别。

（1）子宫颈良性病变：子宫颈柱状上皮异位、子宫颈息肉、子宫颈子宫内膜异位症和子宫颈结核性溃疡等。

（2）子宫颈良性肿瘤：子宫颈黏膜下肌瘤、子宫颈管肌瘤、子宫颈乳头瘤等。

（3）子宫颈癌：原发性恶性黑色素瘤、肉瘤及淋巴瘤、转移性癌等。

8　子宫颈癌的治疗原则

根据临床分期、患者年龄、生育要求、全身情况、医疗技术水平及设备条件等综合考虑制订适当的个体化治疗方案。采用以手术和放疗为主，化疗、中医药为辅的综合治疗方案。

（1）不典型增生：活检如果是轻度非典型增生的话，可以暂时按炎症处理，半年随访刮片，必要时再做活检。病变持续不变的话，可以继续观察。诊断为中度不典型增生者，根据适用激光、冷冻、电熨的情况，选择使用。对于重度不典型增生，一般多主张行全子宫切除术。如果迫切要求生育，也可在锥形切除后定期密切随访。

（2）原位癌：一般多主张行全子宫切除术，保留双侧卵巢。也有主张同时切除阴道 1～2 厘米者。近年来国内外有用激光治疗，但治疗后必须密切随访。

（3）镜下早期浸润癌：一般多主张扩大全子宫切除术，以及 1～2 厘米的阴道组织。因为镜下早期浸润癌淋巴转移的可能性极小，不需要清除盆腔淋巴组织。

（4）浸润癌：治疗方法应该根据临床期别、年龄和全身情况以及设备条件而定。常用的治疗方法有手术、放疗、化疗以及中医药治疗。一般而言，放疗适用于各期患者；Ⅰb 至 Ⅱa 期的手术疗效与放疗相近；子宫颈腺癌对放疗敏感度稍差，应采取手术切除加放疗综合治疗，后续长期中药巩固维持的方法。

9　子宫颈癌的手术治疗

采用广泛性子宫切除术和盆腔淋巴结消除。切除范围包括全子宫、双侧附件、阴道上段和阴道旁组织以及盆腔内淋巴结（子宫颈旁、闭孔、髂内、髂外、髂总下段淋巴结等）。手术要求彻底、安全，严格掌握适应证，防止并发症。

手术并发症有术中出血、术后盆腔感染、淋巴囊肿、尿潴留、泌尿系统感染以及输尿管阴道瘘等。近年来,由于手术方法和麻醉技术的改进,预防性抗生素的应用,以及术后采用腹膜外负压引流等措施,上述并发症的发生率已显著减少。

10 子宫颈癌的放疗

为子宫颈癌的首选疗法,可以应用于各期子宫颈癌,照射范围包括子宫颈和受累的阴道、子宫体、宫旁组织及盆腔淋巴结。照射方法一般都采用内外照射结合。内照射主要针对宫颈原发灶及其邻近部位,包括子宫体、阴道上部以及邻近的宫旁组织("A")点,外照射则主要针对盆腔淋巴结分布的区域("B")点。目前对早期子宫颈癌多主张先行内照射。而对晚期癌,特别是局部瘤体巨大,出血活跃,或者伴有感染者,则以先行外照射为宜。

在进行放疗时,用中药配合治疗可以减轻不良反应,增加治疗效果。如养阴清热法治疗放疗所致带下黄白、腥臭,阴部疼痛,口干、口渴,大便硬结的症状,可用生地黄、沙参、麦冬、天花粉、苦参、金银花、蒲公英等适量,水煎服。

11 子宫颈癌的化疗

到目前为止子宫颈癌对大多数抗癌药物不敏感,化疗的有效率不超过15%。晚期患者可采用化疗、放疗、中医药等综合治疗来提高疗效。

12 子宫颈癌的中医治疗

中医认为子宫颈癌的发病由脾湿、肝郁、肾虚,脏腑功能亏损,导致冲任失调,督带失约而成。总体与冲任失调关系密切,因而治疗上以调理冲任为本。

早期以局部用药为主,阴道给药,使子宫颈癌病灶发生凝固、坏死、脱落。局部外用中药是中医治疗本病的一大特色,临床疗效好,不良反应小,尤其是中药锥切疗法,效果更佳。如早年报道三品一条枪锥切疗法治疗子宫颈癌(原位癌及Ⅰa期癌)近千例,其5年治愈率及10年治愈率近100%,可惜目前该类治疗方法呈凋零、萎缩状态。

晚期癌需要辨证论治进行治疗,扶正祛邪,攻补兼施,标本合治,能使子宫颈癌患者症状减轻,生存期延长。

13 子宫颈癌的中医分型治疗

依据患者的症状、体征和舌苔脉象等,中医把子宫颈癌分成以下4型:

(1)肝郁气滞,冲任失调:情志抑郁或心烦易怒,胸胁胀满,口苦咽干,小腹时痛,白带增多,有接触性出血或不规则阴道出血,舌质暗或有瘀斑,苔薄白,脉弦或涩。

治法:疏肝理气,调理冲任。

方药:逍遥散合二仙汤加减。

柴胡10克,当归12克,白术15克,茯苓20克,香附12克,赤芍、白芍各15克,仙茅10克,淫羊藿10克,胆南星15克,莪术15克,仙鹤草30克,白茅根30克。

(2)肝经湿热,毒蕴下焦:带下色黄量多,伴秽臭,或赤白相兼,腹胀腰酸胁痛,纳差,口干苦,或伴低热,小便短赤,大便秘结,舌质红,苔黄腻,脉滑数或弦数。

治法:清热利湿解毒。

方法:龙胆泻肝汤合椿树根丸加减。

龙胆草10克,柴胡10克,栀子10克,木通6克,车前子10克,当归12克,泽泻15克,甘草10克,黄柏12克,椿皮30克,白芍15克,土茯苓30克,莪术15克,胆南星15克。

(3)脾虚湿浊,瘀毒下注:带下黏腻稀薄似淘米泔水,量多腥臭,月经量多或淋漓不断,伴腰酸腿软,神疲乏力,头晕目眩,心悸气短,小腹坠痛,纳差,大便溏,舌质淡,苔白腻,脉沉细。

治法:健脾化湿解毒。

方药:完带汤加减。

党参9克,山药15克,苍术、白术各15克,猪苓、茯苓各30克,车前子12克,柴胡6克,荆芥穗15克,白芍15克,甘草10克,椿皮30克,黄柏15克,白果10克,炒五灵脂10克。

(4)肝肾阴虚、瘀毒内蕴:经量多或不规则出血,血色暗,伴腥臭,腰酸腿软,头昏耳鸣,五心烦热,口干便秘溲黄,或伴低热,舌体瘦小,舌质红,脉细数或弦细而涩。

治法:滋阴清热,解毒化瘀。

方药:知柏地黄汤合固经丸加减。

知母 10 克,黄柏 15 克,生地黄、熟地黄各 15 克,山茱萸 12 克,山药 15 克,牡丹皮 12 克,泽泻 12 克,土茯苓 30 克,赤芍、白芍各 12 克,半枝莲 30 克,龟板 15 克,黄芩 12 克,杜仲炭 10 克。

● 手术前后、放疗、化疗期间的中医辨证治疗:

A. 手术前可以补益肝肾、调补气血为主,佐以行气化瘀软坚之品,切忌滥施攻伐。

B. 排尿异常是子宫颈癌术后常见并发症,针对病机投以相应方药,可使症状较快缓解。小便频数或失禁者多系阳虚气弱,肾元不固,宜助阳益肾,方选补中益气汤、桂附八味丸之类;排尿困难者,多系气血两亏,膀胱气化不力,宜益气养血,温运气机,药用人参 9 克、当归 12 克、熟地黄 15 克、山药 15 克、山茱萸 6 克、胡芦巴 9 克、泽泻 9 克、砂仁 9 克、炙黄芪 18 克、车前子 18 克、炙甘草 3 克。

C. 化疗易伤及肝肾而致头发脱落、面色灰暗、肌肤甲错等,治当补益肝肾,益精养血,药用肉苁蓉、枸杞子、巴戟天、猪脊髓、鱼鳔胶、当归、白芍等。

D. 直肠反应是子宫颈癌放疗引起的常见病症,基本病机为气阴两虚,湿毒下注,治宜益气养阴,祛湿解毒,药用黄芪、党参、白术、沙参、麦冬、土茯苓、白花蛇舌草等。

● 对证用药:纳少、腹胀者,加炒麦芽、鸡内金、炒莱菔子以运脾除胀;神疲乏力者,加黄芪、党参以健脾益气;腹胀痛甚者,加沉香、枳壳、延胡索;大便秘结者,加大黄、厚朴以泻下通腑;恶心欲吐者,加姜半夏、竹茹以降逆止呕;阴道出血者,加蒲黄炭、三七粉、牡丹皮以凉血止血;五心烦热、潮热盗汗者,加地骨皮、生龙骨、生牡蛎以除热退蒸;少腹痛或如针刺,口干欲裂,频频少饮者,加鳖甲、乳香、没药以化瘀止痛;带下较甚者加萆薢、薏苡仁以健脾除湿。

14 子宫颈癌的膳食调治

(1)五花利湿茶:金银花、菊花、葛花、鸡蛋花、槐米、木棉花各 15 克,土茯苓、生薏苡仁各30克,甘草6克。将全部药材浸入6碗水中约10分钟,武火煮沸,文火煮40分钟左右,滤出药渣,加入适量冰糖即可,代茶饮。清热解毒,利湿抗癌,用于子宫颈癌、溃疡合并感染,表现为白带增多者。大肠癌、食管癌、肝癌、鼻咽癌、肺癌、膀胱癌等表现为湿热内阻者也可以服用。

注意使用时以湿热内蕴,表现为口干口苦,便秘尿黄,舌红,苔黄,脉数为要点。如果体质虚衰,寒证明显者忌用。

(2)薏仁芡实冬瓜汤:生薏苡仁50克,芡实50克,排骨100克,冬瓜500克。生薏苡仁、芡实洗净,用清水浸泡1小时。排骨切段,冬瓜切块。将生薏苡仁、芡实、排骨放入瓦罐内,用中火煮1小时左右,放入冬瓜再煮半小时,加入食盐调味即可饮用。健脾利湿,用于子宫颈癌,症属湿毒内阻,局部有溃疡或坏死,渗流黄臭液体,小腹坠胀,进食减少者。其他恶性肿瘤证属湿毒内阻者亦可使用。

注意:本方以健脾利湿为主,若久病体质极度虚寒,大便溏者慎用。

(3)黄芪粥:生黄芪30克,生薏苡仁30克,红小豆15克,鸡内金9克,金橘饼2枚,糯米30克。将黄芪、生薏苡仁、红小豆、鸡内金、糯米分别洗净备用。先用水1 000毫升煮黄芪30分钟,捞去渣,放入生薏苡仁、红小豆煮30分钟,再放入鸡内金和糯米,煮熟成粥,分2次早晚服用。服后嚼金橘饼1枚,每日服1次。适用于癌症体质虚弱、消化不良者。若中晚期子宫颈癌或术后、化疗后之患者,症见体倦乏力、面色苍白、短气、纳呆、舌淡、苔薄白、脉沉细者尤为适宜。

注意:本方系已故著名老中医岳美中自创的"复方黄芪粥",滋补健脾之力较佳,若外感发热者慎用。

15　子宫颈癌患者的饮食宜忌

(1)子宫颈癌早期:对消化道功能影响一般较小,以增强患者抗病能力,提高免疫功能为主,应尽可能地补给营养物质,蛋白质、糖、脂肪、维生素等均可合理食用。当患者阴道出血多时,应服用些补血、止血、抗癌的食品,如莲藕、薏苡仁、山楂、黑木耳、乌梅等。当患者白带多,呈水样时,宜滋补,如甲鱼、鸽蛋、鸡肉等。当患者带下多黏稠,气味臭时,宜食清淡利湿之品,如薏苡仁、赤小豆、白茅根等。

（2）手术后：饮食调养宜补气养血、生精填精的膳食，如山药、龙眼、桑葚、枸杞、猪肝、甲鱼、芝麻、驴皮胶等。

（3）放疗时：饮食调养以养血滋阴为主，可食用牛肉、猪肝、莲藕、木耳、菠菜、芹菜、石榴、菱角等。如果因为放疗而出现放射性膀胱炎和放射性直肠炎时，则应给予清热利湿、滋阴解毒的膳食，如西瓜、薏苡仁、赤小豆、荸荠、莲藕、菠菜等。

（4）化疗时：饮食调养以健脾益肾为主，可以用山药粉、薏米粥、动物肝、胎盘、阿胶、甲鱼、木耳、枸杞、莲藕、香蕉、芡实等。出现消化道反应、恶心、呕吐、食欲不振时，应以健脾和胃的膳食调治，如蔗汁、姜汁、乌梅、香蕉、金橘等。

16　子宫颈癌的预后

早期子宫颈癌的预后非常好，经过手术或者放疗，Ⅰa期子宫颈癌患者的5年生存率可达95%以上。Ⅰb期、Ⅱ期和Ⅲ期子宫颈癌的5年生存率分别为80%～85%,60%～70%和30%～35%。晚期（Ⅳ期）子宫颈癌的预后则远不如中早期,5年生存率只有14%左右。因此，早发现、早诊断、早治疗是提高子宫颈癌治愈率的关键。

17　子宫颈癌疫苗能不能预防子宫颈癌

每年全球有超过50万新发子宫颈癌病例，超过20万女性死于子宫颈癌。中国每年有近10万子宫颈癌新发病例，占了世界新发病例总数的近20%。大部分研究表明，妇女近期的性伴侣数、性交频率以及性伴侣患有生殖道疣等均与人乳头瘤病毒感染密切相关。而引发子宫颈癌的元凶——人乳头瘤病毒，正在被各大研发机构和医药公司通过注射疫苗攻克。

子宫颈癌疫苗是人类第一个预防恶性肿瘤的疫苗。子宫颈癌疫苗可以防止人体内人乳头瘤病毒变异。疫苗能预防包括人乳头瘤病毒6、11、16、18型在内的4种亚型，其中16和18型是高危型病毒,6和11型是低危型病毒，可以防止由这4种病毒引起的子宫颈癌、阴道癌、外阴癌以及生殖器官湿疣等相关疾病。在这4种变异中，有两种变异有75%的机会可能导致女性患子宫颈癌，而另两个变异则有50%的机会导致患其他的生殖系统疾病。

全球仅有两种子宫颈癌疫苗上市,分别是默沙东的四价(6、11、16、18型)子宫颈癌疫苗和葛兰素史克公司的二价(16、18型)子宫颈癌疫苗。

此疫苗不能医治已有的人乳头瘤病毒感染、性器官湿疣、前期癌或癌症,也不能防御非人乳头瘤病毒所引起的疾病。

● 接种年龄。部分国家根据免疫学桥接试验的结果,已经批准疫苗用于青春期女孩、年轻女性(9～26岁)和青春期男孩(9～15岁),甚至可用于中年女性(45岁以下)。

美国疾病控制中心(CDC)认为能获得子宫颈癌疫苗保护的人群有效年龄为9～26岁,而最适宜接种年龄为11～12岁。

● 预防效果。有学者汇总了两种疫苗的多项临床试验,结果显示:对尚未感染人乳头瘤病毒的妇女而言,两种疫苗在预防子宫颈癌癌前病变和子宫颈癌方面均显示出长期高度的有效性(大于95%),四价疫苗对相关人乳头瘤病毒引起的生殖器病变也有很好的预防效果(100%)。

两种疫苗分别已在全球80～100个国家上市,在中国港澳台地区已经批准使用。鉴于疫苗在全球使用表现出的高度有效性和安全性,二价疫苗终于在2017年8月内地获批上市,而且价格要低于香港,在多数城市的区级社区医疗中心就可以完成3次注射。四价疫苗有望在2017年年底上市。

18　如何预防子宫颈癌

(1)妇科普查不容忽视:子宫颈癌从早期的炎症发展到恶性的癌变需要6～8年的时间,如果好好把握住这段时间,现代医学手段是完全可以把癌变检查出来,及时采取相应的措施,保证女性重新过上健康生活的。根据研究显示,子宫颈癌最开始的Ⅰ期状态,治愈率可以达到80%～90%,Ⅱ期时是60%～70%,进入Ⅲ期还能有40%～50%,但发展到Ⅳ期就只有10%的治愈率了。所以,定期检查、及时治疗是非常重要的。

很多女性总觉得"我吃得多,睡得香,能有什么大毛病"。其实不然,子宫颈癌在早期几乎没有身体上不适的感觉,但到有不规则出血的情况出现时,一般已到子宫颈癌的Ⅱ期,危险性增大了很多。所以,女性朋友需要每年做一次妇科体检,尽早发现癌变的产生,为治疗争取时间。

　　按照美国的标准,有性生活的女性接受妇科体检的规律是:18岁以后每年做一次宫颈防癌细胞学涂片检查,如果连续3年没有问题,可以每2年检查一次。目前,子宫颈癌的早期发现技术已经成熟,成年妇女每年做一次检查,有没有病变就可以"一目了然"。如果发现病变,在这时候采用手术以及放疗等手段,不仅可以防止癌症的扩散,同时减少癌变严重时需要切除子宫和卵巢对患者生活质量造成的影响,况且预后也很不错。

　　有性生活的妇女,每年做宫颈抹片检查,及早发现前期病变,及早治疗。抹片检查的方法比较简便,只要从子宫颈轻取少量细胞组织,就能得出检查结果。

　　(2)远离子宫颈癌的危险因素,洁身自爱:子宫颈癌发病率仅次于乳腺癌,在妇科恶性肿瘤中排名第二位。目前此病在发展中国家发病率高于发达国家,原因就在于发展中国家妇女的保健意识相对较差,往往等到发病了才去检查。研究发现,不少性传播疾病都会引起子宫颈癌,尤其是尖锐湿疣,更是与此病有密切联系,因此多性伴的女性是子宫颈癌的高危人群。此外,性生活过早、营养不良、长期口服避孕药、家族遗传、妇科检查器械造成的伤害也会增加子宫颈癌发病的风险。有过以上经历的女性应特别重视子宫颈癌的筛查工作。

　　(3)怀孕对子宫颈癌来说是最危险的:对子宫颈癌来说最危险的是怀孕,因为子宫颈癌早期不会影响怀孕,如果在怀孕之前没有检查出来妈妈已经有子宫颈癌,那么随着怀孕,子宫大量充血,妈妈输送来的营养不仅养育了宝宝,同时也会使癌变部位以极其迅速的速度增长。再加上身体因怀孕分泌的一些激素对癌症有促进作用,怀孕时身体免疫力下降,对抗癌细胞的作用减弱等因素,而子宫颈癌的一些征兆,如出血等又会被认为是先兆流产的现象而被忽略,等到生完宝宝再发现时就晚了,预后很不好。所以孕妇在怀孕前,一定要做好各种检查,尤其是涂片,否则,孕期有些疾病会被漏掉,可能会引起严重的后果。

　　更严重的是有的妈妈在分娩之后仍然没有检查出自己已经患子宫

颈癌,相反把出血当成正常的产后出血,还给孩子喂奶,癌变就更没法抑制,只会发展到医生束手无策的地步。

(4)提倡计划生育和晚婚晚育:计划生育和晚婚晚育对预防子宫颈癌也有一定的作用。

(5)重视宫颈慢性病的防治:积极治疗子宫颈癌前病变如宫颈慢性炎症、宫颈湿疣、宫颈不典型增生等疾病。

(6)接种疫苗:有条件的话,可以尽早检查人乳头瘤病毒,提前进行子宫颈癌疫苗的免疫接种,预防子宫颈癌的发生。

十一、鼻咽癌

1　鼻咽癌发病有什么特点

2010年夏日的一天,毕业18年没有见过面的王姓同学,和她的爱人,忽然一起来到了门诊。寒暄后知道她的爱人3月前出现耳鸣、鼻涕中带血丝。因为本身从事医疗工作,还算警惕,及时检查,最后确诊为鼻咽癌,正在肿瘤医院进行放疗,因为出现了咽痛、口干、口腔溃疡等放射性损伤症状,来门诊配合中药治疗。同时,也说出了自己的困惑:教材上讲,鼻咽癌,南方患病多,又叫"广东癌",住院后发现,怎么在内地省份鼻咽癌患者也很多呢?

幸运的是,同学的爱人发现比较早,经过放疗加中药治疗,效果非常好,除了放疗破坏了唾液腺,遗留了口干,需要随身携带水杯,经常用麦冬、乌梅泡水喝之外,与常人没有两样。连续2年复查都正常后,已经恢复正常工作了。当然,生活习惯也趋向健康,烟酒都戒掉了,而且饮食、生活也非常规律。

那么,鼻咽癌跟哪些因素有关系? 是否有地域差异呢?

中国是鼻咽癌发病率最高的国家,而广东、广西、海南等地都是高发区,发病率比其他大部分国家、地区高100倍以上,因此鼻咽癌有"广东癌"之称。目前,全国各地区发病均有上升。男性发病率为女性的2~3倍,40~50岁是高发的年龄组。

2.鼻咽癌的病因

目前认为与遗传、病毒及环境因素等有关。

(1)遗传因素:鼻咽癌患者具有种族及家族聚集现象,如侨居国外的中国南方人的后代仍保持着较高的鼻咽癌发病率。研究还发现,决定人类白细胞抗原(HLA)的某些遗传因素和鼻咽癌发生发展密切相关。

> 鼻咽癌的病因目前认为与遗传、病毒及环境因素等有关。

(2)EB病毒:Old等1966年首先从鼻咽癌患者血清中检测到EB病毒抗体。近年应用分子杂交及聚合酶链反应(PCR)技术检测,证实鼻咽癌活检组织中有EBV – DNA特异性的mRNA或基因表达产物,更加证实EB病毒在鼻咽癌发展中的重要作用。目前EB病毒的研究已成为探索鼻咽癌病因学的重要方面。

(3)环境因素:鼻咽癌高发区的大米和水中微量元素镍含量较低发区高,鼻咽癌头发中镍含量亦高。动物实验证实镍可以促进亚硝胺诱发鼻咽癌,维生素的缺乏和性激素失调也可以改变黏膜对致癌物的敏感性。

3 鼻咽癌的常见症状

由于鼻咽部解剖位置隐蔽,鼻咽癌早期症状不典型,临床上容易延误诊断,应特别提高警惕。其常见症状如下:

(1)鼻部症状:早期可出现回缩涕中带血,或擤出涕中带血,因为时有时无,多数没有引起患者重视。随着瘤体的不断增大可以阻塞鼻孔,引起鼻塞,开始为单侧,逐渐发展到双侧。

(2)耳部症状:肿瘤发生于咽隐窝者,早期可压迫或阻塞咽鼓管咽口,引起该侧耳鸣、耳闭及听力下降,鼓室积液,临床很容易误诊成分泌性中耳炎,需要高度警惕。

(3)颈部淋巴结肿大:鼻咽癌出现颈部淋巴转移者较为常见,以颈部淋巴结肿大为首发症状者能占到60%。转移肿大的淋巴结是颈深部上群淋巴结,呈进行性增大,质地坚硬,推之不活动,没有压痛,开始为单侧,继之发展成双侧。

(4)脑神经症状:瘤体经患侧咽隐窝由破裂孔侵入颅内,经常侵犯脑神经,引起头痛、面部麻木、眼球外展受限、上眼睑下垂等脑神经受累症状。由于瘤体的直接侵犯,或者因为转移淋巴结压迫,均可引起Ⅸ、Ⅹ、Ⅺ、Ⅻ脑神经受损而出现软腭瘫痪、呛咳、声音嘶哑、伸舌偏斜等症状。

(5)远处转移:晚期鼻咽癌可以出现转移,常见的有骨、肺、肝等处转移。

4 怎样诊断鼻咽癌

鼻咽癌的诊断主要结合临床症状、实验室检查以及鼻咽镜活检等确诊。

> EB病毒血清诊断可以作为鼻咽癌诊断的辅助指标,但不能作为确诊的依据。

其中EB病毒血清诊断可以作为鼻咽癌诊断的辅助指标,但有部分检测结果与病理检查结果不相符合,因此,其化验结果不能作为确诊的依据,仅供诊断时参考。

颈部触诊,在颈上深部可以触摸到质硬、活动度差或者不活动、无痛性的肿大淋巴结。

纤维鼻咽镜或鼻内镜检查有利于发现早期微小的病变。常用间接鼻咽镜经口进行检查,依次查看鼻咽顶后壁、咽隐窝、咽鼓管隆突及开口、后鼻孔等处,并注意曲侧对照比较。鼻咽癌多发生于鼻咽顶后壁或咽隐窝处。病变处常高低不平,呈结节状增生或有溃疡形成,如系黏膜下浸润型,黏膜表面常光滑,诊断时应结合临床症状综合分析。如做活检,应注意深取。对于少数咽反射敏感者,常不能配合检查,应以1%丁卡因喷布咽部后,再行检查,不要轻易放弃检查。对于因张口困难或其他原因不能经口检查鼻咽部时,可经鼻导入纤维鼻咽镜进行检查。

CT和MRI检查有利于了解肿瘤侵犯的范围及颅底骨质破坏情况。

5　鼻咽癌需要和哪些疾病鉴别

鼻咽癌应与鼻咽部其他恶性肿瘤,如淋巴肉瘤、鼻咽结核、鼻咽纤维血管瘤、咽扁桃体增生以及/或感染、咽旁隙的肿瘤、颈部和颅内肿瘤(颅咽管瘤、脊索瘤、小脑脑桥角肿瘤)相鉴别。

(1)颈淋巴结转移与颈部其他肿块的鉴别:鼻咽癌患者约有60%的淋巴转移,但是临床上颈部肿块疾病很多,从炎症、先天性疾病以及其他肿瘤3种情况区别肿块,可以从以下几个方面分析肿块:

A.病史:有人提出一条可供参考的规律,即所谓"7字律",即7天者为炎症,意思是短时间内的颈部肿块多为炎症;7个月者多为肿瘤,因为肿瘤时间较长,按月计算,一般是肿瘤。炎症数月不愈者甚少,结核性肿块时间可能较长,但应有肺结核,另外有低热、乏力、盗汗等全身症状。7年者可能为先天性疾病,如囊肿等。所以要仔细询问病史,从病程的长短上可初步定性。

B.触诊:用于触摸肿块,了解肿块的部位、大小、硬度、活动度等,可估计肿块的性质,如为囊性,甚至有波动者可能为先天性囊肿。活动的、成串的淋巴结可能为颈淋巴结核。实质性肿块多为肿瘤,能活动者可能为良性肿瘤。坚硬固定活动差者可能为恶性肿瘤。另外,根据肿块的部位可估计其原发灶,因为恶性肿瘤转移颈部都按其淋巴引流走行。例如鼻咽癌转移至颈深淋巴结最上部,喉癌多沿颈动脉分叉处淋巴转移。

C.病理检查:颈部肿块穿刺针吸取做病理检查可确诊。如为转移癌应仔细找原发灶,假若是鳞癌,首先是鼻咽部、舌根、梨状窝、食管上段。分化不良的癌应是鼻咽部原发灶。腺癌应做腹腔、盆腔的检查,因左侧有胸导管的原因,70%的盆腔癌转移到左颈部。

D.其他检查:X线及CT的头颈、颅底、胸、食管、腹腔的检查,可帮助寻找原发灶。超声波检查、同位素扫描能帮助确定肿块的性质。

E.血清免疫学检查:测定血清中EB病毒抗体有助于诊断。

(2)霍奇金淋巴瘤:鼻咽部恶性淋巴瘤多见于年轻人,因原发肿瘤较大,鼻部及耳部症状明显,并伴有全身其他处淋巴结的肿大,但颅底侵犯不常见,病理学检查可区别。

（3）颈部淋巴结核：在上面颈部肿块中已提到，肺部检查、活体组织检查可以区别。

（4）三叉神经痛：晚期鼻咽癌颅底破坏引起剧烈头痛，应与单纯三叉神经痛区别。

6　警惕鼻咽癌的5类早期症状

由于鼻咽的生理位置很隐蔽，所以在发病初期是很难被发现的。鼻咽癌很会伪装，它总是能带上"面具"让你认不出。例如有时鼻咽癌肿块会压迫到咽鼓管而导致听力下降，检查时很容易被误诊为中耳炎。

从症状上来看，如果出现以下症状，就得提高警惕了：

（1）早晨洗漱有出血：如果患者早上起来洗漱时会发生出血现象就要引起重视。鼻炎会引发流涕现象，时常擤鼻涕或者用力搓揉鼻子都会造成鼻中毛细血管的损伤，此时就会导致鼻涕中带血，尤其是经常在清晨洗漱时发现流血涕的现象，这是鼻咽癌患者较典型的一个症状。

（2）长时间鼻塞：很多人会有流涕、鼻塞等鼻炎症状，一般情况下鼻炎往往会很快治愈，对于一些顽固的"鼻炎"，我们就要小心鼻咽癌的侵扰。

（3）耳鸣陪伴的堵塞感：鼻炎患者有时会出现耳鸣的现象，而我们健康的人有时也会出现耳鸣现象，所以单纯的耳鸣现象并不会引起我们的注意。但是约80%的鼻咽癌患者在确诊时都会有耳鸣的症状，会出现一侧性的耳闷、耳鸣伴堵塞感。

（4）偏头痛：持续的单侧性偏头痛也可能是鼻咽癌的前期症状。

（5）颈部淋巴结肿大：60%以上的鼻咽癌患者会出现颈部淋巴结肿大。所以，当我们有鼻咽异常的情况，就应该时刻注意颈部淋巴结的状况。

其实，鼻咽癌患者不必太过紧张，因为鼻咽癌早期病例经过综合治疗，5年生存率可达95%，而中晚期患者疗效则要大打折扣，晚期患者会降至50%。

7　鼻咽癌的治疗方法

由于鼻咽癌大部分是低分化鳞癌，因此放疗为首选治疗方法，5年生存率可达45%左右。鼻咽癌放疗后的局部复发与转移是主要的死亡原因。可以根据病情演变,采取局部手术、全身化疗以及中医药治疗。

(1)放疗:是目前对鼻咽癌较有效的治疗方法。对鼻咽癌原发灶的放射剂量60~70戈瑞,颈部淋巴结转移则用组织量为50戈瑞,在6周内完成。放疗期间要注意血象的改变,每周查一次血常规,加强营养治疗,配合应用中药或生白药物。

(2)手术治疗:鼻咽癌因放疗效果较好,不必手术切除,而且手术难度较大,不容易彻底。但有时放疗结束后局部仍有残存者,或放疗后短期内又复发者不宜再行放疗,可手术切除。

(3)化疗:晚期患者或远隔转移者,可用化疗。常用的有3种:①动脉插管化疗。能提高局部药物浓度,效果好,而且全身毒性反应轻。常用的方法是颞浅动脉插管和面动脉插管。②全身化疗:可口服、肌内注射或静脉滴注,目前多采用联合化疗方案,常使用紫杉醇类、铂类等联合治疗。化疗时常引起局部及全身反应,特别是对造血系统有抑制反应,应密切观察患者,严格掌握剂量。

8 鼻咽癌的中医认识

中医认为,本病的发生与机体内外的各种致病因素有关,如素体虚弱、七情内侵、饮食不节、各种不良刺激等,使体内肺、脾、肝、肾等脏腑发生了病理变化,出现了气血凝滞、痰浊结聚、火毒瘀结,以致脉络受阻,积聚而成肿块。

9 鼻咽癌的中医分型治疗

以辨证治疗为主,共分5型,根据临床具体情况,或先攻后补,或补后攻,或攻补兼施,灵活施治。

(1)邪毒外袭,痰热结肺:一侧鼻塞,涕多黏稠,涕中或带血丝,或感一侧耳胀闷堵塞感,或偏头痛头胀,口干鼻燥,或咳嗽痰黄,舌质红,苔微黄,脉滑数。鼻咽部见新生物隆起,粗糙,色淡红,表面有分泌物附着,颈部或可扪及恶核。

治法:清肺利鼻,除痰散结。

方药:清金化痰汤(《统旨方》)加减。

黄芩12克,栀子12克,桔梗12克,麦冬15克,桑白皮15克,贝母12克,知母12克,瓜蒌仁15克,橘红3克,茯苓15克,甘草6克。

鼻塞涕多者,可加辛夷花、白芷;涕血者,宜加白茅根、茜草根以凉血止血。

(2)肝气郁结,气滞血瘀:头痛较甚,耳内胀闷或耳鸣耳聋,胸胁胀痛,口苦口干,舌质红或暗红,或瘀暗紫斑,苔白或黄,脉弦细或弦涩。鼻咽肿块暗红,或有血脉缠绕,触之易出血,颈部或有硬实肿块。

治法:行气活血,软坚散结。

方药:三棱散(《证治准绳》)加减。

三棱15克,赤茯苓15克,当归10克,鳖甲15克,枳壳10克,白术10克,木香10克。

可加柴胡、郁金以疏肝解郁散结;酌加桃仁、红花以加强活血祛瘀散结之功。

(3)脾胃受伤,痰浊结聚:头痛头重,鼻塞涕血,痰多胸闷,体倦嗜睡,或见心悸,恶心,胃纳差,大便溏,舌质淡暗或淡红,舌体胖或有齿印,苔白或厚腻,脉弦滑或细滑。鼻咽肿物色淡,有分泌物附着,颈部明显恶核。

治法:调和脾胃,祛痰散结。

方药:清气化痰丸(《医方考》)加减。

陈皮6克,杏仁12克,枳实12克,黄芩15克,瓜蒌仁15克,茯苓15克,胆南星15克,制半夏15克。

颈部肿块硬实者,可选加虻虫、土鳖虫、红花、桃仁、泽兰等以破血逐瘀散结。

(4)肝胆火旺,热毒内结:头痛剧烈,痰涕带血,污秽腥臭,耳鸣耳聋,或视蒙复视,咳嗽痰稠,心烦失眠,口干口苦,小便短黄,大便秘结,舌质红,苔黄厚,脉弦滑或弦数。鼻咽肿块溃烂,或呈菜花状,颈部肿块硬实。

治法:泻火解毒,化瘀散结。

方药:柴胡清肝汤(《医宗金鉴》)加减。

柴胡15克,当归10克,川芎10克,白芍15克,生地黄15克,防风10克,牛蒡子12克,黄芩15克,栀子12克,连翘12克,天花粉15克,甘草6克。

火毒极盛,宜配加山豆根、青黛、苦地胆、龙胆草等以苦寒泄热毒;肿物溃烂,腐败污脓多,可加鱼腥草、马勃、穿山甲、皂刺等清热利湿排脓之品;鼻衄涕血,可选加白茅根、仙鹤草、茜草根之类;脉络瘀阻,出现口眼歪斜,视一为二,伸舌不正,面麻等症,可选加地龙、蝉蜕、蜈蚣、白芍、钩藤等以通络止痉。

(5)肾精亏虚,邪毒滞留:鼻塞涕血,耳鸣耳聋,头痛眩晕,形体消瘦,颧红盗汗或午后潮热,五心烦热,舌质红干,少苔或无苔,脉细或细数。鼻咽肿块色淡红,或血丝缠绕,或污脓附着,颈部或有恶核。

治法:调和营血,扶正祛邪。

方药:和荣散坚丸(《医宗金鉴》)加减。

川芎10克,白芍15克,当归10克,茯苓15克,熟地黄15克,陈皮6克,香附10克,桔梗10克,白术10克,人参15克,甘草6克,昆布15克,贝母12克,升麻15克,红花10克,夏枯草15克。

肾阳亏损,眩晕耳鸣,腰膝酸软,潮热盗汗者,可选加山萸肉、墨旱莲、女贞子、枸杞、菟丝子等;肾阳不足,四肢冰冷,眩晕耳鸣,小便清长,夜眠梦多者,可选加熟附片、肉桂、补骨脂、益智仁等。

10 鼻咽癌的饮食调理

受疾病影响,鼻咽癌患者心理负担重,食欲差,抵抗力低,所以要鼓励患者进食,且给予优质蛋白质、高维生素、低脂肪、易消化的食物,如豆类、牛奶、木耳、胡萝卜等。同时指导家属为患者创造一个清洁、舒适的进食环境,注意色香味,为患者提供可口的食品,以便为患者提供充足的营养。

饮食要均衡,多食蔬菜、水果。鼻咽癌放疗、化疗期间的饮食,应该容易消化,新鲜美味,富含蛋白质、维生素、氨基酸,如海带、紫菜、龙须菜、海蜇等。经常口含话梅、橄榄、青梅、无花果等,可刺激唾液分泌,减轻干燥症状。

11 鼻咽癌的膳食疗法

(1)无花果炖肉:鲜无花果120克(干品60克),瘦猪肉120克。分别洗净切块,同入锅中加水适量,加调料适量,煮至肉烂,喝汤吃肉。治疗鼻咽癌放疗后口干咽痛,有健脾和胃、消肿解毒作用。

(2)山药莲苡汤:山药 30 克,莲子(去心)30 克,薏苡仁 30 克。加水适量,慢火炖熟,加白糖少许。每日 1 次,量不限,连服 15 天。治疗各期鼻咽癌属脾虚者,有健脾益气、清心安神之效。

(3)养津饮:雪梨、芦根各 50 克,天花粉、玄参、荠菜各 25 克,麦冬、生地黄、桔梗各 15 克,杭白菊 20 克。同煎去渣取汁,每日 1 次,分 2 次温服。治疗鼻咽癌津液亏损、口舌干燥者,有滋阴生津、凉血利咽的作用。

(4)花粉贝母汤:天花粉 15 克,川贝母 9 克,紫草根 30 克。煎汤去渣后,加瘦肉 60 克炖熟,食盐调味服食。1~2 天 1 剂,连服 20~30 天。治疗鼻咽癌经常涕血、咽干者,有生津止血作用。

可以用作饮食治疗的药物与食物有罗汉果、百合、枇杷、花旗参、山药、莲子、黄芪、党参、冬虫夏草、胡萝卜、荸荠、萝卜、番茄、莲藕、雪梨、柠檬、山楂、枸杞、无花果、苦瓜、蘑菇、丝瓜、生薏苡仁、沙参、麦冬、生地黄、玄参、玉竹、白果、甜杏仁、川贝母、天花粉、葛根、鲜乌梅、菱角、冰糖及瘦猪肉、甲鱼、乌龟等。

12　鼻咽癌的预后

鼻咽癌是我国常见癌症之一,据估计全世界鼻咽癌病例中约 80% 发生于我国。

放疗是鼻咽癌的主要治疗手段,影响放疗疗效的主要因素有放射源、性别和年龄、病理类型、临床分期、原发灶大小、脑神经损害和损害程度、颈淋巴转移程度、照射剂量和治疗方式、原发灶和颈淋巴结复发的再次治疗效果等。

近年来,国内外分子生物学、细胞遗传学、免疫学、放射生物学、物理学等基础医学迅速发展。癌基因和抗癌基因的研究将为了解鼻咽癌生物学行为,临床制订鼻咽癌综合治疗方案提供有意义的参考。

十二、脑瘤

我将来也要做个像您一样有爱心的好医生!

14 岁花季男孩,家在县城,脑瘤术后 2 个月,来门诊上看病的时候,精神萎靡、畏寒怕冷,心中恐惧,尤其夜间明显,必须家长抱着才敢睡觉。门诊上吃了半个月中药后,上述症状完全消失。6 个月后复学。

然后有了几次网上交流:

问:孙教授,我想问问这次的中药怎么不苦啊? 我们打算吃完了这个月的中药就不去了,可以吗? 因为家里没有太多钱了,为了给我看病已经花了将近 20 万元,我家原本就不太富裕,希望您可以理解。

回复:没问题的,稍调整了一下药味。可以打些药粉,这样费用低些。一个月大概 300 ~ 400 元。

问:我们以后有钱了再去行吗,孙教授?

回复:回头给你个方子,自己打粉吃吧。

问:好的,非常感谢孙教授。

问:孙教授你还没有给我说是什么方子呢。

回复:蜈蚣 30 条,蝎子 30 克,壁虎 30 克,干蟾皮 15 克,肉桂 15 克……研粉,冲服,每次 5 克,每日 2 次。或者装胶囊一次 5 粒,每日 2 次。

问:初中毕业后我可以做医生吗?

回复:至少需要中专或大专毕业,然后考执业资格。

问:初中毕业可以上医学之类的学校吗?

回复:现在这样的机会很少了。毕竟医学涉及面很广,需要了解生物、化学、分子生物等内容。不过作为爱好,没有学历要求。近代的张锡纯、岳美中等中医大师都是自学成才的。现在还是功课要紧,还要注意劳逸结合。

最后:谢谢! 我以后如果学医的话,一定要做个像您一样有爱心的好医生。

癌症的治疗涉及多个方面,药物、心理、家庭和社会的支持缺一不可。另一方面,患癌的孩子是多么的懂事、可爱,而可恶的脑瘤恰恰最喜欢"招惹"青少年!

1 脑瘤的病因

脑瘤也称颅内肿瘤,包括由脑实质发生的原发性脑瘤和由身体其他部位转移到颅内的继发性脑瘤。病因至今不明。肿瘤发生自脑、脑膜、脑垂体、颅神经、脑血管和胚胎残余组织者,称为原发性颅内肿瘤。由身体其他脏器组织的恶性肿瘤转移至颅内者,称为继发性颅内肿瘤。

原发性脑瘤的病因尚未完全清楚。颅脑损伤、射线、化学物质、病毒、激素失调等常被怀疑诱发并刺激神经组织中的一些正常或胎生的细胞异常生长和发展。近年来通过细胞分子遗传的研究发现,原发性脑肿瘤有遗传因素,约15%脑瘤有家族史。尤其是近年来癌基因和抑癌基因的突变与表达是胶质瘤的研究热点之一。脑肿瘤的遗传缺陷表现为癌基因的过度表达或抑癌基因的变异、丢失。

2 脑瘤的类型

原发性脑瘤一般以神经胶质细胞瘤为最多,约占原发性脑肿瘤的60%,其次为脑膜瘤、垂体瘤、神经鞘瘤、先天性肿瘤、血管性肿瘤等。

转移瘤占脑肿瘤中很大一部分。据统计,25%～35%的恶性肿瘤可以发生脑转移,其中80%来自肺和乳腺,其他常见的为大肠、泌尿系统、黑色素瘤、前列腺、胰腺、白血病、淋巴瘤、肝、女性生殖器和骨及软组织肉瘤,还有部分是由鼻咽癌、鼻窦或眼眶内癌瘤直接蔓延到脑部的。

3 脑瘤的诊断

小儿头昏呕吐,反复发作以及头颅增大;成人进行性加剧的头痛、癫痫以及进行性视力减退等均应考虑有脑瘤的可能。如果眼底检查发现视神经盘水肿,则脑瘤可能性更大。借助影像学辅助检查,头颅 X 线平片、各种脑血管造影、脑造影、脑室造影。颅脑 CT 对脑部肿瘤有明确的诊断价值,MRI 的诊断价值比 CT 更佳,故 CT 和 MRI 是不可或缺的检查。正电子发射横断扫描(PET)对于脑瘤的诊断亦有肯定价值。

颅内肿瘤可发生于任何年龄,以青少年和 20～50 岁最为多见。近年来随着神经影像学技术和功能性检查技术的发展,辅助检查已成为诊断颅内肿瘤的主要手段。

4 脑瘤的主要临床表现

头痛、呕吐、视神经盘水肿是颅内压增高的"三大主症",也是颅内肿瘤的主要临床症状。

头痛、呕吐、视神经盘水肿是颅内压增高的"三大主症",也是颅内肿瘤的主要临床症状。

(1)头痛:约见于80%的患者,是最常见的早期症状,但不是诊断的主要依据。凡能加重颅内压增高的因素,均可使头痛加剧。

(2)呕吐:与饮食无关,清晨多见,呕吐多与剧烈头痛相伴随,有时可呈喷射性。但非喷射性呕吐也不少见。

(3)视神经盘水肿:早期无视力障碍,随着时间的延长,病情的发展,出现视野向心性缩小,晚期视神经继发性萎缩,则视力迅速下降,这也是与视神经炎所致的假性视神经盘水肿相区分的要点。视神经盘水肿是"三大主症"中的重要客观依据。

5 脑瘤需要和哪些疾病鉴别

颅内肿瘤常需与颅内炎症,如脑蛛网膜炎、化脓性与结核性脑膜炎、结核瘤、脑脓肿、慢性硬膜下血肿、脑内血肿、高血压脑病与脑梗死、颅内寄生虫病、肉芽肿、霉菌病、视神经炎与球后视神经炎、癫痫等相鉴别。

6 脑瘤西医有哪些治疗方法

脑瘤的西医治疗以手术切除为最基本的治疗方法,但因病变所在部位等因素手术全切率并不高,手术病残率高,对于难以肿瘤全切患者可采用姑息性手术。放疗适用于胶质瘤、转移性脑瘤,肿瘤区域放射剂量可达50~60戈瑞。由于血脑屏障的存在,脑瘤化疗可用的药物并不多,主要有亚硝基脲类药物和替尼泊苷(VM-26),近年的新药有替莫唑胺等。

(1)对症治疗:主要针对颅内压增高,如应用脱水药物降低颅压;对癫痫发作者应用抗癫痫药物等。因肿瘤位于要害部位,无法施行手术切除而药物治疗效果不好时,可行脑脊液分流术、颞肌下减压术、枕肌下减压术或去骨瓣减压术等姑息性手术。

(2)手术治疗:主要是手术切除肿瘤。手术切除的原则是:凡良性肿瘤应力争全切除以达到治愈的效果;凡恶性肿瘤或位于重要功能区的良性肿瘤,应根据患者情况和技术条件予以大部分切除或部分切除,以达到减压目的。浸润性无包膜的脑胶质瘤如果生长于额叶、颞叶或枕叶,早期手术加术后放疗亦可获得较好的效果。

(3)放疗:凡恶性肿瘤或未能全切除而对放射线敏感的良性肿瘤,术后均应进行放疗。对能手术或手术不能彻底切除的肿瘤,或作为术后的辅助治疗,以预防肿瘤复发。对放射敏感的肿瘤,手术切除困难时可首选放疗。局部的小病变可采用光子刀或伽马刀治疗。脑瘤中对放射线敏感程度由高至低依次为髓母细胞瘤、室管膜瘤、星形细胞瘤、多形性胶质母细胞瘤。

(4)化学治疗:由于血脑屏障一般药物不易通过,因此化疗药物的选择受到了局限。恶性肿瘤,特别是胶质瘤和转移瘤,术后除放疗外,尚可通过不同途径和方式给予化学药物治疗。化疗途径主要有:①鞘内化疗,通过脑室、脑脊液系统给药,可用于脑脊液中有肿瘤细胞浸润者。优点是局部药物浓度高,全身毒性低,可增加治疗频率。缺点是给药危险性较大,并发症多。②肿瘤内给药,可用于囊性肿瘤或经手术置管于瘤内进行给药。③动脉内化疗(介入治疗),通过颈动脉或椎动脉给药,可达到提高颅内肿瘤细胞的药物浓度。但也有临床研究结果显示,较大剂量化疗药物的介入治疗,因毒性太大,患者不能耐受,并发症多,还不能常规用于临床。

(5)靶向药物:脑肿瘤的靶向治疗还没有疗效突出的药物。常用靶向药物,如靶向血小板衍生的生长因子受体的小分子酪氨酸激酶抑制剂伊马替尼、靶向表皮生长因子受体的小分子酪氨酸激酶抑制剂厄洛替尼等可在专科医生指导下试用。

7 脑瘤的中医治疗方法

脑瘤的中医中药治疗目前主要用于手术前后,放疗、化疗后的辅助治疗或不能手术和放疗、化疗的患者。脑瘤的中医中药治疗主要是控制肿瘤的发展、转移,缩小肿瘤,缓解病情和减少放疗、化疗的不良反应,达到治疗的目的,使患者生存质量得到改善,延长生命。

8 脑瘤的中医分型治疗

颅脑肿瘤发病部位特殊,常能引起进行性颅压增高或压迫脑组织,直接影响"元神之府"的功能,出现"神明"扰乱的病候,因此病势凶险,治疗困难。

对脑瘤的辨证应注意头痛、头晕、耳鸣、恶心、呕吐、癫痫、视力障碍等症状。临床治疗脑瘤应以病机为中心,癌发部位仅供参考,重点是毒、瘀、痰、湿以及气血和阴阳的盛衰程度。诊治时随时注意整个机体正气的强弱和"癌毒"的多寡。灵活运用化瘀、涤痰、软坚、解毒、利湿、温补等大法,以取得最好疗效。

临床治疗脑瘤常以补肾化痰、软坚散结为基本大法,同时根据不同的辨证,配以涤痰醒脑、活血化瘀、凉肝熄风、滋补肝肾等法。常分为以下4型诊治。

(1)气滞血瘀:头痛刺痛,痛有定处,面色晦暗,唇紫舌暗,指甲瘀斑,心悸气短,大便秘结,舌质暗,脉涩而沉。

治法:化瘀散结,通窍活血。

方药:血府逐瘀汤合通窍活血汤加减。

当归10克,生地黄10克,丹参30克,川芎10克,桃仁10克,红花10克,枳壳10克,赤芍10克,牛膝10克,地龙20克,穿山甲15克,钩藤15克,生石决明20克,水蛭6克,莪术30克等。

(2)痰浊壅阻:咳嗽痰盛,痰鸣漉漉,胸满痞闷,身重倦怠,心悸头胀,恶心呕吐,肢体麻木,甚则半身不遂,谵妄抽搐,神志失常,舌强不语,苔黄腻,脉弦滑。

治法:豁痰燥湿,祛风散结。

方药:涤痰汤合五苓散加减。

胆南星 15 克,清半夏 10 克,枳实 10 克,竹茹 15 克,陈皮 10 克,茯苓 20 克,猪苓 20 克,车前草 10 克,徐长卿 10 克,石菖蒲 10 克,钩藤 15 克,生石决明 30 克,牛膝 10 克,僵蚕 10 克,全蝎 10 克,蜈蚣 3 克,半枝莲 30 克等。

(3)肝肾阴虚:头晕目眩,耳鸣耳聋,咽干口渴,腰酸腿软,颧红盗汗,五心烦热,舌红少苔,脉沉细无力。

治法:滋补肝肾。

方药:地黄饮子加减。

山茱萸 10 克,石斛 15 克,生、熟地黄各 15 克,麦冬 15 克,五味子 9 克,女贞子 15 克,墨旱莲 15 克,当归 10 克,白芍 15 克,生首乌 15 克,藤梨根 30 克。

(4)脾肾阳虚:头昏倦怠,精神不振,气短懒言,形寒肢冷,大便溏薄,小便清长,舌体胖大、边有齿痕,舌淡苔白,脉沉无力。

治法:温补脾肾。

方药:二仙汤合四君子汤加减。

茯苓 20 克,生薏苡仁 30 克,淫羊藿 15 克,黄芪 20 克,仙茅 15 克,夏枯草 15 克,白附子 10 克,僵蚕 10 克,酒地龙 15 克,土鳖虫 10 克,杜仲 15 克,羌活 15 克等。

(5)对症用药:视力下降者,加桑葚 20 克、夜明砂 15 克;呕吐恶心重者,加姜半夏 15 克、代赭石 15 克;头痛甚者,加川芎 10 克、白芷 10 克、菊花 10 克、蔓荆子 10 克;便秘者,加生白术 40 克、肉苁蓉 10 克、酒大黄 10 克;多饮多尿者,加天花粉 10 克、桑螵蛸 10 克;视力障碍者,加青葙子 10 克、密蒙花 10 克、石决明 15 克;多汗者,加浮小麦 60 克、糯稻根 30 克;水停脑海,颅压增高者,合用五苓散。

9　脑瘤的食疗方

(1)双菇向阳炒鱼丝:草菇、香菇、葵花子、鱼丝加料炒食。

(2)刀豆生姜红糖水:带壳老刀豆 30 克,生姜 3 片,红糖适量。用老刀豆、生姜煎水去渣,加入红糖搅匀。每天饮服 2 剂,连用 5 天,用于脑瘤出现呃逆、呕吐的患者。

(3)柿蒂丁香煎:柿蒂 10 克,丁香 3 克,生姜 5 克。水煎服,每天 1 剂,分 2 次服,连服 3 天,可用于脑瘤出现呃逆、嗳气的患者。

(4)脑瘤便秘食疗方:

A.麻油拌菠菜:鲜菠菜 250 克,麻油 15 克。将菠菜洗净,放沸水中烫 3 分钟取出,用麻油调拌,顿食,每天 2 剂,连食 5 天。

B.海带鲤鱼汤:海带 10 克,鲤鱼 1 尾,青芋 20 克,萝卜 30 克,乌梅 2 枚,冷米饭适量。用海带、鲤鱼煮汤;在汤中放入青芋、萝卜、乌梅,置火上煮开,倾入冷米饭拌匀即可。顿食,每晚 1 剂,连用 1 周。

10 脑瘤患者吃什么好

调整饮食结构,摄取营养丰富又全面的食物,保证每天有一定量的新鲜蔬菜,摄入全谷食物,摄入有利于排毒和解毒的食物,如绿豆、赤小豆、冬瓜、西瓜等促使毒物排泄。脑肿瘤患者在使用脱水利尿剂时,应多吃含钾丰富的食物,如香蕉、橘子、玉米、芹菜等。脑肿瘤患者要保持良好的饮食规律,不要暴饮暴食,注意饮食卫生,养成良好的排便习惯。

11 脑瘤患者不适宜吃什么

避免食用含有致癌因子的食物,如腌制品、发霉食物、烧烤烟熏类食物、违规的食品添加剂、被农药污染的食物等。不吃生冷、坚硬的食物,戒烟、戒酒。

12 脑瘤患者的预后

脑瘤的预后取决于肿瘤类型和病理分级。一般脑胶质瘤预后较差,病程进展迅速,术后较早出现复发。相比较而言,脑膜瘤、听神经瘤属良性肿瘤,病程较长,预后稍好。颅内转移性肿瘤发展较快,病程受转移部位而不同。由于脑瘤为颅内占位性病变,容易出现颅内压增高而危及生命,所以,无论是良性肿瘤还是恶性肿瘤,都应高度重视,采取快速而有效的治疗措施。肿瘤如能较彻底切除,术后进行系统的综合治疗,患者可望长期生存。中药治疗在预防肿瘤复发方面有一定疗效,可以长期服用,巩固疗效。

十三、胰腺癌

近些年来，不断有名人因为胰腺癌去世的消息，例如世界知名的意大利男高音歌唱家帕瓦罗蒂，香港的艺人"肥肥"沈殿霞，苹果公司老板乔布斯等。最让人吃惊的是，曾任卫生部部长的陈敏章教授，从政前是北京协和医院的消化科专家，长期消瘦，发现胰腺癌时，已经是晚期，虽然两次手术治疗，仍然不治；肿瘤内科的著名专家，中国医学科学院肿瘤医院的储大同教授，2014年确诊胰腺癌后，生存时间仅仅3个月！

1　胰腺癌的病因

胰腺癌是一种恶性程度很高，诊断和治疗都很困难的消化道恶性肿瘤，早期的确诊率不高，手术死亡率仍然较高，而治愈率很低。按病变部位分为胰头癌、胰体癌、胰尾癌和全胰癌。胰腺癌发病率在世界范围内均有增高趋势，发病年龄以45～70岁最多见，60岁左右为高峰，男女之比(1.7～2):1。国外资料统计胰腺癌占所有癌的3%。据美国的数据，一年生存率只有14%左右，已取代肝癌，堪称"癌中之王"。

胰腺癌的致病因素，目前还不明确。患慢性胰腺炎、糖尿病的人群中发生胰腺癌的比例比正常人群高一些。但糖尿病与胰腺癌的关系，孰因孰果，目前还有争议。因为确实有些胰腺癌患者，在早期是以糖尿病的形式表现出来的。

> 烟民患胰腺癌的风险是不吸烟者的3倍以上。

生活习惯、饮食结构方面，唯一得到共识的是吸烟。烟民患胰腺癌的风险是不吸烟者的3倍以上。其他方面，比如所谓的"三高"饮食，即高蛋白质、高脂肪、高热量食品，以及大量饮酒会对胰腺癌的发生起到一些不好的影响。

胰腺癌的高危人群：

- 年龄大于 40 岁,有上腹部非特异性不适。
- 有胰腺癌家族史。
- 突发糖尿病,特别是不典型糖尿病,年龄在 60 岁以上,缺乏家族史,无肥胖,很快形成胰岛素抵抗者。40% 的胰腺癌患者在确诊时伴有糖尿病。
- 慢性胰腺炎患者。目前认为慢性胰腺炎在小部分患者中是一个重要的癌前病变,特别是慢性家族性胰腺炎和慢性钙化性胰腺炎。
- 导管内乳头状黏液瘤亦属癌前病变。
- 患有家族性腺瘤、息肉者。
- 良性病变行远端胃大部切除者,特别是术后 20 年以上的人群。
- 胰腺癌的高危因素有长期吸烟、大量饮酒,以及长期接触有害化学物质等。

2 胰腺癌的主要临床表现

餐餐"重口味",易患胰腺癌

张某,48 岁,身高 178 厘米,体重 110 千克,是某大型企业的总经理,身为东北人,脾气直,喝酒更是豪爽。因工作原因常年在外应酬,应酬自然少不了烟酒、高油高脂,一天 2 包烟、一斤白酒几乎是家常便饭,有时中午、晚上喝了酒,还要陪客人喝啤酒、唱歌到深夜。他还特别喜欢吃肉,尤其偏爱红烧肉、肘子,餐餐必点,口味也特别重,不管什么菜都要放点辣椒,不然,就觉得没味道。

一次酒后的早晨出现了上腹部胀痛、纳呆等症状,开始,他以为只是普通的消化不良,就去药店买了点吗丁啉等胃药吃。第二天,他仍像往常一样去应酬,午饭时还喝了一瓶啤酒。当天傍晚,他因上腹部剧烈疼痛急诊入院。检查显示,他的淀粉酶高出正常值十几倍,CA19-9(一种肿瘤标志物,正常值在 40 以内)更是高达 1 700 多。结合他的症状,消化科医生考虑是急性胰腺炎,建议马上住院治疗。治疗了一段时间后,医生复查发现,他的 CA19－9 仍居高不下,怀疑他合并了胰腺的其他问题,但始终找不到相应的病灶。最后经检查,确诊为胰腺癌,肿瘤直径约 4 厘米大小,已经侵犯了十二指肠,并且压迫胆总管。虽然多方积极治疗,病情仍然迅速恶化,在 4 个月后去世。

胰腺癌的临床症状主要取决于癌肿的生长部位,周围器官是否受累以及有无并发症出现等。

胰腺癌浸润或压迫胆总管时常较早出现黄疸,易被发现。而胰体、胰尾部癌早期几乎无明显症状,通常胰腺癌患者有食欲不振、恶心呕吐、腹泻或便秘。大多数患者有体重减轻,有上腹痛或腰背痛者占 2/3。大约 10% 的患者在病程中有发热出现,部分中晚期患者还可出现血栓性静脉炎、症状性糖尿病及精神症状。体征上可出现明显消瘦,部分患者有皮肤及巩膜黄疸,约 50% 的患者有肝大,胆囊大见于部分已经出现黄疸的病例。

因为胰腺癌无特异的初期症状,最多见的是上腹部饱胀不适、疼痛。如果是 40 岁以上的中年人,主诉有上腹部症状,除考虑肝胆、胃肠疾病外,还应想到胰腺癌的可能性。无痛性的黄疸仍然是胰腺癌最常见的症状。

胰腺癌没有十分特异的体征。虽然有自觉痛,但压痛并不是所有患者都有,如果有压痛则和自觉痛的部位是一致的。由于胰腺的位置较深,胰腺癌患者一般不易摸到肿块,一旦摸及肿块则表示病程已属晚期。

3 怎样诊断胰腺癌

(1)临床诊断:对于有上腹不适及隐痛、食欲不振或消瘦、梗阻性黄疸呈持续性且进行性加深者,如果超声显像或 CT、MRI 检查胰腺有肿瘤以及 CA19－9 测定增高,即可确立临床诊断。

(2)细胞学诊断:十二指肠引流或经胰管抽取胰液做细胞学检查,以及经皮做胰腺肿瘤穿刺细胞学检查,符合胰腺癌细胞学标准者,诊断可以确立。

（3）病理学诊断：胰腺癌可行手术根治术，标本经病理、组织学证实或剖腹探查取组织活检病理学诊断证实者。

常规化验不能诊断胰腺癌，血 CA19 - 9 是目前临床上最有诊断价值也是应用最多的一种肿瘤相关抗原。大部分胰腺癌患者血清 CA19 - 9 水平显著升高，但是特异性欠佳。在胰腺癌早期有时正常，因而单独应用 CA19 - 9 不能对胰腺癌进行诊断，还应注意除外胆、胰的良性病变。

CA19 - 9、CA242、癌胚抗原及 KRAS 单项检测都难有确诊的临床价值，只能作为线索提供。但 CA19 - 9、CA242、癌胚抗原及 KRAS 检测在临床上还是具备其各自的价值，联合检测上述指标在一定程度上可弥补单一检测的不足，提高检出率和特异性。

4　胰腺癌的鉴别诊断

在鉴别诊断上，胰腺癌的早期症状容易和常见的肝胆、胃肠疾病相混淆。如果经过对症治疗后，临床症状不缓解或逐渐加重者，应该针对胰腺癌进一步行各种检查，来排除或早期发现胰腺癌。

5　胰腺癌的辅助检查

（1）CT 检查：增强扫描螺旋 CT 不仅可以基本满足对胰腺癌的定位、定性诊断，还能对肿瘤的病变范围、胰外侵犯、血管浸润、淋巴和远处转移等做出较为准确的判断。

近年来超薄层 CT、电子束 CT（EBCT）和三维图像重建技术的问世，可以对器官构型和血管成像重建，清晰显示肿瘤血管浸润情况，从而提高了诊断的精确性和可切除判断的准确性。

（2）MRI：MRI 对胰腺癌定性诊断不如 CT。

（3）超声：对胰腺肿瘤的检出率和定性诊断的正确率远不如 CT 和 MRI。但超声无创、简便且费用低廉，可以作为一种胰腺癌初筛的手段，与肿瘤标志物联合应用可弥补各自单纯检测的不足。

（4）其他影像学技术：内镜下逆行胰胆管造影（ERCP）对胰腺癌诊断的准确率为 80% ~ 90%。

6 胰腺癌的治疗

胰腺癌的治疗主要包括手术、放疗、化疗、中医药以及介入等治疗方法。

早期胰腺癌应争取做根治术,对无法做根治性切除者应酌情行姑息手术,分流胆汁或解除肠道梗阻。胰腺癌对放疗及化疗均不敏感,所以胰腺癌的治疗强调综合治疗和多学科的协作。对每一个病例需要采取个体化处理的原则,根据不同患者的身体状况、肿瘤部位、侵及范围、有无黄疸、肝肾和心肺功能状况,有计划、合理地综合应用现有的诊疗手段,以期取得治疗效果的最佳化和对身体损伤的最小化。

7 胰腺癌的中医药治疗

以中医药为主的综合治疗,就是根据患者的全身情况和肿瘤的局部情况,在控制肿瘤、调整机体的健康功能状态和纠正患者体内出现的异常病理生理过程等基础上,合理配合使用化疗、放疗、生物学治疗和激光、冷冻、射频治疗等。针对晚期患者身体虚弱的症状,同时加强中医食疗营养支持。

8 胰腺癌的中医辨证分型治疗

根据胰腺癌的临床症候表现,将其辨证分型大致分为以下4型:

(1)湿热毒盛:发热烦渴,上腹胀满,胁下刺痛,深压可扪及肿块,黄疸色深,甚则呈暗绿色,皮肤瘙痒,恶心呕吐,大便秘结或呈灰白色,小便短赤,舌苔黄腻而干,脉弦数。

治法:清热解毒利湿。

方药:黄连解毒汤、龙胆泻肝汤加减。

龙胆草12克,山栀9克,黄芩12克,黄连6克,黄柏12克,茵陈30克,生地黄12克,柴胡12克,丹参9克,大黄9克(后下),金钱草30克,土茯苓12克,薏苡仁20克,茯苓30克,郁金9克,车前子15克(包煎),黛蛤散30克(包煎)。

腹块或胁下肿块,加石上柏30克、夏枯草12克、菝葜15克、石见穿30克。

（2）气滞血瘀：脘腹痛累及腰背部，疼痛可为持续性疼痛，或为阵发性剧痛，夜间尤甚、恶心呕吐、纳呆，可触及腹部肿块或胁下肿块，面色黝黑、羸瘦乏力，舌苔厚腻，舌质紫暗，边有瘀斑，脉细涩或弦数。

治法：行气化瘀，软坚散结。

方药：膈下逐瘀汤加减。

丹参 30 克，牡丹皮 9 克，桃仁 10 克，红花 9 克，莪术 15 克，三棱 15 克，八月札 30 克，卷柏 30 克，木香 15 克，穿山甲 12 克。

腹痛甚，加川楝子 12 克、延胡索 24 克、望江南 15 克、徐长卿 30 克、制乳香 5 克、制没药 5 克；恶心呕吐，加旋覆花 12 克（包煎）、代赭石 30 克（先煎）、丁香 9 克、柿蒂 9 克等。

（3）湿浊阻遏：神疲乏力，胸脘痞闷，头重身困，恶心欲呕，纳呆，腹部隐痛，身目俱黄，面色晦暗，口干不欲饮，大便溏薄，舌质淡，苔白腻，脉沉细或沉迟。

治法：健脾利湿，化浊解毒。

方药：茵陈五苓散加减。

茵陈 30 克（后下），猪苓 12 克，茯苓 12 克，白术 10 克，泽泻 15 克，桂枝 10 克，菝葜 20 克，陈皮 10 克，法半夏 10 克，石见穿 30 克，山慈姑 30 克，甘草 5 克。

脾阳不振、寒湿阻遏明显等，加制附片 10 克、干姜 3 克；湿邪郁而化热者，加木通 10 克、黄芩 10 克、薏苡仁 20 克。

（4）气血亏损：腹胀隐痛，扪及包块，纳差，倦怠乏力，全身消瘦，面色萎黄，舌质淡或有瘀点、瘀斑，苔薄白，脉沉细。

治法：益气养血，化瘀散结。

方药：十全大补汤加减。

生黄芪 15 克，党参 15 克，当归 15 克，炒白术 12 克，熟地黄 15 克，茯苓 15 克，猪苓 15 克，鸡血藤 30 克，炙鳖甲 9 克（先煎），枸杞子 12 克，浙贝母 15 克，炮山甲 9 克（先煎），甘草 6 克。

脾虚湿困者，加薏苡仁 20 克、砂仁 10 克、陈皮 10 克、半夏 10 克；积块日久，阴伤甚而舌红无苔，脉细数者，加生地黄 15 克、北沙参 15 克、石斛 10 克；呕血、便血等，加槐花 10 克、地榆炭 15 克、大黄粉 3 克（冲服）等。

9 中医药联合化疗、手术等对胰腺癌晚期的治疗效果

对于中晚期胰腺癌,中医药配合化疗可以明显提高患者的治疗有效率,有助于提高患者的治疗临床获益率,减轻化疗不良反应,改善生存质量和提高患者的免疫功能。

中药与手术的配合可有效地提高患者的术后生存质量及远期生存率。对晚期胰腺癌术后,中医在治疗上以扶正固本为主,代表方剂为十全大补汤、补中益气汤等加减。

10 胰腺癌的饮食禁忌

● 忌油腻性食物及高动物脂肪食物。

● 忌暴饮暴食、饮食过饱,蛋白质、糖的摄入也要适当控制。

● 忌烟、酒以及过食辛辣刺激性食物。

● 忌霉变、油煎炒炸、烟熏、腌制食物,如咸鱼、腌菜、油炸食物、油酥点心、奶油、雪糕等。

11 胰腺癌的中医饮食调理

在胰腺癌的治疗过程中,饮食调理也非常重要,其目的是合理安排饮食,保证充分的营养,提高身体免疫功能,巩固治疗效果,防止癌症复发。研究显示,多吃蔬果(如卷心菜、花菜)可减低患胰腺癌的机会。而中医食疗则提倡健脾益气、和胃通腑、清肝消瘀。现列举一些调理胰腺癌食疗方。

(1)栀子枸杞粥:栀子5~10克,鲜藕6克(或藕节10~15节),白茅根30克,枸杞40克,粳米130克。将栀子、藕、白茅根、枸杞装入纱布袋内扎紧,加水煮煎药汁。粳米下锅,下入药汁、清水、烧沸,小火煮烂成稀粥,可加蜂蜜适量调味。功效清热利湿,凉血止血,除烦止渴。用于胰腺癌,胁肋部胀满腹痛,腹部有块,食欲差、面色少华,倦怠无力,低热,衄血、出血者。

(2)荠菜豆腐羹:佛甲草120克,荠菜180克,豆腐200克,净芦笋28克,黄豆芽汤750克,调料适量。

佛甲草切段,装入纱布袋,加水适量煎取药汁。炒锅烧热,加入黄豆

芽汁、药汁、豆腐丁、芦笋片和盐烧沸,放入荠菜烧沸出锅即可。功效清热和脾,消肿解毒。用于胰腺癌、腹痛、食欲不振、腹部有肿物者。

（3）猪胰海带汤:猪胰1条(约100克),淡菜30克,海带20克,肿节风15克,姜汁3克。

肿节风切段,装入纱布袋,加水煎取药汁。猪胰洗净,沸水内余一下。淡菜去毛,海带温水泡发后洗净。锅热放花生油,猪胰片煸炒,下姜汁,加入鸡清汤、药汁、淡菜、海带、料酒、盐、酱油烧沸,小火烧熟透,调味即可。功效补虚益脾,清热解毒,软坚散结,用于胰腺癌,食欲不振、腹痛、发热、消瘦、腹内肿块者。

（4）牛奶怀山糊:怀山药50克切片,加牛奶250毫升炖煮或用豆浆机打糊,具有健脾补中、生津养胃功效,用于不思饮食者。

（5）山楂香橼煎:山楂15克,香橼12克,煎水代茶饮。可理气消食,利膈祛瘀,用于腹痛、呕吐、纳呆者。

（6）黄花木耳瘦肉汤:黄花菜15克,木耳15克,瘦肉100克,煲汤。可清肝养胃,祛瘀退黄,用于消瘦乏力,伴腹胀黄疸者。

（7）大蒜三七焖鳝鱼:大蒜10克,三七10克,焖烧鳝鱼段200克。功效补虚健脾,祛瘀止痛,用于晚期腹胀疼痛、体虚纳差者。

（8）桃仁人参粥:桃仁12克,人参12克,加入白米,煲粥喝。可补中益气,润燥祛瘀,用于晚期腹痛、呕吐、形神俱衰者。

12 胰腺癌的预后

胰腺癌是一种高度恶性的肿瘤,预后极差,尽管在过去的50年中,国内外医学家付出了很大的努力,但在提高胰腺癌生存率方面并未取得较大进展。未接受治疗的胰腺癌患者的生存期仅仅4个月,接受旁路手术治疗的患者生存期约7个月,切除手术后患者一般能生存16个月。即便在医学发达的美国,5年生存率也只有4.4%。多数患者终因黄疸、消化道梗阻等并发症所致全身衰竭而死。

近年的临床实践表明中医中药治疗作为胰腺癌综合治疗中的手段之一,能够改善患者的生存质量、延长患者的生存时间。

十四、恶性淋巴瘤

1 什么是恶性淋巴瘤

> 央视名嘴罗京的病逝带给我们太多的伤痛。自从 2008 年央视内部体检查出患有淋巴瘤后，罗京住进了医院，确诊为"弥漫大 B 细胞淋巴瘤"。为尽快复原，他多次接受了大剂量的化疗，期待能够稳定病情。但他的病情却事与愿违，在化疗无法进行后，他又接受了干细胞移植的手术，仅仅两个月却再一次旧病复发。第二次干细胞手术前，罗京的身体状况却不允许了。他也因此，最终离开了我们。
>
> 全国政协原副主席霍英东，1983 年患恶性淋巴瘤，2006 年去世。在《情深深雨濛濛》里扮演方瑜的演员李钰、《滚蛋吧！肿瘤君》中感动了众多网友的漫画家熊顿，以及 2016 年 9 月去世的"90 后"女演员徐婷……
>
> 淋巴瘤有这么可怕吗？

恶性淋巴瘤是原发于淋巴结及淋巴结外淋巴网状组织的恶性肿瘤。临床以无痛性，进行性淋巴结肿大为主要表现。恶性淋巴瘤在病理学上分霍奇金淋巴瘤（Hodgkin lymphoma, HL）和非霍奇金淋巴瘤（non-Hodgkin lymphoma, NHL）两大类，临床上以非霍奇金淋巴瘤为多见，在我国非霍奇金淋巴瘤占全部恶性淋巴瘤的 90% 左右。

本病多发于青壮年，发病年龄高峰在 31~40 岁，但也可见于其他年龄。其中非霍奇金淋巴瘤高峰略往前移。男女之比为(2~3)∶1。恶性淋巴瘤的病因目前认为与 EB 病毒、反转录病毒感染、免疫缺损、电离辐射、遗传等因素相关。

随着环境污染的加重、生活节奏的加快，淋巴瘤的发病率越来越高，并且呈现年轻化趋势。据世界卫生组织统计,淋巴瘤发病率年增长率为7.5%,是目前发病率增长最快的恶性肿瘤之一,全球每年约有35万新发病例,死亡人数超过20万。我国淋巴瘤发病率为0.002‰,每年新发病例2.5万人,死亡2万人,呈上升趋势。淋巴瘤的发病年龄以儿童和青壮年最为多见,是儿童最常见的恶性肿瘤之一。死于恶性淋巴瘤的患者平均年龄为49.9岁,低于所有恶性肿瘤平均病死年龄58.2岁。该病初起时症状很隐匿,所以被形容成"最会伪装的疾病"。

2 淋巴瘤的主要症状

恶性淋巴瘤是具有相当异质性的一大类肿瘤,虽然好发于淋巴结,但是由于淋巴系统的分布特点,使得淋巴瘤属于全身性疾病,几乎可以侵犯到全身任何组织和器官。因此,恶性淋巴瘤的临床表现既具有一定的共同特点,同时按照不同的病理类型、受侵部位和范围又存在着很大的差异。

淋巴结肿大,胁下癥块,发热为本病的中心证候。无痛性淋巴结肿大为本病的首见症状,尤以颈淋巴结为多见,其次为腋下。其状如桃李或如瘰疬,皮色不变,质韧或坚硬如石,难溃难消,既溃难敛,可伴有肝脾大、发热、消瘦及皮肤瘙痒等症状。

> 淋巴结肿大,胁下癥块,发热,为淋巴瘤的中心证候。

因为其临床常见浅表淋巴结肿大,肿块坚韧,皮色不变,难消难溃,既溃难敛,所以,中医属"恶核""失荣""石疽""阴疽""痰核""瘰疬"等病证范畴。

3 淋巴瘤的诊断方法

恶性淋巴瘤的诊断主要依靠病理学检查,而骨髓检查、淋巴造影、剖腹探查、肝脏活检、影像学检查、血液生化检查可协助判断分期,估计预后。

(1)临床症状诊断:

A.浅表淋巴结肿大:临床常见浅表淋巴结无痛性、进行性肿大,质中度硬,富有弹性,多与皮肤不粘连,随病情发展可累及多处淋巴结。肿大淋巴结可以活动,也可相互粘连,融合成块,如果压迫神经,可引起疼痛。

少数患者仅有深部而无浅表淋巴结肿大,霍奇金淋巴瘤90%原发淋巴结,非霍奇金淋巴瘤40%~60%原发淋巴结肿大。

B. 多样性的临床征象:恶性淋巴瘤可原发或侵犯内脏器官,如肝、脾、纵隔、肺、胃肠道、咽淋巴环、脑、脊髓、骨髓、肾、乳腺、卵巢等,而表现相应内脏器官的病理解剖及功能障碍,呈多种多样的临床表现。肝脾受累,见肝脾大,肝脾区疼痛、恶心、厌食、腹胀、腹泻,少数可发生黄疸。纵隔及肺受累,可致咳嗽、胸闷、气促,出现肺不张、胸腔积液及上腔静脉压迫综合征等。侵及脑部,可出现头痛、恶心、呕吐等颅内高压症状,同时,可伴有颅内占位性定位症状。侵及脑膜,可见颈项强直、头痛、恶心、呕吐等脑膜刺激的征象。侵犯骨骼,多表现为溶骨性骨破坏、骨痛或病理骨折。病变累及骨髓,经骨髓穿吸涂片或活检可证实。严重者,血液学检查可伴有淋巴细胞增多或(和)异常及幼稚淋巴细胞的出现,即所谓恶性淋巴瘤"白血病化",从而导致患者出现感染、出血等一系列危症。淋巴瘤侵犯胃肠道,可见腹部包块、腹痛、腹泻、消化道出血,个别还可出现肠梗阻。

C. 全身症状:30%~50%的霍奇金淋巴瘤表现为持续发热、消瘦、盗汗、皮肤瘙痒、乏力等症状。非霍奇金淋巴瘤出现发热、消瘦、盗汗等症状,较霍奇金淋巴瘤为少。大多为晚期或病变较弥散者,全身瘙痒很少见。

(2)实验室检查诊断:淋巴瘤无特异性的指标,仅作为治疗及预后的参考指标。恶性淋巴瘤患者的血沉、血清碱性磷酸酶、乳酸脱氢酶、β2微球蛋白等均可有不同程度的升高。

(3)骨髓穿刺检查诊断:淋巴瘤容易侵犯骨髓,故应常规做骨髓穿刺检查,多取双侧髂嵴进行。

(4)影像学检查诊断:对恶性淋巴瘤分期有重要作用。

A. 胸正侧位相及气管分叉体层相:主要了解纵隔、肺门、气管隆嵴下、内乳链区淋巴结是否受侵。

B. 消化道造影:对咽淋巴环受侵者必做,以了解胃肠是否受侵。

C. 骨骼像:对怀疑骨骼受侵者做。

D. B超:上腹部及盆腔超声为常规检查,重点观察肝、脾、腹膜后及腹腔淋巴结、卵巢等受侵情况。

E. CT 扫描:经济条件允许者,应做胸部及腹部 CT,以更详细观察淋巴结及器官受累情况。

(5)病理学诊断:为本病诊断的依据。怀疑为本病者,应取较典型的、完整的淋巴结做活检。针吸细胞学检查由于提供的材料有限,往往难以做出明确诊断,仅适于初筛判断良、恶性。病理上分为霍奇金淋巴瘤和非霍奇金淋巴瘤两大类。总体上讲霍奇金淋巴瘤较非霍奇金淋巴瘤恶性度低,疗效稳定、预后好。霍奇金淋巴瘤治愈率可达 60% ~ 80%,而非霍奇金淋巴瘤仅 50% 可达长期缓解。霍奇金淋巴瘤分为 4 种亚型:淋巴细胞为主型(LP)、结节硬化型(NS)、混合细胞型(MC)、淋巴细胞衰减型(LD)。非霍奇金淋巴瘤分类法较多,目前多采用修订的欧美分类法,其特点是突出 B、T 细胞来源,按低度恶性和高度恶性(进展性)分类。

(6)分期诊断(Cotswold 分期,1989):

Ⅰ期:病变涉及单个淋巴结区或侵及一个淋巴组织(如脾脏、胸腺、韦氏环)。

Ⅱ期:病变涉及 2 个或 2 个以上的淋巴结区,均位于横膈一侧,解剖部位数目,应详细标明。如写为Ⅱ2。

Ⅲ期:淋巴结区或淋巴结组织侵犯涉及横膈两侧。Ⅲ1:有脾门、腹腔或门脉区淋巴结受侵。Ⅲ2:有主动脉旁、髂部、肠系膜淋巴结受侵。

Ⅳ期:淋巴结以外的部位受侵犯。

A. 无全身症状。B. 不明原因的发热,体温高于 38℃,连续 3 天以上,盗汗,在半年内不明原因的体重减轻超过 10%。

4 淋巴瘤需要和哪些疾病鉴别

(1)慢性淋巴结炎:多有明显的感染灶。表现为局部淋巴结肿大,疼痛或有压痛,扁圆形,多单发,直径 1 ~ 2 厘米,消炎治疗后可缩小。

(2)淋巴结核:多为青壮年患者,多发淋巴结肿大,质地不均,易相互粘连并与皮肤粘连,活动度差。如有肺结核病史,结核菌素试验阳性则可帮助诊断。但须注意少数结核可与恶性淋巴瘤并存,甚至同一淋巴结中既有结核又有淋巴瘤,故经过正规抗结核治疗无效,淋巴结继续增大者,应做淋巴结切除活检明确诊断。

（3）淋巴结转移癌：有原发肿瘤病史，多为淋巴引流区域的淋巴结肿大，而非全身性，质坚硬无压痛，患者一般情况差，结合病史不难鉴别。

（4）单核细胞增多症：为病毒感染引起的网状内皮系统增生性疾病，表现为不规则发热、咽峡炎、全身淋巴结肿大、脾大等。血象异常，白细胞可达3万～6万/毫升，并出现异常淋巴细胞，嗜异性凝集反应阳性以资鉴别。

（5）结节病：为全身性疾病，以多系统的非干酪性肉芽肿形成为特征。多侵及肺门淋巴结、纵隔淋巴结及浅表淋巴结，全身其他各系统的脏器亦可受累，病情发展缓慢，可自行缓解，亦可进展成纤维化，其结节病抗原试验（Kveim试验）阳性为其特点。

（6）嗜酸性淋巴肉芽肿：为过敏性炎症性肉芽肿，好发于青壮年，表现为多处浅表淋巴结肿大，有时可伴双侧腮腺肿大。病变区皮肤可有干燥、色素沉着、脱屑、丘疹状角化增生及皮肤瘙痒，外周血白细胞可达3万/毫米，嗜酸性粒细胞占20%～77%。病理切片示淋巴组织增生，伴大量嗜酸粒细胞及单核细胞。

5　恶性淋巴瘤的现代治疗

本病对化疗较敏感，通过合理的综合治疗，霍奇金淋巴瘤总的治愈率可达60%～80%，非霍奇金淋巴瘤亦有50%的患者可长期缓解。

（1）化疗：各种类型抗肿瘤药物对恶性淋巴瘤大多有一定作用，其中以下药物有效率较高，氮芥（NH_2）、环磷酰胺（CTX）、长春新碱（VCR）、依托泊苷（VP－16）、平阳霉素（BLM）、阿霉素（ADM）、卡氮芥（卡莫司肼）（BCNU）、甲基苄肼（丙卡巴肼）（PCB）、氮烯咪胺（达卡巴嗪）（DITC）、氨甲蝶呤（MTX）等。

无论哪种淋巴瘤的治疗，都应注意初次给予足够的剂量强度，以免产生耐药而影响疗效。

（2）放疗：对Ⅰ、Ⅱ期霍奇金淋巴瘤应以放疗为主，辅以化疗，根治性剂量在45戈瑞/（5～6周）。如肿瘤较大或消退不够满意，可局部补充5～10戈瑞。根据肿瘤情况可选择斗篷野、倒Y野、锄形野、盆腔野、咽淋巴环野等。非霍奇金淋巴瘤低度恶性者，可通过扩大野淋巴结照射根治，中高度恶性者在化疗基础上可局部辅以放疗。

6 淋巴瘤的中医分型治疗

以"温开"为原则,忌过于苦寒,一方面伤胃气,另一方面使肿块凝滞不化。早期以祛邪抗癌为主,中期以扶正祛邪并重,晚期以扶正为主,佐以祛邪抗癌。结合症状、舌脉,可分为以下 5 型诊治。

(1)寒痰凝滞:形寒肢冷,浅表淋巴结肿大,多在颈、腋部,质硬,难消难溃,舌质略淡,苔白微腻,脉沉细。

治法:温化寒痰,软坚散结。

方药:阳和汤合消瘰丸加减。

熟地黄 15 克,白芥子 10 克,炮姜炭 10 克,麻黄 6 克,甘草 6 克,肉桂 6 克,鹿角胶 15 克,生牡蛎 30 克,玄参 15 克,海藻 15 克,茯苓 3 克。

(2)气郁痰凝:胸胁胀痛,口苦咽干,全身淋巴结肿大,无痛或窜痛,舌淡红苔白,脉弦滑。

治法:理气开郁,化痰散结。

方药:舒肝溃坚汤合消瘰丸加减。

夏枯草 30 克,僵蚕 15 克,香附 10 克,当归 10 克,赤芍、白芍各 15 克,陈皮 10 克,柴胡 10 克,焦白术 15 克,黄芪 15 克,川芎 6 克,穿山甲 15 克,山慈姑 15 克,莪术 15 克,半夏 10 克,牡蛎 30 克,猫爪草 30 克,瓜蒌 30 克。

(3)痰热瘀阻:全身淋巴结肿大,日渐增大,可融合成块,皮肤转红,疼痛,伴发热,舌质紫暗,或有瘀斑,苔黄,脉弦数。

治法:清热化痰,行瘀散结。

方药:三仁汤加减。

杏仁 10 克,白蔻仁 6 克,生薏苡仁 30 克,通草 15 克,淡竹叶 10 克,厚朴 10 克,半夏 10 克,丹参 30 克,赤芍、白芍各 15 克,知母 10 克,香附 10 克,石见穿 20 克,莪术 15 克,半枝莲 30 克,川芎 6 克。

(4)肝肾阴虚:全身多处淋巴结肿大,质地坚硬,潮热盗汗,头晕,腰酸,舌红苔薄黄,脉弦细或沉细略数。

治法:滋阴清热,解毒消坚。

方药:知柏地黄汤合青蒿鳖甲汤加减。

知母 12 克,黄柏 12 克,生地黄 15 克,山茱萸 15 克,茯苓 20 克,牡丹皮15克,青蒿15克,鳖甲30克,龟板15克,僵蚕10克,猫爪草15克,丹参30克,石见穿15克,山慈姑15克,夏枯草30克,桑寄生30克。

（5）气血两虚:全身淋巴结肿大剧增,时有低热,身疲乏力,面色无华,舌淡红苔薄白,脉细数。

治法:益气养血,化痰散结。

方药:香贝养荣汤加减。

香附10克,贝母10克,人参10克,生、炙黄芪各30克,当归15克,白芍30克,生、熟地黄各15克,川芎10克,猪苓、茯苓各30克,焦白术15克,夏枯草30克,干蟾皮8克,白花蛇舌草30克,甘草10克。

7 手术前后、放疗和化疗期间的中医辨证治疗

（1）术前中医治疗:以手术作为治疗手段的恶性淋巴瘤适应证很局限,主要包括胃肠道、泌尿生殖系统、脾脏以及其他原发于淋巴结外的恶性淋巴瘤。术前治疗以扶正培本,理气解郁,化痰软坚为主。

药物组成:生、炙黄芪各30克,猪苓、茯苓各30克,当归15克,赤芍、白芍各15克,柴胡10克,甘草10克,夏枯草30克,白芥子10克,僵蚕10克,胆南星15克,山慈姑30克,黄芩10克等。

（2）术后中医治疗:以补益气血,调理脾胃为主。

药物组成:生、炙黄芪各30克,炒白术15克,猪苓、茯苓各30克,党参10克,当归15克,生、熟地黄各10克,枸杞15克,香橼皮10克,砂仁6克,炙甘草10克,丹参30克,焦三仙各10克等。

（3）放疗期间:燥热之邪,耗气伤阴,治疗以清热解毒,益气养阴为法。

药物组成:水牛角10克,金银花10克,生地黄15克,牡丹皮15克,夏枯草30克,黄芩10克,沙参15克,天冬、麦冬各15克,石斛15克,生、炙黄芪各15克,猪苓、茯苓各30克,丹参30克等。

（4）化疗期间:血分有热者,治以清热解毒、凉血活血,方选犀角地黄汤合消瘰丸;血象下降明显者,宜补益肝肾,活血生血,方选二至丸合当归四物汤;胃肠反应明显者,宜养胃生津,降逆止呕,方选益胃汤合旋覆代赭汤。

8　淋巴瘤患者吃哪些食物对身体好

淋巴瘤患者经过放疗后,对机体损害较大,临床常见灼热伤阴、口干烦躁等郁热伤津的现象。在饮食调理上,要注意多吃滋阴清淡、甘寒生津的食物,如荸荠、鸭梨、鲜藕、冬瓜、西瓜、绿豆、香菇、银耳等食品。

淋巴瘤患者经过化疗后,常有消化道反应,如恶心、呕吐和由于骨髓抑制,造血功能受损引起的血象下降等现象。在饮食调理上要注意增加食欲和食用营养丰富的食品。此时除了选择患者平日喜欢吃的食物外,还可用番茄炒鸡蛋、山楂炖瘦肉、黄芪当归羊肉汤、虫草炖牛肉以及黑木耳、鲜蜂王浆、香菜等食品,既补气血又健脾胃,减少不良反应,提高疗效。

食用含维生素 A 丰富的食物,如蛋黄、动物肝(猪、羊、鸡等)、胡萝卜、莴笋叶、油菜、甘薯等。维生素 A 的主要功能是维持上皮组织正常结构,刺激机体免疫系统,调动机体抗癌的积极性,抵御致病物质侵入机体。

多选用增加免疫机能的食物。如香菇、蘑菇、大枣、龙眼、莲子、黑木耳、银耳等。

选择具有抗肿瘤作用的食物,如黄花菜、甲鱼、薏苡仁、山慈姑、萝卜等,这些食物能提高巨噬细胞吞噬癌细胞的活力,对抗癌有利。

9　恶性淋巴瘤的食疗方

(1)羊骨粥:羊骨 1 000 克,粳米 100 克,细盐少许,葱白 2 根,生姜 3 片。将鲜羊骨洗净敲碎,加水煎汤,取汤代水,同粳米煮粥,待粥将成时,加入细盐、生姜、葱白调料,稍煮二三沸即可。恶性淋巴瘤放疗后肝肾阴虚,每天 1~2 次食用。

(2)枸杞松子肉糜:肉糜 100~150 克,枸杞、松子各 100 克。将肉糜加入黄酒、盐、调料,在锅中炒至半熟时,加入枸杞、松子,再同炒即可。恶性淋巴瘤放疗后阴虚内热,每天 1 次,作副食服。

(3)猪肾慈姑汤:光慈姑 30 克,猪肾及睾丸各 1 个,盐、葱、姜各少许。将光慈姑浸泡 2 小时后,煎汤,滤过汤液,再将猪肾、睾丸洗净,去掉杂物,切成方块状,加入光慈姑滤过后汤液,一同煮后加入盐、葱、姜,小火煮至熟即可。用于恶性淋巴瘤化疗后精血亏虚,每天作为副食食用,可常服。

(4)怀杞三七汤:三七 17 克,怀山药 32 克,枸杞 20 克,龙眼肉 25 克,猪排骨 300 克,食盐、胡椒粉适量。三七、山药等中药均用布袋扎口后,和猪排骨放在一起,加 4 大碗清水。先大火后小火,炖煮 2～3 小时,放入盐、胡椒粉调味即可。可煎煮出 3 小碗。每次 1 小碗,吃肉喝汤。每 1～2 天吃 1 次。生血补血,开胃健脾,适用于恶性淋巴瘤肿块增大迅速,而舌有暗紫斑者。

10 恶性淋巴瘤的预后

恶性淋巴瘤患者如不经治疗,多在 6～12 个月内死亡。近年对早期恶性淋巴瘤的临床治愈率不断提高。预后主要与病理分型、分期、是否伴有全身症状等有关。在霍奇金淋巴瘤患者中,以淋巴细胞为主型预后最好,5 年生存率为 94.3%,结节硬化型和混合细胞型次之;以淋巴细胞削减型预后最差,5 年生存率仅为 27.4%。在非霍奇金淋巴瘤中,随恶性程度的由低到高,其生存率明显下降。总体上说,霍奇金淋巴瘤较非霍奇金淋巴瘤预后为好。霍奇金淋巴瘤 5 年生存率 I 期为 92.5%,II 期为 86.3%,III 期为 69.5%,IV 期为 31.9%,伴有全身症状者预后比无全身症状者预后差。

11 恶性淋巴瘤的调护

● 保持心情舒畅,忌过于紧张或长期压抑忧虑,使免疫力下降。

● 适当进行气功锻炼,增强体质。

● 对完全缓解的恶性淋巴瘤患者,当出现发热、淋巴结肿大时,首先要除外局部感染因素,忌贸然下复发的诊断。

● 定期复查,以防复发,对复发患者必要时重取淋巴结活检以明确病理诊断。

● 防止第二原发癌的发生。

第四章　癌症并发症的治疗

癌症的并发症很多,根据引起这些并发症的原因分类如下:

(1)疾病本身所引起的并发症:例如肿瘤局部侵犯压迫引起的综合征(上腔静脉压迫症等)、肿瘤转移引起的综合征(恶性腔内积液等)、脑转移引起的特定的神经和精神系统症状、肿瘤代谢物引起的综合征(异位激素综合征、恶病质、发热等)。

(2)各种治疗手段引起的并发症:如抗癌药物引起的白细胞减少症、中性粒细胞减少症和粒细胞缺乏症等造血系统损害、抗癌药物脊髓腔内注射引起的中枢神经系统并发症(白质脑病、截瘫、化学性脑炎、视神经萎缩等)、抗癌药物引起的中枢神经系统损害和肺部毒性作用、肾上腺皮质类激素引起的胰腺损害、抗癌药物和激素类药物引起的肝脏损害以及免疫治疗、放疗和外科手术引起的并发症等。

此外,治疗中因个体差异、技术错误、治疗本身的后遗症等,引起诸如泌尿系统感染、败血症、肺炎、皮肤感染、弥散性血管内凝血(DIC)等,也较为常见。这些并发症如不加处理和预防,常增加患者痛苦,甚至突然导致死亡。从某种意义上讲,并发症较恶性肿瘤本身更具危害性。

一、发热

发热是许多中晚期癌症的常见症状之一。中医一般将发热分为外感发热和内伤发热两种。肿瘤发热多属于内伤发热范畴,临床表现以长期低热为主,亦有高热,热型多不规则,多呈周期性出现,反复发作,缠绵难愈。

现代医学认为癌症发热主要与以下因素有关:肿瘤坏死组织的吸收、肿瘤代谢产物致热原、肿瘤组织释放的前列腺素等产生非特异性炎症、肿瘤组织继发感染等。

癌症发热病机多属正虚、瘀阻、热毒所致,目前西医治疗主要以消炎痛(吲哚美辛)片剂、栓剂等非甾体类解热镇痛剂为主,能控制发热,但不能治本,故临床上仍以中西医结合治疗为主。

中医认为,癌症发热辨证应分清表、里、虚、实,多属里证,正虚邪实,津液大伤,瘀毒蕴结,郁而为热。治疗上应结合各种抗肿瘤的治疗手段进行辨证论治。

- 气虚发热:补中益气,甘温除热。方以补中益气汤加减。
- 阴虚发热:滋阴清火,除蒸退热。方以青蒿鳖甲汤加减。
- 瘀血发热:活血化瘀,凉血解毒。方以血府逐瘀汤加减。
- 湿郁发热:宣畅三焦,清热利湿。方以三仁汤合蒿芩清胆汤加减。
- 热毒炽盛:清热泻火。方以黄连解毒汤加减。不耐口服者,可考虑中药直肠滴入等方法。

> 近年来治疗肿瘤发热主要是以中药辨证论治和消炎痛为主,能较好地控制肿瘤发热。

近年来治疗肿瘤发热主要是以中药辨证论治和消炎痛为主,能较好地控制肿瘤发热。

消炎痛以栓剂纳肛为主,根据患者的发热时间,提前1小时左右使用,一般每次50毫克即可起效。消炎痛栓有较好的有效性和安全性。考虑癌性发热的话,还可以使用萘普生片等控制。

发热是晚期恶性肿瘤的临床表现之一。除了发热外,还伴有各种机能失调的表现,消炎痛栓等能有效控制体温,但不能调整身体机能。采用中医药治疗肿瘤发热,虽不如消炎痛见效快,但作用持久,又能有效地兼治其他伴发症状,在治标的同时又能对因治疗,标本兼治,对缓解病情及控制肿瘤的生长、转移,平衡身体机能有积极作用,能更好地提高生活质量。

发热是晚期恶性肿瘤常见的临床表现,与肿瘤的进展密切相关。即使是低热也会增加全身的慢性消耗,导致饮食减少,促进恶病质的产生,高热导致的全身消耗乃至衰竭更是明显。反复发热使患者痛苦不堪,生活质量明显下降。治疗应标本兼治,尽可能对因治疗,只有肿瘤得到控制,才能彻底解决发热的问题。

二、水肿

水肿是指体内水液潴留,泛滥肌肤,引起眼睑、头面、四肢、腹背甚至全身泛肿,严重者伴有胸水、腹水等。轻度水肿单靠视诊不易发现。用手指按压发生凹陷不能很快恢复亦称为凹陷性水肿。须与指压后无组织凹陷的黏液性水肿及象皮肿相鉴别。

癌症引起水肿可分全身性和局部性水肿。多种癌症晚期都可以引起全身性水肿,主要原因是癌症后期严重营养不良、恶病质、低蛋白血症等,使血浆胶体渗透压降低,引起组织水肿;癌症造成心、肝、肾等脏器功能受损,血液循环及水液代谢异常,引起水肿。癌肿侵袭,压迫血管、淋巴管,以及肿瘤的创伤性治疗,影响血液、淋巴液回流,可引起局部水肿。如肺癌、纵隔原发或转移肿瘤等压迫上腔静脉引起头面、颈、一侧上肢水肿,即上腔静脉综合征;腹腔、盆腔肿瘤浸润可引起腹水;乳腺癌根治术后淋巴液回流障碍引起患侧手臂水肿等。

> 癌症引起的水肿主要原因是癌症后期严重营养不良、恶病质、低蛋白血症等。

全身性水肿又可分为心源性水肿、肾源性水肿、肝源性水肿及营养不良性水肿。局部性水肿在肿瘤患者为肿瘤压迫、癌栓阻塞或治疗创伤引起的静脉、淋巴回流受阻所致的上腔静脉综合征、局部肢体水肿、胸腹水等。癌性水肿的根本治疗应是抗肿瘤治疗,病根不除,水肿不能彻底消除。在中晚期肿瘤患者,肿瘤已不能根治,可结合内外科治疗手段,利水消肿,以图缓解症状,提高生存质量,延长生命。

1 中医对癌症引起的水肿是怎样认识的

癌症引起的水肿初起多为阳水,且以局部水肿为主;到晚期则转为阴水,常表现全身水肿。中医认为,癌症引起的水肿病机主要为正虚邪侵,瘀血阻滞,损伤三焦水道,肺、脾、肾功能失调,水液输布失司,水湿内停。治疗分阴阳,以发汗利尿、健脾温肾、化瘀降浊为主,并综合运用中西医治疗方法。

2 癌症引起的水肿的中西医结合治疗原则

（1）营养不良性水肿：患者由于长期厌食，摄入不足，吸收障碍，能量消耗增加，蛋白质合成减少和不正常地丢失，引起低蛋白血症，造成营养不良性水肿。此类患者可予静脉输入葡萄糖、人血白蛋白、复方氨基酸、脂肪乳剂、血浆等，鼓励摄入高蛋白质饮食，使血浆蛋白升高，提高血液胶体渗透压，使水肿缓解。中药常用参苓白术散、补中益气汤、归脾汤加减，以健脾益气，祛湿消肿。可适当结合利尿剂，一般选用中效利尿剂，并注意补充电解质。

（2）心、肾、肝源性水肿：恶性肿瘤晚期，造成心、肝、肾功能改变。心功能不全，循环血量减少，肾血流量减少，继发醛固酮增多，水钠潴留，以及静脉瘀血，组织液回吸减少，造成水肿，首先出现于身体下垂部分。肾功能减退，水钠潴留，水液代谢障碍，也造成水肿。肝癌、肝硬化腹水，肝功能减退，门脉高压及低蛋白血症，亦形成水肿。

治疗均宜限制钠盐，使用利尿剂（双氢克尿噻或螺内酯等，均需在医生指导下使用）对症治疗。心功能不全可用洋地黄类强心剂纠正心力衰竭，促进血循环。肝功能不全腹水，可用门冬氨酸钾镁等；腹水量多，限制钠盐摄入，输入血浆白蛋白等。肾功能不全，少尿无尿，应限制蛋白质摄入量，避免再使用肾毒性抗癌药。用利尿剂的同时，注意纠正水、电解质失衡，纠正高钙血症、高尿酸血症。急性肾功能衰竭，必要时须结合透析治疗。

中医中药治疗，当辨证论治：心气不足，用归脾汤。心阳不振，用真武汤。心阳欲脱，呈休克状态，予参附针剂静脉给药，并合用西药升压急救。肝郁气滞，水湿内停，用柴胡疏肝散合胃苓汤。肾阳不足，用济生肾气丸、金匮肾气丸、真武汤、温脾汤。尿毒症，浊邪上逆，呕吐严重，汤药难入，可用清热解毒、祛瘀泄浊药物煎汤灌肠（生大黄6～9克、黑大豆30克、生甘草3克，或生大黄7～12克、白花蛇舌草30克、六月雪30克、牡蛎30克，丹参10克，煎成150毫升，灌肠，每天1～2次）。

（3）上腔静脉综合征：主要表现面颈、上肢和胸部肿胀、淤血，呼吸困难，甚则发展至缺氧和颅内压增高。由胸内肿瘤压迫上腔静脉引起，多见于肺癌、恶性淋巴瘤、胸腺癌、乳腺癌纵隔淋巴转移等。一般让患者卧床,抬高头部及给氧,利尿和限制钠盐摄入,必要时合用激素抑制炎症反应。可应用姑息性化疗、放疗抑制肿瘤生长,缓解症状。配合中药治疗宣肺利水,常用越婢加术汤、防己黄芪汤。合并感染可用清金化痰汤、千金苇茎汤,并合用抗生素。

三、上消化道出血

上消化道出血是指屈氏韧带以上的食管、胃、十二指肠、空肠上段以及胆道、胰腺的出血,是恶性肿瘤晚期常见的一种严重并发症。

1 引起上消化道出血的肿瘤

(1)食管肿瘤:食管癌癌肿溃疡、糜烂形成食管动脉瘘,出现急性出血;食管良性肿瘤如平滑肌瘤、纤维瘤、息肉等破溃出血;食管癌放疗并发出血。

(2)胃肿瘤:胃癌,占急性消化道大出血的2%~3%,尤其多见于溃疡型胃癌;胃肉瘤发生溃疡、破溃时出血;胃良性肿瘤,较大的平滑肌瘤和神经纤维瘤表面发生感染、溃疡出血。

(3)胃泌素瘤:10%~20%位于十二指肠、脾门及胃壁,约60%为恶性,约25%的病例并发上消化道出血。

(4)其他脏器肿瘤:肝、胆、胰腺癌及壶腹周围癌。

(5)急性白血病:50%以上严重的急性白血病可发生不同程度的出血,特别是幼稚粒细胞性白血病最常见内脏出血。

(6)肿瘤治疗中并发出血:化疗药物不仅可抑制血小板生成,而且可刺激和直接损伤消化道黏膜而发生炎症、溃疡或肿瘤组织坏死,导致出血。

2 上消化道出血的主要表现

上消化道出血最主要的症状为呕血和黑便。大量出血时可发生失血性周围循环衰竭,症状和小量、持续出血时的贫血、消瘦、乏力不

> 上消化道出血最主要的症状为呕血和黑便。

同,常见头昏、心悸、恶心、口渴,经常因为排便或便后起立而晕厥。严重者出现失血性休克,见急性呼吸、循环衰竭、急性缺血性肾功能衰竭,甚至在失血40%~50%时处于重症休克、半昏迷状态,最后形成弥散性血管内凝血,出现不可逆的休克。多数患者大量出血后24小时可出现低热,体温多不超过38.5℃,可持续3~5天。

3　中医怎样认识上消化道出血

上消化道出血属于中医的"血证"范畴。中医认为肿瘤并发上消化道出血,系因肿瘤患者久病,气虚血失统摄,阳虚寒凝气滞,痰凝毒聚,瘀血内阻,血不循经而妄行所致;或由饮食不节,胃内积热,或情志抑郁,肝郁化火,横逆犯胃,或久病耗伤气阴,致火邪炽盛,灼伤脉络而出血;或脾胃素虚,不能统摄而致血液妄行离经。病有虚实缓急之分,治则需及时得当,不可因癌弃治。

4　上消化道出血是如何诊断与鉴别诊断的

(1)诊断要点:

1)临床症状诊断:肿瘤引起上消化道出血的临床症状取决于肿瘤部位、性质、出血速度、失血量及全身状况等方面。

● 呕血与黑便:上消化道出血可同时有呕血和黑便。小量出血时呕血呈棕褐色或黑色,有黑便。若出血迅猛,血量超过300毫升时,呕出的血液呈鲜红色或紫色血块,排便为紫红色或鲜红色。

● 失血性周围循环衰竭:小量持续失血可见贫血貌,消瘦、乏力。中等程度出血(丢失血容量的15%~30%)表现为头晕、恶心、口渴、心悸、体位性晕厥,甚则四肢厥冷,脉细数,皮肤灰白,血压下降(收缩压在10.6千帕以下),精神萎靡,烦躁不安。严重出血(丢失血容量的30%以上)者处于重症休克状态,出现呼吸、循环衰竭、肾功能衰竭、弥散性血管内凝血,甚至死亡。

● 发热:多数患者大量出血24小时后可出现低热,一般不超过38.5℃,可持续3~5天。

2)实验室诊断:

● 纤维内窥镜检查:此项检查安全、快速、可靠,检查时间越早,阳性率越高。它不仅可以直接窥见活动性出血的病变部位,而且可以为及时有效地采取治疗措施提供依据。

● 选择性动脉造影:有活动性出血,因各种原因不能接受内窥镜或内窥镜检查不能确定性质和病位者,采用选择性腹部动脉造影可发现内窥镜或钡餐检查难以发现的病变。对少量活动性出血患者诊断阳性率较高,但此项检查需要一定的设备和技术条件。

● 红细胞、血红蛋白、红细胞压积在急性出血数小时后开始减少,白细胞增多,大便潜血阳性,血中尿素氮升高。血液 pH、PaO_2(氧分压)、$PaCO_2$(二氧化碳分压)以及心电图检查等均可作为衡量消化道大出血患者各器官功能损害和血容量的客观指标。

3)手术探查:若经上述方法检查仍找不出出血病因,而又继续出血(尤其是大量出血)的情况下,手术探查可作为急救措施。

(2)鉴别诊断:

1)食管癌:本病出血往往在较晚期出现,一般为小量的持续性出血,以呕血为主,但少数病例也可发生急性大出血。其主要特征是初起食管有阻塞感,逐渐加剧,甚至滴水难下,胸腹疼痛。

2)胃癌:是并发消化道出血的最常见疾病之一,发生率较高,多为40岁以上男性。有渐进性食欲不振、腹胀、上腹部疼痛、贫血、消瘦等症状。典型的胃癌出血呕吐物为咖啡样,呕血和黑便可发生于肿瘤的任何时期,甚至可为首发症状。出血常由于溃烂、坏死引起,其受侵血管常属小血管,故多呈渗出性小量出血,较少引起大量出血。但晚期由于癌溃疡中较大血管的破裂肿物,一般溃疡病在出血后疼痛明显减轻或消失,而胃癌在出血后疼痛缓解往往不明显;另外胃平滑肌肉瘤、胃淋巴肉瘤和胃霍奇金病也可引起反复、大量出血,这是肿瘤发生破溃或溃疡形成时引起,亦表现为呕血与黑便。

3)胆道出血:肝胆肿瘤如肝癌、胆囊癌、肝血管瘤、胆管癌、胆道息肉或乳头状瘤等常因肿瘤侵蚀血管而出血。特征为黑便、呕血、上腹剧痛(类似胆绞痛)和黄疸。如以往有胆道病史,出血又属周期性和反复性者,则诊断可以确定。

4)胰腺及壶腹癌:引起出血的胰腺癌较罕见,个别胰头癌可穿破十二指肠,引起呕血及黑便;或由于胰腺癌肿发生胃肠道局部转移,门静脉压力增高或血液凝固机制的缺陷而发生。然而胰腺癌发生出血时已属晚期，失去了手术时机。壶腹癌的出血较多见，是癌组织缺血坏死的结果，可发生于较早期，并伴有严重的症状，但非手术禁忌证。出血多表现为黑便，但也可伴有呕血。另外上述两种病还表现为慢性上腹痛，多为绞痛或持续进行性钝痛，向腰背部放射，卧位时加重，前倾位或走动时减轻，上腹胀，营养不良，有阻塞性黄疸等症状，这些症状对提示诊断有重要意义。

5）脑肿瘤或其他部位肿瘤转移到脑部出现颅内出血：易并发上消化道出血，其机制为 Siegel 的急性胃黏膜病变学说。

5　上消化道出血的治疗原则

上消化道出血是癌症并发症中的危急重症之一，如不及时处理，出血量多、时间长，可致失血性休克，甚至死亡。所以，发生上消化道出血，尤其急性者，必须尽快采取有效的止血措施，失血多或难以控制的出血，可输鲜血以维持循环血容量。在救治急性上消化道出血的过程中，中西医结合疗法非常必要。

6　上消化道出血的中医分型论治

结合症状、体征和舌脉，可分为以下 7 型。

（1）胃热壅盛：呕血鲜红或紫暗，量多或夹带有食物残渣。胃脘胀满，甚则疼痛，口干口臭，胃中嘈杂、泛酸，大便干结，色黑呈柏油样，小便赤，舌红，苔黄腻，脉弦滑。

治法：清胃泻热，凉血止血。

方药：黄连泻心汤加味。

生大黄 10 克，黄连 15 克，黄芩 10 克，牡丹皮 15 克，生地黄 15 克，侧柏叶 15 克，白茅根 30 克，白及粉 6 克（冲服），海螵蛸 15 克。

呕吐者，加代赭石 30 克、竹茹 10 克；胃中嘈杂，加栀子 15 克、豆豉 10 克；吞酸者，加浙贝母、鲜竹沥；口渴欲饮者，加麦冬 20 克、石斛 15 克、天花粉 30 克。

（2）肝火犯胃：呕血色红或紫暗，胸胁满闷，胀痛不舒，口苦咽干，目赤，胃中嘈杂，嗳气泛酸，心烦易怒，或腹内积块，按之疼痛，舌质红，苔薄黄,脉弦或弦数。

治法:清肝和胃,镇逆通降。

方药:丹栀逍遥散加味。

牡丹皮 15 克,栀子 15 克,龙胆草 30 克,郁金 10 克,生、煅牡蛎各 30 克,柴胡 10 克,薄荷 6 克,当归 15 克,白芍 15 克,白术 15 克,茯苓 10 克,沉香 9 克(后下),甘草 15 克。

嘈杂泛酸者,加吴茱萸 6 克、黄连 10 克、海螵蛸 15 克、海蛤壳 30 克;便血者,加地榆 15 克、茜草 10 克、侧柏叶 10 克。

(3)中焦虚寒:胃脘隐痛,喜暖喜按,遇寒痛剧,呕血淡紫,便溏色黑,形寒肢冷,面色萎黄,舌淡苔白,脉沉迟。

治法:温中健脾,坚阴止血。

方药:黄土汤加减。

灶心黄土 30 克,炒白术 15 克,制附子 10 克,干地黄 20 克,阿胶 15 克(烊化),黄芩 10 克,炙甘草 10 克。

胃痛隐隐者,加白及粉、三七粉各 6 克,冲入;气虚者,加黄芪 40 克;血虚者,加当归 30 克、鸡血藤 30 克。

(4)瘀血阻络:胃脘刺痛,固定不移,拒按,呕血紫暗,或夹血块,大便色黑,腹部可扪及肿块,或见赤丝蛛缕,舌质暗,有瘀斑瘀点,舌下脉络粗暗,苔薄白,脉沉涩。

治法:活血化瘀,降逆止血。

方药:血府逐瘀汤加味。

桃仁 15 克,川芎 10 克,牛膝 10 克,红花 10 克,当归 15 克,生、熟地黄各 15 克,赤芍、白芍各 15 克,枳壳 10 克,柴胡 10 克,桔梗 6 克,甘草 5 克,白及粉 30 克(冲服)。

胃脘疼痛,刺痛,固定不移,出血色紫黑者,可加王不留行 15 克、三七粉 10 克(冲服);便稀血色紫暗者,去牛膝、桃仁。兼有气短、心悸者,加黄芪 30 克、党参 15 克。

(5)心脾两虚:呕血色淡不鲜,时时发作,伴胃痛绵绵,心悸气短,体倦乏力,消瘦,大便稀溏而黑,语怯声低,面色㿠白,舌淡,有齿痕,苔薄少,脉沉弱。

治法:养心健脾,益气止血。

方药:归脾汤加减。

当归 30 克,人参 10 克,炒白术 15 克,猪苓、茯苓各 20 克,赤芍、白芍各 15 克,生、炙黄芪各 30 克,酸枣仁 15 克,远志 10 克,龙眼肉 10 克,木香 10 克,枳壳 10 克,三七 30 克,丹参 30 克,生龙骨、生牡蛎各 30 克。

方中可加阿胶以养血止血,加仙鹤草、茜草以增强止血作用。胃痛呕血者,加白及 15 克、海螵蛸 15 克,以护胃制酸,收敛止血。

(6)阴虚火旺:呕血色红,反复发作,胃脘阵痛,多伴午后潮热,盗汗,口燥咽干,形体消瘦,头晕心悸,大便色黑或干黑,舌红少苔,脉细数。

治法:滋阴清热,养血止血。

方药:玉女煎加减。

牛膝 15 克,石膏 30 克,知母 15 克,生、熟地黄各 20 克,天冬、麦冬各 15 克,白及 15 克,白茅根 30 克,藕节炭 10 克,仙鹤草 30 克。

呕血呃逆者,加半夏 15 克、代赭石 30 克;大便干黑者,加玄参 15 克、生大黄 10 克。

(7)气虚血脱:出血量大,呕血倾盆盈碗,或出血日久,面色㿠白,头昏心悸,烦躁汗出不止,甚则四肢厥冷,神志恍惚,大便稀溏,尿少,舌质淡,脉微细欲绝。

治法:益气固脱,养血止血。

方药:参附汤合归脾汤加减。

先进参附汤,以人参 30 克,制附子 10 克,急煎频服。血止,次进归脾汤:当归 30 克,人参 15 克,白术 15 克,茯苓 20 克,生、炙黄芪各 30 克,木香 10 克,龙眼肉 15 克。

亦可选用独参汤(人参 30 克)先投。脉微欲绝者,可在前方加麦冬 30 克、五味子 10 克;肢厥身凉者,可加干姜 10 克、肉桂 10 克。

7　上消化道出血的西医治疗精要

急性上消化道出血病情急,变化快,严重者合并全身症状,若延误治疗,可危及生命,应采取急救治疗措施。可输血、输液补充血容量,留置胃肠减压管,急症内镜治疗,动脉内灌注疗法,药物治疗,急症手术等。

药物治疗可采取静脉注射或肌内注射止血药,如安络血、维生素 K、6－氨基己酸等;导管或静脉滴注垂体后叶素,可增加肠蠕动,排空积血。

生长抑素或用善得定静脉注射。急性上消化道出血在内科急救治疗不能止血的话，应尽早采取手术治疗。

急性上消化道出血在危险期进行抢救治疗后，转为后续治疗阶段，此期对于预防再出血有相当的意义。对于食管静脉曲张破裂出血的患者，后续治疗要防止肝昏迷，同时要注意饮食调理并结合中药治疗。

8 上消化道出血的预防和日常调护

一般情况下，癌症引起的急性上消化道出血经综合处理，多数能够止血。因此，患消化道肿瘤时应积极针对原发病治疗，注意饮食及情绪的调摄，可以防止、减少或减轻消化道的出血。

饮食上，急性出血期间必须禁食，出血停止后可进温米汤、豆浆、牛奶，每次50~60毫升，逐渐增量，转为糊状软食。因进食可减少胃饥饿性收缩，中和胃酸，补充营养，有利于康复。忌食辛辣刺激、油炸及不易消化之食物，避免过冷过热，不暴饮暴食，多吃富营养、易消化吸收的软食。康复期间提供少食多餐或进食半流食。平时注意保持心情舒畅，避免紧张、恼怒、忧虑或恐惧心理。

四、恶性胸腔积液

恶性胸腔积液，又称癌性胸水，系由胸膜原发肿瘤或其他任何部位的恶性肿瘤胸膜转移，导致胸膜腔内浆液渗出增多所致，约占胸腔积液的25%左右，且近年发病率有增高趋势。

引起恶性胸腔积液的常见肿瘤有乳腺癌、肺癌、胸膜间皮瘤、恶性淋巴瘤等。大量胸水可压迫肺组织，引起呼吸功能障碍，导致肺不张和肺部感染。还可推移纵隔，压迫心脏，引起循环功能障碍，临床表现为呼吸困难、气短喘促、不能平卧、实变体征等。X线及超声波检查有助于确诊及判断积液量。

恶性胸腔积液属于中医的"悬饮"范畴，多由以下因素而致：①肺脾两虚，痰饮停聚。②痰瘀毒聚，水道不通。③脾肾两虚，湿饮留滞。

1 中医治疗恶性胸腔积液的思路和原则

恶性胸腔积液属于饮停胸肋之"悬饮",其病机本质是由于气滞血瘀、痰阻、毒聚等各种因素导致肺、脾、肾功能失调,三焦气化不利,水饮停聚而成。病机属虚实夹杂,临证中需详审病情,判明虚实,根据标本缓急原则施治,无犯虚虚实实之戒。

恶性胸水的治疗中泻肺逐水是有效的治疗手段,但因为十枣汤、控涎丹等攻逐利水之剂势大力猛,过用有伤正之虞。而肿瘤患者多虚实互见,体虚者不胜攻伐,即使体质尚实者亦不耐久攻,一般应用逐水剂以"衰其大半即止"为原则,同时要根据正虚的性质、程度而适当采取扶正补虚治法。

2 恶性胸腔积液的分型论治

临床上,一般可分为以下 3 型。

(1)肺脾两虚,痰饮停聚:咳嗽,咯痰不爽,痰多色白黏稠,胸痛胸闷,气短,时见喘促,甚则张口抬肩,不能平卧。患侧肺部叩实音,呼吸音减弱或消失,伴面色萎黄或暗黄,纳呆,睡眠差,大便干,小便量少,舌质紫暗胖大,苔白腻,脉沉弱。

治法:益气健脾,宣肺行水。

方药:椒目瓜蒌汤加味送服十枣汤。

生、炙黄芪各40克,猪苓、茯苓各30克,泽泻30克,椒目6克,瓜蒌皮15克,桑白皮15克,苏子10克,白芥子10克,车前子10克,葶苈子15克,龙葵15克,白花蛇舌草30克,守宫6克,冬虫夏草粉3克冲服。

十枣(汤)丸3克(十枣丸组成:甘遂、大戟、芫花、大枣)。

(2)痰瘀毒聚,水道不通:胸闷,气喘,心慌心悸,端坐呼吸,胸痛不适,可伴发热、咳嗽、痰少难咯,消瘦乏力,纳差,舌质紫暗,有瘀斑瘀点,舌下脉络迂曲粗暗,舌苔白腻,脉弦滑或沉滑。

治法:化痰逐瘀,泻肺逐水。

方药:控涎丹加减。

姜半夏10克,胆南星15克,水牛角10克,龙葵30克,白花蛇舌草30克,土鳖虫10克,苏子10克,葶苈子15克,莱菔子10克,白芥子15

克,泽泻30克,车前子10克,莪术15克,商陆6克,穿山甲10克,冬虫夏草粉4克(冲服)。

(3)脾肾两虚,湿饮留滞:消瘦乏力,精神倦怠,少气懒言,面色㿠白,纳食差,腹中胀满不适,胸闷气短,喘满,心悸或伴发热、咳嗽等证,舌淡暗,苔白,脉濡。

治法:脾肾双补,利水逐饮。

方药:独活寄生汤加味送服十枣丸。

独活15克,桑寄生10克,防风10克,杜仲30克,当归30克,赤芍、白芍各15克,川椒炭6克,炮姜6克,猪苓、茯苓各30克,肉桂6克,细辛3克,土茯苓30克,龙葵30克,生、炙黄芪各40克,十枣丸3克(吞服)。

3 治疗恶性胸腔积液的单验方

(1)龙葵煎:龙葵500克(鲜)或200克(干)。每天1剂,分次饮服。适用于肺癌胸腔积液。

(2)三皮汤:柞树皮150克,地骨皮15克,干蟾皮1只(焙黄)。每天1剂,分2次服,7剂1个疗程,一般可服3~7个疗程。肺癌胸腔积液适用。

(3)抗癌消水汤:了哥王根12克,半边莲30克,陈葫芦30克。水煎服,每天1剂。恶性胸腔积液,恶性胸膜间皮瘤伴胸腔积液。

(4)巴豆五物丸:巴豆、杏仁、续随子、桔梗、商陆。

为蜜丸,空腹服,每次2丸,每天2次;病重者每次3~4丸。若长期服用,每天1丸。适用于恶性胸膜间皮瘤合并胸腔积液。

(5)丑苓汤:小茴香12克,莱菔子30克,防己12克,生黄芪30克,猪苓60克,牵牛子10克。一剂药煎2遍,合在一起,分2次服。适用于癌瘤,症见胸腹胀满,有积液,大便溏,小便少,舌质暗,舌苔厚,脉沉。

(6)中药外敷治疗恶性胸腔积液:取生大黄、白芷、枳实、山豆根、石见穿等芳香开窍、破瘀消癥中药,研成细粉,过80目筛,作为基质,密封包装待用。再取石菖蒲、甘遂、大戟、芫花、薄荷等为主药,气急胸闷加沉香、瓜蒌,咳嗽加苏子、桑白皮,胸痛加莪术、延胡索,煎浓汁为溶剂。每次应用时取基质药粉60~80克,加入溶剂50~100毫升,混合调匀成膏,做成饼状,厚1厘米左右,直径5~10厘米,上撒少许冰片。每天外敷 1 次,每次敷 2~4 小时,无副作用可适当延长时间。每敷 2 天停用 1 天。外敷部位为背部肺俞、膏肓俞、胸水病变部位为主,伴腹胀、大便艰者加敷脐部。

外敷后患者小便量明显增加,大便由硬变软,次数增多。

4　恶性胸腔积液的西医治疗精要

恶性胸腔积液通常是手术不能治愈的晚期标志,治疗的目的是缓解症状。可分为全身治疗与局部治疗两种。恶性胸腔积液一般应视为全身性疾病,有效的全身治疗可根治积液和恶性肿瘤的其他病灶,但当全身治疗已无可能,或原先已反复全身治疗不再有效时,以局部治疗达到姑息效果也属必要。局部治疗包括化疗、胸膜腔硬化治疗、放疗、外科治疗、放疗等。化学治疗常用的药物:顺铂、丝裂霉素、博来霉素等。其他如白介素 2、榄香烯注射液、康莱特注射液等也有用于胸腔注射的报道,可供尝试。

5　恶性胸腔积液的预防与调护

恶性胸腔积液是全身性疾病,产生的根本原因是肿瘤细胞对胸膜的直接侵犯或转移,因此全身抗肿瘤治疗仍为其治疗根本,但当有效的全身治疗已无可能,或原先已反复全身治疗不再有效的病例,局部治疗达到姑息效果亦为必要。因为大量胸水可严重压迫心肺造成明显的气急、呼吸困难、心悸、发绀,甚至引起死亡。

恶性胸腔积液预防的关键在于积极治疗和控制原发病,采取有效抗癌治疗。治疗过程中要注意营养支持治疗,同时要注意饮食营养的均衡,保持心情畅达,勿使恼怒、忧郁。

五、恶性腹腔积液

恶性腹腔积液,又称癌性腹水,是晚期肿瘤患者常见的一种并发症。肿瘤患者恶性腹腔积液的出现往往是疾病进展的表现。

恶性腹腔积液可见于多种恶性肿瘤,按发生频率依次是卵巢癌、子宫内膜癌、结肠癌、胃癌、胰腺癌、肝癌、腹腔间皮瘤、乳腺癌、恶性淋巴瘤、恶性黑色素瘤等。肿瘤累及腹膜是恶性腹腔积液的最常见原因,其病理机制有多种因素参与,如血浆胶体渗透压降低、门静脉压力增高,肝淋巴液外漏及回流受阻、水钠潴留、肾血流量减少及肾小球滤过率降低、腹膜毛细血管通透性增强、腹内脏器破裂、穿孔如胰管破裂以及恶性肿瘤所致的内分泌失调等。腹腔积液增加到一定程度,由于腹膜牵拉,可出现腹胀、腹痛。大量腹腔积液使膈肌上移可致呼吸困难或见心力衰竭表现,压迫胃肠道引起消化功能障碍及消化道梗阻症状,都需要紧急处理。

1 中医对恶性腹腔积液的认识

恶性腹腔积液属中医"臌胀"范畴。中医认为本病由于外感六淫,或七情抑郁,或饮食失调,或劳倦损伤,导致正气不足,气血失和,邪毒内生,日久瘀血邪毒积聚于体内而成癥积。肺脾肾俱虚,津液不化,水液停滞而为腹腔积液。其病机复杂,而不外虚实两端:脾胃虚弱,气血不足,肝肾亏损为正虚,为病之本;气滞血瘀,水停毒聚于腹中为邪实,为病之标,总之为虚实夹杂之病。

2 怎样鉴别良性、恶性腹腔积液

(1)腹腔积液外观:此项对鉴别良、恶性腹腔积液无明显意义。恶性腹腔积液外观可呈血性、乳糜性、黄色、草黄色等,表现不一。也有报告显示恶性腹腔积液呈血性者仅占7%左右。

(2)蛋白含量:恶性腹腔积液中蛋白含量常大于30克/升。腹腔积液/血清蛋白梯度(SAAG)<1,而肝硬化腹腔积液 SAAG >1。

(3)腹腔积液乳酸脱氢酶(LDH):是区分良、恶性腹腔积液最敏感的指标。LDH >8.35 微摩/升,腹腔积液/血清 LDH 比值 >1.0,则高度提示恶性腹腔积液,且肝硬化腹腔积液中以 LDH_2 为主,而前者中以 LDH_3、LDH_4、LDH_5 为主。

(4)癌胚抗原和甲胎蛋白测定:良性腹腔积液中癌胚抗原 <15 微克/升,恶性胸腔积液则大于此值。原发性肝癌及卵巢癌腹腔积液中甲胎蛋白升高。

（5）腹腔积液脱落细胞学检查：阳性是诊断与鉴别诊断的可靠证据，但其阳性率仅一半左右，故腹腔积液细胞学检查阴性者并不能排除恶性腹腔积液。

（6）腹腔积液细胞染色体检查：异常表现主要是染色体数目的异常，出现多个标记染色体异常细胞的比率较高。其敏感性高于腹腔积液脱落细胞学检查。

以上检查单独检测对腹腔积液的鉴别诊断有一定局限性，联合检测多项指标有助于提高恶性腹腔积液的诊断与鉴别诊断的准确率。

3 恶性腹腔积液的中医辨证治疗

恶性腹腔积液属中医"臌胀"范畴，各种致病因素长期作用，气血失调，痰瘀毒聚，积为癥瘕而生腹腔积液。腹腔积液中有属实胀者，其病机中以痰瘀水毒为主，可采用攻逐利水法，代表方如舟车丸、十枣汤、控涎丹等。逐水剂使用当"衰其大半而止"，不可过用，以防元气虚败，脾胃受损而有昏迷、出血之变。

腹腔积液治疗过程中，尤其在大量使用利尿逐水剂时，必须严密观察病情，注意药后反应，一旦发生严重呕吐、腹泻、腹痛，应立即停药。有出血倾向，或有溃疡病、上消化道出血史及严重心脏病、肾功能不全者，攻逐法不宜使用。

4 恶性腹腔积液的分型论治

临床上，结合临床症状、体征和舌脉，一般分以下 3 型。

（1）中气亏虚，毒瘀水停：腹部胀满，按之如囊裹水或按之坚满有块，疼痛拒按，食少纳呆，面色萎黄，小便短少，大便溏薄或秘结，舌苔白腻或黄腻，脉濡缓或沉弦

治法：建中行水，活血解毒，化瘀散结。

方药：萆薢渗湿汤加味。

萆薢 15 克，猪苓、茯苓各 20 克，车前子 15 克，商陆 10 克，炒白术 10 克，炙黄芪 60 克，莱菔子 10 克，厚朴 10 克，赤芍、白芍各 15 克，莪术 30 克，龙葵 30 克，半枝莲 30 克。

偏热象者，可加黄柏 10 克、汉防己 10 克；便秘者，加酒大黄 10 克、

肉苁蓉30克;饮食较差者,加焦山楂15克、焦槟榔10克;腹中结块者,可加三棱15克、土鳖虫10克、全蝎4克、穿山甲15克。

(2)脾肾阳虚,水停湿聚:腹大胀满不舒,入暮尤甚,面色苍白或苍黄,脘闷纳呆,神疲懒言,肢冷或下肢浮肿,小便短少不利,大便稀溏,舌淡暗或淡紫,胖大有齿痕,苔白水滑,脉沉细无力。

治法:温养脾肾,化气行水,解毒。

方药:济生肾气丸加减。

干地黄20克,生杜仲30克,补骨脂30克,桑寄生10克,炒白术15克,生黄芪、炙黄芪各30克,炮附子10克,猪苓、茯苓各30克,泽泻30克,龙葵30克,炒薏苡仁15克,白花蛇舌草20克,大戟1克(不用面),地龙15克,王不留行15克。

大便溏泻者,加肉豆蔻15克、桑葚10克;舌质紫暗,有瘀斑者,加莪术30克,土鳖虫10克、丹参30克、水蛭15克。

(3)肝肾阴虚,毒瘀水聚:腹大胀满,形削肉脱,食少神疲,心烦口干,小便短少,大便干结,或见午后低热,盗汗,五心烦热,舌质红、少津,无苔或苔白少,脉沉弦或细数。

治法:滋养肝肾,化瘀散结,利水解毒。

方药:六味地黄汤加减。

生、熟地黄各15克,山茱萸15克,枸杞15克,女贞子30克,菟丝子20克,肉苁蓉30克,何首乌15克,猪苓、茯苓各30克,炒莱菔子10克,龙葵30克,皂荚10克,威灵仙15克,桃仁15克,赤芍15克,蜣螂10克,土鳖虫10克,车前子10克。

津伤口干者,加北沙参15克、石斛20克、麦冬10克、天花粉30克;午后低热者,加秦艽15克、地骨皮30克、制鳖甲15克;小便短赤不利者,加知母10克、黄柏10克、金钱草15克,或吞服蟋蟀粉6克、蝼蛄粉6克。

5 恶性腹腔积液的西医治疗精要

患者卧床休息,限制盐与水,以及给予利尿剂均有助于减少腹腔积液。使用利尿剂时应注意用药个体化,从小剂量开始循序渐进,可联合使用保钾及排钾利尿剂。

腹腔穿刺放液有助于缓解腹内压力,减轻由于腹腔积液过多导致的呼吸困难症状。迅速大量放液(>1 升)可能导致低血压和休克;频频放液可致低蛋白血症及电解质失衡;反复穿刺可使腹膜炎或肠损伤危险性升高。有效的全身治疗亦适用于治疗恶性腹腔积液,如卵巢癌、淋巴瘤、乳腺癌引起的腹腔积液,可应用腔内化疗。目前治疗恶性腹腔积液的常用药物有顺铂、氟尿嘧啶、阿霉素、卡铂、紫杉醇等。

6　治疗恶性腹腔积液的单验方

癌症出现腹腔积液,疾病大多进入中晚期,临床上属难治之症。在临证过程中,把一些有效的经验方和单方融会贯通到辨证施治中来,争取提高疗效。

(1)续随子:续随子(去油)60 克,大黄 30 克。共为末,酒、水为丸,每服 3 克,米饮汤送。适用于癌性水肿。

(2)活血清水散:琥珀 30 克,炒甘遂 30 克,沉香 10 克,炒黑白牵牛子各 30 克。共研末装胶囊,每胶囊 0.3 克,每次 2 丸。开始时每天 3 次,如无反应,逐日加量,加至每次 5 丸以上,30 天为 1 个疗程。适用于癌性腹腔积液。

(3)李氏治臌散:皂角 6 克,黑白牵牛子各 6 克,槟榔 6 克,陈皮 6 克,大黄 6 克,甘遂 6 克。共研细末,每天早晨空腹服,每次 6 克,姜汤送下。适用于水肿、气臌、水臌。

(4)鲤鱼赤豆汤:活鲤鱼 1 条,赤小豆 500 克。鲤鱼放在清水里洗净,赤小豆洗净,放在锅内,加水 2 ~ 3 千克清炖,炖至鱼熟豆烂。除鱼头、骨等弃去外,将鱼肉、豆和汤全部吃完。适用于水肿、臌胀。

7　恶性腹腔积液的预防和日常调护

恶性腹腔积液预后一般较差,不易痊愈,因此在治疗上颇为棘手。但若治疗得当,调摄有方,病情可以得到较长时间的缓解,起到带病延年的效果。

本病预防的关键在于积极控制和治疗原发病,可以采用病因治疗、对症治疗及营养支持疗法。出现腹腔积液,病情多为癌症晚期,要注意定期监测心、肝、肾、肺等重要脏器的功能,电解质与酸碱平衡情况,防止产生其他并发症。

通过测量体重及腹围来判断疗效,体重每天减轻500克左右是合适的,因为腹腔积液不可能迅速地被吸收入血液并排出。强烈的利尿可能引起血管内液体丢失而导致肾衰竭、电解质紊乱(低血钾症),又可诱发肝性脑病,有时限钠不够则常常是腹腔积液持久不减轻的原因。

患者多生活不便,卧床不起,要加强生活护理。此外,饮食调养及心理疏导调护也十分重要。

六、食欲不振

食欲不振指较长期的食欲减退或消失,常见于各种肿瘤患者,肿瘤术后或接受抗肿瘤治疗的患者。中医也称为纳呆、纳差等。

> 食欲不振常见于各种肿瘤患者,肿瘤术后或接受抗肿瘤治疗的患者。

1 食欲不振的主要原因

现代研究表明该类患者的食欲不振,主要有以下几方面原因造成。

● 肿瘤及抗肿瘤治疗如放疗、化疗、手术等所造成的进食困难和营养物质吸收障碍。

● 肿瘤消耗营养。

● 肿瘤及体内产生的生物活性物质对食欲、代谢的干扰,如肿瘤坏死因子(TNF,又名恶病质素)、白介素1、白介素6、干扰素及某些神经递质,如儿茶酚胺、5－羟色胺、组胺等,

● 心理因素,如对疾病的焦虑,对死亡的恐惧等。

● 习惯性厌食,即因某种原因引起不适与当时食物产生不恰当的条件反射使患者对该食物产生厌恶。

中医认为,人身以胃气为本,胃气和降,脾能升发,肠道通畅,则知饥能食,食而知味,所以食欲不振病机关键在于脾胃功能失调,治疗重在调理脾胃,在辨证施治基础上配合一些经验方,可能取得很好疗效。

2　食欲不振的中西医结合治疗

肿瘤患者的食欲不振较一般内科疾病引起的食欲不振及单纯食欲不振难治,中西医结合治疗疗效好。

常用西药有:孕激素,可使患者食欲改善,体重增加;糖皮质激素,只改善患者食欲,不增加体重;其他有蛋白质同化激素,如苯丙酸诺龙、赛庚啶;胃动力药,如胃复安、多潘立酮片等。中药可用消导类、芳香类和疏肝解郁类药物。消导类药物中最常用山楂、神曲、谷芽、麦芽等,鸡内金也可用。舌苔白腻或伴多痰可加入莱菔子;舌苔黄腻可用焦山栀、黄连之类;舌苔厚腻者还可用化湿药如苍术、厚朴、半夏、陈皮等。常用芳香类中药有佛手、香橼、藿香、佩兰、绿萼梅、豆蔻等。疏肝解郁类药如八月札、绿萼梅、玫瑰花等都可应用。中成药有保和丸、附子理中丸、人参健脾丸等可供辨证选用,治疗食欲不振的单验方亦常可配合西药合用。

七、便秘

便秘是指大便秘结不通,或排便艰难不畅,或大便次数明显减少、粪便量少而干燥坚硬为特征的一种临床症状。可有时大便不坚而软,但排便滞涩不畅,也属便秘范畴。

便秘一症,中医临床可分为实证和虚证两种。便秘初起,多以实证为主,而以热证居多;如因久病不愈,邪实正虚,正气受损,则转而虚实相兼或成虚秘。

便秘,作为恶性肿瘤的并发症或兼症,常见于胃癌、直肠癌、结肠癌等消化道肿瘤及其他恶性肿瘤的腹腔、盆腔转移,导致肠道蠕动障碍或阻塞、压迫肠道,进而使大便阻塞不通;或恶性肿瘤晚期全身状况极差而无力排便所致。

> 便秘患者,往往粪质干燥坚硬,但也有粪质如常,甚则粪稀如水的,故不能以粪质来论。

便秘一症,或是大便的间隔时间延长、次数明显减少,往往需三四日或更久方能解便一次;或是总体次数虽然正常,但每次大便所需的时间延长,大便艰涩难解。便秘患者,往往粪质干燥坚硬,但也有粪质如常,甚则粪稀如水的,故不能以粪质来论。肿瘤患者严重的便秘,有时能发展到大便完全不通,非药物或手术治疗不能缓解。

1 便秘的中西医结合治疗

便秘按现代医学可分为急性便秘和慢性便秘两种。慢性便秘又有功能性便秘及器质性便秘之分。而肿瘤患者的便秘以梗阻性便秘和功能性便秘居多。

(1)梗阻性便秘:

1)手术治疗方法:肿瘤梗阻所致的便秘有时往往非手术治疗不能缓解。通过手术根治或姑息性治疗,切除全部或部分病灶,以缓解梗阻而使大便通畅。对于非晚期患者,该法是首选。

2)中西医结合内科治疗方法:梗阻性便秘,经过中西医结合治疗效果颇佳。在中医辨证施治结合西药放疗、化疗控制肿瘤增长的基础上,采取经胃管或肛管灌药,可取得满意的效果。如用大承气汤配合酚妥拉明经胃管注入及保留灌肠治疗。治疗的同时,给予加强补液,纠正水、电解质、酸碱平衡失调,并予脂肪乳及氨基酸等供给能量,654-2(山莨菪碱)或阿托品解痉治疗及运用抗生素预防和治疗感染。

但对于晚期患者或正气已亏的患者,不能单以承气之类而复伤正气,加速病情的进展。应以中医辨证施治为基础,气虚者加党参、黄芪、白术,血虚者加当归、熟地黄、白芍,津亏者加生地黄、玄参、麦冬或五仁丸之类,阳虚者加附子、干姜、肉桂等以使正气来复,抗病能力增强,并能耐受峻药攻邪。

3)解痉和理气活血方法:梗阻性便秘,大多需配合理气活血的方法,以使症状和病情得以缓解和改善。恶性肿瘤对肠道的压迫和阻塞,造成肠道内糟粕不能顺利排出而引起便秘的发生。某些理气活血类中药,如木香、沉香、佛手、延胡索、赤芍等,经现代药理证实具有解痉和抑制胃肠分泌的作用,能在一定程度上缓解肿瘤对肠道的压迫和阻塞,改善肠梗阻,并有一定的抗癌止痛作用,于病于症均有益处。临床可根据病情择而用之,必要时可应用抗胆碱药物如阿托品、654-2等肌内或穴位注射。

4）抗感染和清热解毒方法治疗：梗阻性便秘，由于肠内梗阻的发生，使肠道内环境发生改变，引起肠内菌群失调，从而使肠内正常细菌成为致病菌；或由于胃管等的放置引起感染；或由于晚期肿瘤患者全身抵抗力下降继发感染等，感染因素普遍存在并可加重病情。同时由于炎症的存在，使梗阻部位发生渗出、水肿而加重梗阻。故临床上常以清热解毒的方法治疗，以控制炎症，减轻水肿和压迫，缓解梗阻并改善全身情况。临床常用的方剂有黄连解毒汤、清肠饮、连朴饮等加减。但如病情较重，则必须同时予广谱或抗革兰阴性菌的抗生素全身用药，也可酌情口服硫酸庆大霉素、新霉素等。

（2）功能性便秘：肿瘤患者的功能性便秘，多因营养不良、全身衰弱致腹肌、肠平滑肌、肛门肌衰弱而致；或因进食量少，食物残渣过少，使肠蠕动减退所致。治疗应以中医辨证施治为原则，根据临证所得，予相应的药物治疗，如决明子丸、四磨汤口服液等；以针灸治疗顽固性便秘，取穴丰隆、天枢、归来及水道。同时可根据病情予西药酚酞，每晚1～2粒口服，并予脂肪乳剂、氨基酸等静脉滴注，加强支持和营养，改善全身营养状况。另配合收腹、提肛等功能锻炼，以增加疗效。

此外，肿瘤患者常因肛门或直肠周围疼痛，致肛门括约肌痉挛及内脏疼痛、炎症刺激致肠道运动反射性抑制而造成便秘。治疗应在中医辨证施治的基础上，同时予西药止痛、抗感染治疗。

2 单验方治疗便秘

恶性肿瘤所致的便秘，因形成的原因不同，有时颇为难治，非手术或中西结合治疗而不能缓解。但大量的经验方和单方对于功能性的便秘或梗阻较轻者有很大的实用价值，在临床上取得了较好的疗效。

（1）验方：净芒硝120克，鲜莱菔2 500克。莱菔切片与芒硝加水同煮，初用莱菔片500克与芒硝同煮，煮致莱菔烂熟捞出。其余汤再加入莱菔片500克。如此煮5次，约得浓汁300毫升，或顿服，或先服半量，半小时后再温饮一半。适用于便秘而体虚者。

（2）轻松开塞汤：熟地黄15克，当归15克，火麻仁12克，芒硝12克，白蜂蜜（冲）30克。燥实甚者，加番泻叶2克。水煎服，每天1剂，分2次服。7天为1个疗程。大便通后，每天用炒决明子20克，开水冲泡代茶。顽固性便秘适用。

（3）增水行舟汤：黄芪 20 克,当归 20 克,炙甘草 20 克,升麻 10 克,防风 10 克。气虚甚者重用黄芪加太子参;血虚甚者重用当归或加熟地黄、何首乌;兼虚火上炎加肉桂。水煎服,每天 1 剂,分 2 次服。适用于气亏津枯或产后、手术后气血两亏之便秘者。

（4）三仁汤：松子仁 25 克,火麻仁 20 克,瓜蒌仁 25 克。水煎服,每天 1 剂,分 2 次服。阴虚肠燥的便秘适用。

（5）白术通便汤：生白术 60 克,生地黄 20 克,升麻 5 克。水煎服,每天 1 剂,分 2 次服。虚性便秘适用。

（6）调脾通结汤：生白术 30 克,苍术 30 克,枳壳 10 克,肉苁蓉 20 克。每天 1 剂温服。各种便秘均适用。

（7）润肠饮：番泻叶 10 克加沸水 150 毫升,浸泡 30 分钟,滤液加适量蜂蜜即可饮用。适用于老年人便秘。

（8）黑芝麻胡桃松子仁通便方：黑芝麻 25 克,胡桃仁 25 克,松子仁 25 克。共捣烂,加蜂蜜调服,每天 1 次,早晨空腹服。适用于阴虚所致的肠燥便秘、习惯性便秘。

（9）萸归方：吴茱萸 5 克,枳壳 5 克,当归 12 克。水煎服,适用于冷秘。

（10）决明子丸：炒决明子 60 克,当归 50 克,肉苁蓉 30 克,郁李仁 30 克,杏仁 20 克。共为细末,炼蜜为丸,如梧桐子大,每丸 9 克,每次 1 丸,每日 3 次,温开水送服,5 天为 1 个疗程。适用于大便秘结。

八、咯血

咯血作为恶性肿瘤的并发症或伴随症状,常见于原发性支气管肺癌、气管内肿瘤、肺部各种良性、恶性肿瘤或转移性肿瘤。

肺癌咯血的主要机制是由于肺癌源于各级支气管上皮,肿瘤组织血管丰富、生长迅速,支气管表面的结构受到破坏,失去了原来的生理功能,易产生炎症改变,血管壁的通透性增加,频繁而剧烈的刺激性咳嗽,常常损伤黏膜表面引起痰中带血。如果肿瘤坏死或咳嗽损伤较大的血管可引起中等量或大量咯血。

从临床表现来看,肺癌咯血的特点为间断性、反复性或持续性少量鲜红色痰血,偶见大咯血。

中医认为:咯血是肺络受损,血行脉外之谓。因肺为娇脏,喜润恶燥,喜清厌浊,不耐寒热,故内外之邪,易干及肺气,使肺损络破。虽然咯血属火热之证,但是辨证时仍需分清外感、内伤,实火、虚火之别;论治时当注意轻重缓急,急者治其标,缓者治其本。总的治疗原则是清热润肺,凉血止血。

1 咯血的经验方和单方治疗

咯血属中医常见血证之一,颇受诸家重视,临床治验资料较多。肺癌并发咯血,属疑难重症。列举一些经验方和单方,有助临证时取得良效。

(1)丁甘仁治咯血三法:

1)清肃上焦法:石决明(煅)15 克,炒桑枝、淡竹茹、瓜蒌皮、茜草根、丹参、川贝母、甜杏仁各 10 克,粉丹皮、福橘络、墨旱莲各 5 克,藕节汁一盅冲服。治疗肺热咯血,适用于发热、烦躁、胸闷、口干、喉干、小便赤热、脉象滑数者。

2)养阴祛瘀法:大生地 15 克,川贝母、甜光杏仁、金石斛、福橘络、云茯神、茜草根、瓜蒌皮、怀山药各 10 克,墨旱莲 5 克,鲜竹茹 6 克,黛蛤散 12 克,藕节汁一盅冲服。适应于阴虚瘀热内盛,火升而热,咽干口燥,咯咳紫血,或见血点,便秘尿涩,舌红、脉弦而细数者。

3)养阴生津:鲜地黄 30 克,阿胶珠 12 克,炒蛤粉、川贝母、乌玄参、云茯神、鲜竹茹、杭白芍、瓜蒌皮、冬青子、北秫米、炒谷芽各 10 克,鲜石斛 15 克,琼玉膏一盅冲服。治疗阴虚内热、灼烁津液,致咯血,形瘦色悴,日晡潮热,神疲怔忡,头晕耳鸣,遗精盗汗,心烦少眠,脉弦细或细弱者。

(2)紫菀汤:紫菀、知母、川贝、阿胶、人参、茯苓、甘草、桔梗、五味子。每天 1 剂,每剂煎 2 次,分 2 次服用。适用于肺虚久嗽咯血。

(3)肺癌咯血方:青黛 15 克,海浮石 15 克,瓜蒌 15 克,牡丹皮 15 克,诃子 10 克,枇杷叶 10 克,紫菀 10 克,款冬花 10 克,半枝莲 15 克,白花蛇舌草15克。每天1剂,每剂煎2次,分2次服用。适用于肺癌咯血。

(4)宁血丹:西洋参30克,三七30克,白及30克,人工牛黄3克,琥珀30克,血竭30克。共研细末,每次服6~10克,每天2~3次,开水送服。适用于肺癌咯血。偏虚寒者,去牛黄、西洋参易高丽参;偏实热者加生大黄30克;咯血明显者加川贝、海蛤粉各30克。

(5)紫草方:茜草10克,紫草10克,桃仁10克,生薏苡仁15克,知母10克,浙贝母10克,降香10克,芦根10克,紫菀10克,山药15克,地骨皮10克。水煎服,每天1剂,分2次早晚服。适用于肺癌咯血。

2 咯血的中西医结合治疗

咯血是呼吸系统恶性肿瘤常见病症,一般出血量不多,中医辨证用药有较好疗效。但有时可出现大量出血,当每日出血量或一次咯血量超过500毫升,称为大咯血,应及时抢救。治疗应采用中西医结合疗法。

(1)止血剂应用:少量咯血一般可不用止血,但出现大咯血时则应加用止血剂。少量咯血可选用安络血10毫克,肌内注射,每天2次,或5毫克每天3次口服;止血敏0.5克,每天2次肌内注射。中成药云南白药、三七粉、白及粉也可选用。当大量咯血则应及时抢救。

(2)镇咳剂的应用:恶性肿瘤所致的咯血可由刺激性咳嗽所诱发,由此应加用镇咳剂以减少刺激性咳嗽。药物可用可待因片或糖浆等。但应注意在大量咯血时慎用镇咳剂,以防止窒息的发生。

(3)大咯血的抢救:卧床休息,消除紧张情绪。剧咳时应用镇咳剂,禁用吗啡,防止窒息发生。止血可用垂体后叶素等静脉滴注。另外可酌情用安络血、立止血、止血芳酸等药物。出血量大,有贫血状态时应给以输血,除能纠正贫血外,还有止血效果。反复咯血,内科治疗无效,有明确出血部位应做手术或介入治疗。

九、尿血

尿血指小便中混有血液或夹杂血块,随出血量多少的不同,可使小便呈淡红色、鲜红色或棕色。

1 尿血的常见病因

尿血是肾癌、膀胱癌最常见的症状之一，特点为间隙性、无痛性血尿，可为镜下血尿或肉眼血尿，可有血块或无血块。肾癌出现血尿表明肿瘤已侵犯引流系统（肾盂或肾小盏），为晚期症状。膀胱癌则表现为全程血尿，有时可引起尿频、尿急、尿痛等膀胱刺激症状。另外，其他系统的恶性肿瘤浸润或转移至泌尿系统也可出现血尿，需要和泌尿系感染、结石引起的尿血相鉴别。

> 尿血是肾癌、膀胱癌最常见的症状之一，特点为间隙性、无痛性血尿，可为镜下血尿或肉眼血尿，可有血块或无血块。

2 中医对尿血的认识

恶性肿瘤所致尿血多因肾气虚弱，水湿不化，湿毒内生，结于腰府；或感受邪热，盛于下焦，湿热蕴毒，损伤肾脉，血液渗络而出。故其病位在下焦，湿热为其标，肾虚属其本。

尿血属水道之血。水道宜通畅疏利，而不可妄以止涩。尿血有标本虚热之分，肿瘤性尿血更是病情错综复杂，应辨证治疗。

3 尿血的中西医结合治疗

肿瘤性血尿大多为无痛性血尿，一般为泌尿系统的恶性肿瘤所引起，少见于生殖系统和直肠恶性肿瘤侵犯泌尿道。治疗应首先去除病因，采用手术切除来达到根治目的。如无手术指征的晚期患者可在辨证施治的基础上采用中西医结合疗法治疗。

十、黄疸

黄疸是以身黄、目黄、小便黄为主要症状，其中尤以目睛黄染为主要特征。部分患者过量食用橘子或胡萝卜，可以出现身黄小便黄，但眼巩膜不黄，可以排除黄疸。当血清总胆红

> 黄疸是以身黄、目黄、小便黄为主要症状，其中尤以目睛黄染为主要特征。

素浓度在 34 微摩/升以上而可以被肉眼看到,即临床上所称的黄疸。目无黄、身无黄而血清总胆红素超过正常值,被称为隐性黄疸。

1 黄疸的常见病因

黄疸作为恶性肿瘤的并发症或作为伴随症状,多见于原发性肝癌、胰头癌、胆囊癌、壶腹部癌、升结肠癌以及其他恶性肿瘤的肝脏、胰脏转移,肿瘤腹腔淋巴结转移,而致周围淋巴结肿大或肿块压迫阻塞胆管或肝内胆管,致使胆汁分泌排泄受阻,运行不畅,而产生黄疸。

2 黄疸的中医认识

黄疸目前中医临床分类一般分为阳黄和阴黄二类,而黄疸的危重症候归为急黄。临床上黄疸初起多以阳黄为始,但久治阳黄不退,损伤正气则由阳黄渐转成阴黄,亦可由服泻下药、寒药太过转化而来。

黄疸的辨证应以阴阳为纲,阳黄以湿热为主,阴黄以寒湿为主。治疗大法主要为化湿邪、利小便、通大便为重,对肿瘤患者还要结合抗肿瘤治疗。化湿可以退黄,属于湿热的清热化湿,必要时可配合通利腑气,以挟湿邪下泄;属于寒湿的温中化湿。抗肿瘤治疗是治其根本。如肿瘤得以控制,癥积之瘀得以消退,则黄疸亦易退去。

3 黄疸的单验方治疗

癌症所致的黄疸,在临床上较为难治,有时病情缠绵,取各家经验与方法,可在临床辨治的基础上充分利用与化裁,争取有益的疗效。

(1)建中汤治虚黄:桂枝 6 克,生黄芪 12 克,白芍 12 克,炙甘草 3 克,全当归 9 克,党参 9 克,仙鹤草 15 克,茵陈 30 克,郁金 9 克,茯苓 9 克,地肤子 12 克,炒白术 9 克,黑栀子 9 克,红枣 3 枚。每天 1 剂,分 2 次服用。适用于面目黄肿,乏力,小便色黄,舌淡胖,脉弦细无力之虚黄证。

(2)自拟利胆汤:金钱草、硝矾丸、焦枳壳、赤芍、白芍、紫金牛、板蓝根、生大黄、生甘草。硝矾丸每天 3 次,每次 5 片,饭后服。余药煎汁,分 2 次服用。适用于目黄溲赤,右胁疼痛,口苦纳呆,或有发热寒战,或有右胁下触及块物,拒按疼痛,恶心呕吐,舌苔白腻或黄腻,脉弦滑或滑数之黄疸证。

(3)清胆汤治寒热黄疸:柴胡9克,黄芩12克,木香9克,金钱草30克,茵陈30克,生大黄12克,郁金12克。每天1剂,分2次服用,生大黄后下。适用于上腹部疼痛,胸闷纳少,全身乏力,反复发作,苔薄黄,脉弦数之寒热黄疸。

(4)茵赤栀虎汤退黄:茵陈、赤芍、栀子、虎杖、黄芩、生地黄、龙胆、败酱。每天1剂,分2次服用。适用于湿热黄疸。

(5)活血化瘀基本方治痰瘀黄疸:赤芍、丹参、白茅根、牡丹皮、橘红、杏仁。每天1剂,分2次服用。适用于痰瘀黄疸。

(6)白金丸速退黄疸:白矾300克,郁金700克,薄荷100克,水泛如绿豆大丸。每天3~6克,分2次吞服,重症加至8~12克。适用于各型黄疸。

(7)水芹退黄:水芹煎汤口服,适用于各型黄疸。

(8)玉米花退黄:玉米秆上的花60克煎汤口服,治各型黄疸。

4 黄疸的中西医结合治疗

黄疸按现代医学分类大致可分为4类,即溶血性黄疸、肝细胞性黄疸、梗阻性黄疸和先天性胆红素代谢缺陷性黄疸。肿瘤内科临床多见梗阻性黄疸,其次是肝细胞性黄疸。

(1)梗阻性黄疸:

1)手术治疗:肿瘤所致梗阻性黄疸从内科角度讲是难治之疾,但亦非毫无办法,最终须治其本。采用手术切除肿瘤,以缓解梗阻,或做内引流术使胆液改道,或做外引流造瘘术使胆汁引流体外等,这些方法可使病情得以解除和缓解。

2)中西医结合内科治疗方法:肿瘤致梗阻性黄疸常用中西医结合疗法。首先应用中医辨证论治方法利胆退黄,并结合中医抗瘤退邪,努力使肿瘤得以控制,减缓生长速度。

依据中医"开鬼门,洁净腑,去苑陈莝"的方法,在中医中药治疗的基础上结合适当利尿的方法,选用具有利尿作用的中药汤剂,如防己黄芪汤、五苓散、猪苓汤、真武汤、实脾饮等,选用车前子、泽泻、猪苓、冬瓜皮、生薏苡仁、木通、金钱草、浮萍、白茅根、玉米须等现代药理证实具有利尿作用的中药,通过利尿增加小便排出量,使血清胆红素得以适量排出,黄疸症状有所控制和改善。如有浮肿、腹水、小便量少者,可根据病情适量使用利尿剂,如安体舒通、双氢克尿噻、速尿、丁脲胺等。

在用中医中药基础上,采取通腑方法结合辨证论治,佐入通腑之品,如大承气汤、增液承气汤之类。也可以运用中药直肠滴入的方法达到通腑退黄的疗效。中药直肠滴入可用单味中药,亦可用中药复方,可以依据辨病论治的方法,亦可以依据辨证论治的方法处方用药,一般可用生大黄30克单味煎剂200毫升,滤清入瓶,用肛管或胃管顺肛门深插15~40厘米,缓慢滴入。亦可用生大黄、芒硝各10~30克,沸水冲泡200毫升,滤清入瓶,缓慢滴入。直肠滴入方法使药物直达病所,肠道用药吸收迅速,比口服用药更直接,可增加药物利用度。

3)抗炎和清热解毒:梗阻性黄疸有的可配合应用清热解毒之法,使症状改善,黄疸暂时缓解。恶性肿瘤病灶周围炎性反应和炎性增生,压迫胆管引起排泄障碍导致黄疸症状加重,血清总胆红素和结合胆红素上升,可使用清热解毒方剂控制炎症,减轻压迫,缓解症状。常用方剂为黄连解毒汤、龙胆泻肝汤、大黄牡丹汤,或内服,或外敷。必要时可应用广谱或抗革兰阴性菌的抗生素,如甲硝唑、环丙沙星乳酸盐、头孢曲松、头孢哌酮等。

(2)肝细胞性黄疸:恶性肿瘤患者可以出现肝细胞性黄疸,常见有药物性肝细胞损伤、肿瘤代谢所产生的毒素对肝细胞的影响、病毒对肝细胞的作用等。

肝细胞性黄疸常用中西医结合治疗,运用中医辨证论治的方法,处方煎剂内服,亦可运用辨病论治的方法,使用茵陈汤、龙胆泻肝汤,益肝灵等针剂配合保肝利胆退黄。

十一、昏迷

1 昏迷的发病机制

颅内外各种病变若累及上行性网状激活系统的任何一个环节,都可引起意识障碍。例如脑干的出血、梗死、占位性病变、炎症等,因直接累及上行性网状激活系统,导致昏迷。大脑的局限性病变不会引起昏迷,只有相当广泛而严重的病损才会引起意识障碍。例如大脑半球的占位性或血管性疾病,导致颅内压增高,产生脑疝,压迫间脑和中脑上部的上行性网状激活系统而致昏迷。

2　昏迷的病因和分类

临床上将引起昏迷的病因分为全身性病变和颅内病变两大类。根据昏迷的程度可以分为轻度昏迷、中度昏迷和深度昏迷3个阶段。意识模糊、嗜睡、昏睡与昏迷均属意识障碍,程度由轻到重。

昏迷与晕厥的鉴别要点是,前者意识丧失时间较长,不易迅速逆转,后者则为短暂的意识丧失。昏迷还须与几种酷似昏迷的状态鉴别,如去皮质状态、无动性缄默症、闭锁综合征等。

在肿瘤性疾病中,颅内占位性病变包括原发性或转移性脑肿瘤,是引起昏迷的最常见的原因。脑肿瘤引起的昏迷往往在疾病的后期,导致昏迷的机制可能有颅内压逐渐增高,继发脑疝;肿瘤内血管破裂(脑瘤性卒中);脑室系统及其附近的肿瘤突然闭塞脑脊液的循环通路,从而引起昏迷。此外,恶性肿瘤晚期多脏器转移,出现内分泌或代谢功能的紊乱,诸如尿毒症性昏迷、肝性昏迷、低血糖昏迷及肾上腺皮质功能减退性昏迷等病症亦很常见,因此正确及时地处理好昏迷,在一定程度上减少肿瘤的并发症,可以延长生存期,为抗肿瘤治疗创造条件,从而有助于提高肿瘤的治疗效果。

3　昏迷的中西医救治

因为昏迷属于癌症晚期出现的急危重症,必须到正规医院,在正规医生指导下抢救治疗。

(1)中医急救方法:昏迷急救,应以开窍醒神为要点,用较短的时间解除昏迷的危急症候,采取综合应急措施,针灸居首,继以中成药及针剂,随后汤药灌服。

1)针灸:首先针刺人中,强刺激,轻症即可苏醒。闭证加刺十宣穴、涌泉;脱证加针百会、足三里,用补法。若属亡阳,重灸神阙,温针关元,用烧山火方法针涌泉、足三里,余穴平补平泻。若属亡阴,重补涌泉、关元、绝泉。

2)中成药:凡闭证牙关紧闭,则用乌梅擦牙,或用开口器,或用通关散取嚏。寒闭用苏合香丸,热闭用安宫牛黄丸、至宝丹或紫雪丹。痰多加姜汁。每次1丸,每天2~3次,溶化后灌服,或鼻饲,或灌肠。

3)针剂:闭证则予醒脑净注射液或清开灵注射液静脉滴注,主要成分均为安宫牛黄丸,具有凉开醒脑的功效。脱证则予参麦注射液静滴或参附注射液静脉滴注,益气固脱。

(2)西医治疗:

1)处理紧急严重状况,然后争取时间做进一步诊断治疗。维持呼吸道通畅,吸氧,必要时尽早做气管切开术。呼吸中枢抑制者可给予中枢兴奋药;维持循环、脑灌注压;如有颅内压增高或脑疝者,立即使用脱水剂,如利尿剂、20%甘露醇或25%山梨醇,快速加压静脉滴注,必要时可以加入地塞米松;加强护理,防窒息、防止并发症;及时、动态监测电解质、血糖、肝肾功能等。

2)根据病情的诊断,积极给予有效的病因治疗,如有效抗生素的治疗、调节血糖、纠正电解质酸碱平衡,以及相应的抗肿瘤治疗等。

结语

从青蒿素抗疟到砒霜治癌说开来

2015 年科学界最劲爆的消息莫过于:10 月 5 日在瑞典斯德哥尔摩揭晓的 2015 年度诺贝尔生理学或医学奖,获奖者来自中国,女药学家屠呦呦成为首位获得诺贝尔科学类奖项的中国女科学家。

屠呦呦从事中药和中西药结合研究多年,目前担任中国中医科学院中药研究所研究员。2011 年时,国际医学大奖——美国拉斯克奖曾将其临床医学研究奖授予屠呦呦,以表彰她发现了青蒿素这种治疗疟疾的药物,在全球特别是发展中国家挽救了数百万人的生命。这个旨在表彰医学领域做突出贡献的科学家、医生和公共服务人员的大奖,是生物医学领域仅次于诺贝尔奖的一项大奖。

这次屠呦呦获奖是中国科学家在中国本土进行的科学研究首次获诺贝尔科学奖,是中国医学界迄今为止获得的最高奖项,也是中医药成果获得的最高奖项。诺贝尔生理学或医学奖评选委员会主席齐拉特说:"中国女科学家屠呦呦从中药中分离出青蒿素应用于疟疾治疗,这表明中国传统的中草药也能给科学家们带来新的启发。经过现代技术的提纯,与现代医学相结合,中草药在疾病治疗方面所取得的成就'很了不起'。"

20 世纪 60～70 年代,在极为艰苦的科研条件下,屠呦呦团队与中国其他机构合作,经过艰苦卓绝的努力并从《肘后备急方》等中医药古典文献中获取灵感,先驱性地发现了青蒿素,开创了疟疾治疗新方法,全球数亿人因这种"中国神药"而受益。

还有一个抗癌神药现在还不被广大民众知晓,那就是砒霜。

它的整个研究应用过程也颇为传奇。2015年9月19日,在安徽合肥中国科技大学先进技术研究院举行的2015年度求是奖颁奖典礼上,哈尔滨医科大学附属第一医院83岁的终身教授张亭栋荣膺本年度"求是杰出科学家奖",奖励其在使用砒霜(三氧化二砷)治疗白血病上所做出的奠基性贡献。这一奖项的揭晓,让公众的目光再次聚焦到神奇的中药——砒霜上! 了解了屠呦呦创制抗疟疾药青蒿素,让我们走近同是受世人瞩目的张亭栋教授,了解中医的又一神奇魅力!

在历代本草里,砒霜和雄黄都是大毒之品,而且两者都是砷剂。古人应该不会想到,当代的几个中国血液病医生竟然"化腐朽为神奇",把它们搬到了现代医学的舞台,成为战胜癌症的利器。

1971年,哈尔滨医学院第一附属医院的药师韩太云下乡巡回医疗,发现东北林甸县一个公社卫生院的一位民间中医能治癌症,能让大肠癌、肝癌和食管癌等患者"起死回生",于是帮他改为针剂(时间是1971年3月,故而命名为"713"针剂或"癌灵"注射液,由砒霜、轻粉、蟾酥等中药组成)。后来,黑龙江省卫生厅派以张亭栋为组长的调查队前去考察,张亭栋与韩太云从1972年开始合作开展此项研究工作。他们首先从分析砒霜、轻粉、蟾酥的毒副作用入手,对这三种中药分别在临床上进行了对照,做了一定的动物实验和临床观察,确定治疗用量,并对砒霜、轻粉、蟾酥三味药进行筛选。

在以后的试验中,张亭栋发现轻粉中含有汞,可影响肾功能出现蛋白尿,蟾酥具有升高血压和强心作用,注射后患者会产生难以忍耐的头痛,因而把蟾酥和轻粉都去掉了。结果单味药砒霜的疗效并没有降低,由于砒霜的主要成分是三氧化二砷,于是就直接使用,效果进一步提高。

1996年,世界著名学术刊物《血液学》(Blood)发表了由陈竺和张亭栋撰写的论文。该杂志点评认为,这是一篇创造性论著,首次发现氧化砷诱导白血病细胞凋亡,这是继维A酸之后,中国学者在血液学研究领域内的又一次重大突破。世界著名杂志《科学》也发表了题为"古老的中医学又放出新的光彩"的述评。

张亭栋为人类征服白血病写下了新的一页。国家自然科学二等奖、美国杜邦科学技术创新奖、中国专利优秀奖、国际发明专利奖陆续花落张亭栋,而且相关药品2000年通过美国食品药品管理局特批正式上市,走向世界。

陈竺院士自称为"中医迷"。当年他们对张亭栋的研究也是半信半疑,但当他们正式合作以后就发现,中药里面确实存在宝藏,于是一发而不可收。陈竺夫妇的贡献,是把三氧化二砷治疗急性早幼粒性白血病的效果推广介绍到国际上,并找到了三氧化二砷的治疗靶点,树立了肿瘤靶向治疗的成功典范。

后来包括我们医院在内的众多大型三甲医院尝试治疗肝癌等实体癌症,也取得了一定的疗效。癌症的研究进程,套用一句俗话来讲就是:前途是光明的,但道路是曲折的。

上面提到了两种药物:青蒿素和砒霜,不是为了抬高中医药的地位,恰恰相反,这反而在某种程度上表明我国科学家对世界癌症防治的贡献太少了。近几年来,癌症治疗领域亮点纷呈,分子靶向治疗、免疫治疗,乃至精准治疗,都取得了较大的进展。2015年1月20日美国总统奥巴马在国情咨文演讲中提出了"精准医学"计划,这象征性地吹响了"精准医学"时代开启的号角。而我国的参与度仍然偏低,只是在肺癌、黑色素瘤等有限的几种癌症的研究在国际上有了一定程度的认可。中西医结合治疗癌症的道路更是还有很长的路要走。

一、国内的生态环境不容乐观,癌症防治形势严峻

2013年2月22日的亚布力论坛上,马云言道:相信十年后三大癌症

将困扰中国的每个家庭。

- 失去健康的水——肝癌。
- 失去健康的空气——肺癌。
- 失去健康的食品——胃癌。

什么是最基本的幸福感？就是沐浴阳光。沐浴阳光，三点水加木，就是要有水，要有木，要有食品，要有阳光。不管你挣多少钱，你享受不到沐浴阳光的时候，其实是很大的悲哀。

而我国目前的食品、饮水、大气环境形势不容乐观。据最新的资料，全国每6分钟就有一人被确诊为癌症，每天有8 550人成为癌症患者，每7~8个人中就有一人死于癌症。未来10年，中国的癌症发病率与死亡率仍将继续攀升。从"癌症县"到"癌症村"，中国肿瘤发病的历史与地理坐标背后，是社会发展与生活方式数十年变迁带来的癌症高发态势。

二、新世纪癌症治疗的特点

- 循证医学（Evidence Based Medicine）：摆脱过去经验医学，重视临床试验和验证结果。
- 治疗规范化：制定各类肿瘤的治疗规范、指引，从而提高全体医生的治疗水平。
- 治疗个体化，精准医学：深入认识每个患者的具体情况（受体、基因表达、生物行为等）使治疗更为有效。

癌症的治疗是个动态的过程，要求医生从诊治初始，就要综合考虑患者的年龄、性别、身体状况、肿瘤病位、病理、分期乃至患者家庭、经济状况等。中医药需要根据患者手术前后、放疗、化疗治疗前后，或者配合靶向药物治疗而有不同；同时服药具体到某一阶段，又是一个相对静态的过程，需要守方加减，不宜过分求新、求变。如化疗后，以调脾胃、补气血为主。

受体制、医疗保险、药物、费用等因素所限，新的技术手段和药物不能尽快让广大患者受益。

相比于江湖、民间医生，正规医院专业癌症诊治医生的优势在于对癌症科学的态度、发展的眼光和审时度势的能力。所以推荐癌症的治疗一定要选择正规医院、专科医生,规范治疗,以求最佳治疗效果,同时做到费用适度、合理。

三、中西医治疗癌症的特色和优势

从我们多年的临床实践来看,癌症中西医结合治疗的道路可以归纳为:本着以人为本,循证、规范、个体化的原则,立足中医传统疗法,融合现代新技术,注重预防、中医特色治疗、微创治疗及康复,多途径、多方法的中西医综合治疗。

在广大医务工作者的共同努力下,我国的癌症防治领域终将迎来更加灿烂的明天!